各科常见疾病护理技术

主编　胡　涛　张　璐　张丽娜

吉林科学技术出版社

图书在版编目（CIP）数据

各科常见疾病护理技术 / 胡涛，张璐，张丽娜主编
. -- 长春 : 吉林科学技术出版社，2021.9
ISBN 978-7-5578-8709-4

Ⅰ. ①各… Ⅱ. ①胡… ②张… ③张… Ⅲ. ①常见病
—护理 Ⅳ. ①R47

中国版本图书馆 CIP 数据核字(2021)第 174594 号

各科常见疾病护理技术

主　　编　胡　涛　张　璐　张丽娜
出 版 人　宛　霞
责任编辑　张丽敏
制　　版　长春市阴阳鱼文化传媒有限责任公司
封面设计　长春市阴阳鱼文化传媒有限责任公司
幅面尺寸　185mm×260mm
字　　数　330 千字
印　　张　14.5
印　　数　1—1500 册
版　　次　2021 年 9 月第 1 版
印　　次　2022年 5月第 2次印刷

出　　版　吉林科学技术出版社
发　　行　吉林科学技术出版社
地　　址　长春市净月区福祉大路 5788 号
邮　　编　130118
发行部电话/传真　0431-81629529 81629530 81629531
81629532 81629533 81629534
储运部电话　0431-86059116
编辑部电话　0431-81629518
印　　刷　保定市铭泰达印刷有限公司

书　　号　ISBN 978-7-5578-8709-4
定　　价　60.00 元

编 委 会

主 编 胡 涛（山东省青岛市市立医院）
张 璐（山东省青岛市市立医院）
张丽娜（聊城市人民医院）

前　言

现代护理是在南丁格尔创建的科学护理专业的基础上发展起来的。从以疾病为中心的护理阶段，到以患者为中心的护理阶段，再发展到现在以人的健康为中心的护理阶段，护理学逐渐形成了科学的知识理论体系，建立了特有的教育模式，其任务也从关注疾病发展到对所有人群、对生命周期所有阶段的全面关注。为适应卫生改革和新形势下护理模式改革的需求，根据医院分层级管理、三级综合医院评审标准实施细则提出的要求，医院狠抓护理内涵建设，严格进行三基训练，作为护理人员提高业务水平和素质的重要途径和环节。在临床教学和培训中，需要分层培训和施教这对加强专科护士培养，提高护士执业能力及水平，提高护理质量都有积极意义。

本书由长期工作在临床一线的护理专家和护理骨干结合多年的临床实践和教学经验编写而成，本书内容新颖，深入浅出，重点明确，简单易懂，适合广大基层临床护理人员和医学院校护理专业学员使用。具有一定的实用性、指导性和可参照性，促进了临床护理工作的人性化和科学化发展。

由于护理学科的发展日新月异，加之书中涉及内容广泛，难免有疏漏和不足之处，敬请各位专家及同仁批评指正，以求改进和完善。

目　录

第一章　护理学基础

第一节　疼痛的护理

一、概述

疼痛是一种复杂的主观感受，是一种令人苦恼和痛苦的感觉。疼痛作为临床上常见的症状之一，与疾病的发生、发展和转归有着密切的联系，同时也是临床评价治疗和护理效果的标准之一。因此，医护人员应掌握疼痛的相关知识，做好疼痛患者的护理。

【疼痛的概念及分类】

（一）疼痛的概念

疼痛是一种令人不愉快的感觉和情绪上的感受，伴随着现有的或潜在的组织损伤。

（二）疼痛的分类

临床上常用的分类方法有以下几种：

1.疼痛的病程　急性痛、慢性痛。

2.疼痛的程度　微痛、轻痛、甚痛、剧痛。

3.疼痛的性质　钝痛、锐痛、跳痛、压榨样痛、牵拉样痛等。

4.疼痛的起始部位及传导途径　皮肤痛、躯体痛、内脏痛、牵涉痛、假性痛、神经痛。

5.疼痛的部位　头痛、胸痛、腰痛、骨痛等。

6.疼痛的系统　神经系统疼痛、心血管系统疼痛、血液系统疼痛等。

【疼痛的原因】

1.温度刺激　机体接触过高或过低的温度均会引起组织的损伤，受伤的组织释放的化学物质作用于神经末梢产生疼痛。

2.化学刺激　强酸、强碱等化学物质作用于机体，可直接刺激机体神经末梢引起疼痛。同时，强酸、强碱等物质引起的灼伤也可使组织释放化学物质，引起疼痛。

3.物理损伤　切割、针刺、身体组织受到牵拉、肌肉受压等物理因素均可使组织受损，刺激神经末梢引起疼痛。同时，物理因素导致的组织损伤释放的化学物质也可引起疼痛。

4.病理改变　各种疾病引起的组织的缺血缺氧、空腔脏器阻塞或过度扩张、炎症反应等均会引起疼痛。

5.心理因素　情绪低落、愤怒、焦虑、抑郁等不良心理状态可引起机体局部血管收缩或扩张而导致疼痛。

【疼痛对个体的影响】

个体疼痛时会出现心理、生理、行为方面的改变，提示疼痛会对全身产生影响。

（一）精神心理方面的改变

1.抑郁　慢性疼痛与抑郁关系密切，两者可互为因果，互相促进。

2.焦虑　疼痛常与焦虑同时出现，急性疼痛患者更明显。患者常由于急性的疼痛表现出难以控制的坐立不安、易激动、呼吸困难、颤抖等焦虑症状。

3.愤怒　长期反复发作的疼痛，会使患者对治疗丧失信心。患者可能会因为一点小事向家人和医务人员大发脾气，无缘无故地摔打东西，甚至无端地指责或辱骂别人，以发泄他们强烈的不满情绪。

4.恐惧　身患绝症的患者常表现出对死亡的恐惧，尤其当疾病所导致的各种不适症状或疼痛出现时。

（二）生理反应

1.神经内分泌系统　疼痛刺激使交感神经和肾上腺髓质兴奋，儿茶酚胺分泌增加，胰高血糖素的分泌增加，糖原分解和糖异生作用增强，结果血糖升高，机体呈负氮平衡。同时，机体促肾上腺皮质激素、皮质醇、醛固酮、抗利尿激素含量升高，甲状腺素的生成增快，机体处于分解状态。

2.循环系统　疼痛刺激使机体交感神经兴奋，使心率增快，外周血管收缩，血压升高。

3.呼吸系统　常表现为呼吸急促、浅快，尤以急性疼痛显著。

4.消化、泌尿系统　短暂强烈的疼痛可引起恶心、呕吐。长时间的疼痛可导致消化系统功能紊乱。因血管收缩、抗利尿激素增加，机体尿量减少。

5.生化反应　研究表明，疼痛患者体内内源性镇痛物质减少，抗镇痛物质和致痛物质增加。

（三）行为反应

1.语言反应　患者可因疼痛出现叫喊、呻吟、哭闹或不停地向医务人员提要求等语言表现。疼痛的语言表述尽管主观，却是患者对疼痛的最可靠的反应，但应注意那些没有或不能用语言表达疼痛的患者。

2.躯体反应　主要表现为机体在遭受伤害性刺激时所做出的躲避、逃跑、反抗、防御性保护或攻击等行为，常带有强烈的情绪色彩。

二、疼痛的护理技术

【疼痛的评估】

（一）评估的内容

1.疼痛史　疼痛的部位、时间、性质、程度、伴随症状、影响因素，患者控制疼痛的方式、对疼痛的耐受力及疼痛表达方式等。

2.社会心理因素　患者社会支持情况、镇痛药物使用情况、精神病史及精神状态等。

3.医疗史　目前及以往的疾病史和治疗史。

4.镇痛效果评估　对治疗和护理后的效果及不良反应进行评价，为下一步疼痛管理提供依据。

（二）评估的方法

1.交谈法　通过与患者和家属的交谈收集患者疼痛评估的内容。

2.观察与临床检查　主要收集患者疼痛时的心理、生理和行为反应方面的资料。

3.使用评估工具

(1)数字评分法(NRS)：将一条直线等分为10段，用数字0～10代替文字来表示患者的疼痛感受，一端“0”表示无痛，另一端“10”表示最严重的疼痛，中间依次表示疼痛的不同程度。

(2)文字描述评定法(VDS)：将一条直线等分为5段，每个点均有描述疼痛的文字，患者可选择其中之一表示自己的疼痛程度。

(3)视觉模拟评分法(VAS)：用一条直线，不做任何划分，仅在直线的两端分别注明不痛和剧痛，患者根据自己对疼痛的感觉在直线上标记疼痛的程度。

(4)面部表情疼痛评定法(FPS)：采用六个代表不同疼痛程度的面部表情图，患者从中选择一个作为自己的疼痛感觉。

(5)按WHO的疼痛分级标准进行评估，疼痛分为4级：

0级：无痛。

1级(轻度疼痛)：平卧时无疼痛，翻身咳嗽时有轻度疼痛，但可以忍受，睡眠不受影响。

2级(中度疼痛)：静卧时痛，翻身咳嗽时加剧，不能忍受，睡眠受干扰，要求用镇痛药。

3级(重度疼痛)：静卧时疼痛剧烈，不能忍受，睡眠严重受干扰，需要用镇痛药。

(6)Prince-Henry评分法：主要用于胸腹部术后或气管切开插管不能说话的患者，需要提前训练患者用手势表达疼痛反应，分为5个等级：

0分：咳嗽时无疼痛。

1分：咳嗽时有疼痛发生。

2分：安静时无疼痛，但深呼吸时有疼痛发生。

3分：静息状态时即有疼痛，但较轻微，可忍受。

4分：静息状态时即有剧烈疼痛，并难以忍受。

（三）评估的记录

记录疼痛的方法一般分为由医护人员完成的住院患者的护理记录和由门诊患者自己完成的护理记录。医护人员应在护理病历中的入院评估单、护理记录单中记录患者疼痛的评估内容。

【疼痛的护理原则】

1.正确地评估患者的疼痛。

2.消除和缓解患者的疼痛。

3.协助病因治疗和正确用药。

4.提供社会心理支持和健康教育。

【疼痛的护理措施】

(一)减少或消除引起疼痛的原因

外伤引起的疼痛,应酌情给予止血、包扎、固定、处理伤口等措施;胸腹部术后,医护工作者可以协助患者按压伤口,指导患者进行有效咳嗽。

(二)合理运用缓解或解除疼痛的方法

1.药物止痛　药物止痛治疗是疼痛治疗的主要方法。医护人员应掌握相关的药理学知识,在正确评估患者的身体状况和有关疼痛治疗情况的基础上,正确使用镇痛药。

(1)镇痛药物分类(目前主要分为3种类型):①阿片类镇痛药,如吗啡、美沙酮、哌替啶、芬太尼、可待因等;②非阿片类镇痛药,如阿司匹林、对乙酰氨基酚、双氯芬酸钠、布洛芬等;③辅助药物,如激素、解痉药、抗惊厥药和抗抑郁药等。

(2)镇痛药的给药途径:给药途径以无创为主,但应根据药物性质和患者自身具体情况选择给药途径,常见的给药方法有口服给药法、直肠给药法、经皮肤给药法、舌下含服给药法、肌内注射法、静脉给药法、皮下注射等。

(3)三阶梯镇痛疗法:对于癌性疼痛的药物治疗,目前临床上普遍采用WHO所推荐的三阶梯镇痛疗法。其目的是逐渐升级,合理应用镇痛药以缓解疼痛。其原则是口服给药、按时给药、按阶梯给药、个体化给药、密切观察药物不良反应及宣教。其内容是:①第一阶梯:主要适用于轻度疼痛的患者,使用非阿片类镇痛药,可酌情加用辅助药。②第二阶梯:主要适用于中度疼痛的患者,使用弱阿片类镇痛药,可酌情加用辅助药。③第三阶梯:主要适用重度和剧烈癌痛的患者,使用强阿片类镇痛药,可酌情加用辅助药。

(4)患者自控镇痛泵的应用:患者自控镇痛泵(PCA)是通过计算机或机械弹性原理控制的微量注射泵,患者可以根据自己的需要支配给药镇痛。

2.物理止痛　应用冷、热疗法可减轻患者局部疼痛。此外,理疗、按摩和推拿也是临床常用的物理止痛方法。

3.针灸止痛　根据疼痛的部位,针刺相关穴位以达到止痛的目的。

4.经皮神经电刺激疗法　通过皮肤将特定的低频脉冲电流输入人体以治疗疼痛的电疗方法称为经皮神经电刺激疗法(TENS)。

(三)提供社会心理支持

告知患者和家属疼痛对个体的影响,使他们认识到这是一种正常反应。鼓励患者和家属正确描述疼痛,并和他们一起积极寻求缓解疼痛的方法。

(四)运用心理护理方法及疼痛心理疗法

1.运用心理护理方法　减轻心理压力、转移注意力、放松疗法等。

2.疼痛的心理疗法　安慰剂疗法、暗示疗法、催眠疗法、生物反馈疗法等。

(五)采取促进患者舒适的措施

通过医疗护理活动促进患者的舒适,可以减轻或缓解疼痛。比如安置患者舒适的卧位,提供舒适整洁的床单位,定时开窗通风,调节病室温度、湿度等。

（六）健康教育

根据患者的具体情况，选择相应的健康教育内容。一般应包括：讲解疼痛相关知识，使患者能准确、客观描述疼痛；指导患者正确用药；教导患者能够正确使用疼痛评估工具。

第二节　损伤患者的护理

一、机械性损伤患者的护理

机械性损伤是指各种形式的暴力作用造成组织结构完整性的破坏或功能障碍，如锐器切割或穿刺、钝器打击、过度牵拉、重力挤压、枪弹伤等，是临床最常见的一种损伤，在我国城市中机械性损伤是第五位死因，在农村为第四位死因。

【临床表现】

1.局部疼痛、压痛、肿胀、瘀斑、功能障碍，开放伤可见伤口和出血。若合并重要的神经、血管和内脏损伤，则各有其特殊表现。

2.轻伤患者无明显体征，损伤较重的患者常出现体温增高、脉搏加快、血压下降、脉压缩小、呼吸加快、尿量减少、嗜睡或失眠、食欲不振、乏力、体重减轻等。

3.严重损伤可发生休克或伴有内脏损害，甚至发生多系统器官功能衰竭。

【评估要点】

1.一般情况　评估生命体征有无异常，询问既往健康史、药物过敏史。

2.专科情况

(1)评估受伤原因、部位、时间、程度，受伤当时的体位。伤后症状及演变过程，曾接受过何种治疗。

(2)评估患者神志、面色、脉搏、血压、呼吸、尿量及尿色的变化。

(3)对头部、胸部、腹部损伤的患者，评估有无合并重要脏器损伤。

3.辅助检查　血常规和红细胞压积，可提示贫血、血浓缩或感染等；尿常规可提示肾损伤；X 线检查可证实骨折、血气胸、气腹等；CT 检查可辅助诊断颅脑损伤和腹部实质器官、腹膜后的损伤。

【护理诊断】

1.组织灌注不足　与出血、体液丢失有关。

2.皮肤完整性受损　与开放伤有关。

3.疼痛　与受伤局部组织肿胀、组织结构破坏有关。

4.感染　与各种开放伤、组织防御功能破坏有关。

5.营养失调　与摄入不足、组织破坏、分解代谢增加有关。

6.焦虑　与损伤后所面临的身体和生活问题有关。

7.恐惧　与精神受强烈刺激、机体创伤有关。

【护理措施】

1.镇静、镇痛和心理护理　遵医嘱合理使用镇静止痛药物，使患者安静休息。关心患者的心理状态，使其保持情绪稳定，配合治疗。

2.密切观察病情变化　对任何部位的严重创伤，除积极处理局部，还要考虑其对全身的影响，采取相应措施防治休克和多器官功能不全。

3.闭合性损伤护理　对伤情稳定的一般挫伤、扭伤患者，重点在局部护理。

(1)局部制动，抬高患肢45°，以利于静脉、淋巴液回流，减轻肿胀。在受伤关节处可用弹力绷带包扎固定，持续7～10d。

(2)早期可用冷敷，以收缩血管减少渗出，24h后改用热敷，促进血肿吸收。血肿较大者，须在严格无菌操作下穿刺抽吸并加压包扎。

(3)可酌情应用药物，缓解疼痛并促进功能恢复。

(4)病情稳定后，可配合应用理疗、按摩和功能锻炼等。

4.开放性损伤护理

(1)清洁伤口经过消毒处理可以直接缝合，达到一期愈合。

(2)污染伤口应行清创术，越早越好，使其转变或接近于清洁伤口，当即缝合或延期缝合，争取一期愈合。

(3)感染伤口经引流、换药以促进肉芽组织形成，逐渐达到二期愈合。

(4)有异物存留时原则上应取出，尤其是感染病灶内的异物。

(5)清创、缝合术后护理：注意观察伤口情况及伤肢末梢循环情况，如出现红、肿、热、痛等感染征象或伤肢肢端苍白、发绀、温度降低、动脉搏动减弱时应通知医生，及时处理。保持敷料清洁，四肢创伤应抬高患肢并适当固定制动。有引流管时应保持引流通畅，一般引流管于术后24～48h后取出。

5.严重创伤的患者　由于剧烈疼痛、大量失血出现循环不稳定或休克表现，要立即建立1条以上的静脉输液通道，必要时考虑做锁骨下静脉或颈内静脉穿刺，尽快恢复有效循环血量，维持循环的稳定。髂静脉或下腔静脉损伤及腹膜后血肿者，禁用下肢静脉输液或输血。

6.剧烈疼痛者　在不影响病情观察的情况下，可皮下或肌肉注射哌替啶75～100mg或盐酸吗啡5～10mg止痛。

【健康教育】

1.告知患者加强营养，以积极的心态配合治疗，促进康复。

2.告知患者积极进行身体各部位的功能锻炼，防止因制动引起关节僵硬、肌肉萎缩等并发症。

二、咬伤患者的护理

咬伤可由很多因素引起，如兽类、毒蛇、蜂、蜈蚣、蝎、毒蜘蛛、蚂蟥等，最常见的是毒蛇和犬咬伤。

蛇咬伤

【临床表现】

1.神经毒类毒蛇咬伤　患者表现为眼睑下垂、视力模糊、言语不清、吞咽困难、四肢麻木、感觉迟钝、全身软弱、嗜睡昏迷。有时因心肌受到抑制而出现血压下降等循环衰竭症状；当呼吸肌受到抑制时，出现胸闷、呼吸困难，严重时可见呼吸停止。

2.血循环毒类毒蛇咬伤　患者有咯血、呕血、便血和血尿等全身出血现象。严重时因休克、心力衰竭或急性肾衰竭而死亡。

【评估要点】

1.一般情况　观察患者生命体征，询问既往健康史、药物过敏史等。

2.专科情况　询问患者受伤过程，根据症状、体征或带来的毒蛇判断毒蛇的种类。了解被蛇咬伤的时间、部位及咬伤后的处理经过。评估伤口情况及患者全身状况，做出详细记录。

【护理诊断】

1.皮肤完整性受损　与毒蛇咬伤、组织结构破坏有关。

2.疼痛　与局部咬伤、毒素吸收有关。

3.舒适的改变　与机体受伤、毒素吸收有关。

4.感知改变　与机体受伤、毒素吸收有关。

5.急性意识障碍　与中毒严重有关。

6.恐惧　与组织破坏、生命受到威胁有关。

7.感染　与组织破坏、坏死有关。

【护理措施】

1.局部封闭：将胰蛋白酶 2000U 加入 0.5%普鲁卡因 5～10ml 中，或用地塞米松 2～5mg 在伤口近端1～2cm 处，围绕咬伤在皮下深部进行环形封闭，深达肌肉层，必要时 12～24h 后重复注射，可直接破坏蛇毒。

2.协助医师彻底清创，用 3%过氧化氢溶液或 1∶5000 高锰酸钾溶液湿敷，每 2h 更换 1 次。局部也可用万年青、鱼腥草、七叶一枝花等中草药，将药物洗净、捣烂，外敷于伤口周围，也可减轻局部肿胀及疼痛。

3.应用破伤风抗毒素和抗生素防治感染，使用前应做过敏试验。

4.密切观察病情变化，及时给予输液和其他抗休克治疗措施，溶血、贫血现象严重时予以输血。呼吸微弱时给予兴奋剂和吸入氧气，必要时进行辅助呼吸。除抗过敏治疗外，应禁用激素，以免促进毒素吸收。

【健康教育】

1.外出时提高自我防范意识，避开丛林茂密、人迹罕至处，避免意外伤害事故的发生。学习自救、互救知识。

2.在丘陵地区行军作战、值勤、工作时，可将裤口、袖口扎紧，衣领扣紧，尽可能不赤足。

3.夜间最好不要赤身在田野附近的房子里睡觉，如无条件仍需住在田野或周围多草的房子时，要安装防蚊纱窗，睡觉时要穿衣和挂蚊帐，并保持房间整洁，不要堆放太多杂物，夜间要有照明。

三、冷伤患者的护理

冷伤是机体遭受低温侵袭所引起的局部或全身性损伤。冷伤有两类：一类称非冻结性冷伤，由10℃以下至冰点以上的低温、潮湿所引起，如冻疮、战壕足、水浸足等。另一类称冻结性冷伤，又称冻伤，由冰点以下的低温所造成，又分为局部冻伤和全身冻伤。

【临床表现】

1.冻疮　冻疮多发生在鼻尖、耳廓、手指、脚趾等末梢循环处。局部红肿、发痒或剧痛。可引起水疱，去疱皮后创面发红，有渗液；并发感染后创面形成溃疡。

2.局部冻伤

(1)Ⅰ度冻伤：局部红肿，有发热、痒、刺痛的感觉；伤及表皮层，数日后表皮干脱而愈，不留瘢痕。

(2)Ⅱ度冻伤：局部红肿较明显，且有水疱形成；冻伤损伤达真皮层，若无感染，经2～3周后脱痂自愈。

(3)Ⅲ度冻伤：创面由苍白变成黑褐色，感觉消失。其周围有红肿、疼痛，可出现血性水疱；损伤皮肤全层或深达皮下组织，若无感染，坏死组织干燥成痂，然后脱痂愈合而留有瘢痕。

(4)Ⅳ度冻伤：局部表现类似Ⅲ度冻伤。冻伤损伤深达肌肉、骨骼等组织，局部发生坏死，其周围有炎症反应；易并发感染而造成湿性坏疽；治愈后多留有功能障碍或致残。

3.全身冻伤　初起时患者表现寒战，四肢发凉，皮肤苍白或发绀。当体温由表及里渐降时，患者感觉迟钝、四肢无力、头昏、嗜睡等，严重者神志不清，呼吸循环衰竭，如不及时救治，即可死亡。

【评估要点】

1.一般情况　评估冷伤原因、部位、时间，患者所处环境及既往健康状况。

2.专科情况　对全身冻伤患者应评估其四肢温度、皮肤的颜色、神志、面色、脉搏、血压、呼吸、尿量及尿色的变化。

【护理诊断】

1.组织灌注量不足　与低血容量有关。

2.局部血液循环障碍　与冻伤后继发肢体血管改变有关。

【护理措施】

1.全身治疗护理

(1)注意保暖及复温：迅速使患者脱离低温环境和冰冻物体。脱去潮湿衣物和鞋袜，应用温水(38～42℃)浸泡伤肢或浸浴全身，要求局部在20min、全身在30min内复温。较严重的患者应置于温室内，轻伤患者一般在室温下，加盖被服保暖即可。

(2)增加营养：给予高热量、高蛋白、高维生素饮食，维持水、电解质及酸碱平衡。

(3)改善局部循环：浸泡时可轻轻按摩损伤部位，帮助改善血液循环。遵医嘱应用抗凝剂及血管扩张剂。应用高压氧增加局部组织中的氧张力，改善组织代谢等。

(4)防治感染：对有伤口或组织坏死的，应遵医嘱注射破伤风抗毒素；必要时需注射气性坏疽抗毒血清，以预防厌氧菌感染。

2.局部治疗护理　复温后伤肢应抬高制动，根据损伤情况分别做以下处理。

(1)Ⅰ度冻伤：创面保持清洁干燥。

(2)Ⅱ度冻伤：较小水疱，消毒后做保暖包扎即可；较大水疱，可将疱内液体吸出后，用较干纱布包扎；创面破溃感染者，按换药原则处理。

(3)Ⅲ度、Ⅳ度冻伤：多采用暴露疗法，保持创面清洁干燥；待坏死组织与健康组织边界清楚后予以切除。若发生感染，则应充分引流。对并发湿性坏疽者常需截肢。

【健康教育】

1.耐寒锻炼　告知患者耐寒锻炼要循序渐进、持之以恒。除平时经常进行体育锻炼外，冬季应加强在冷空气中锻炼，如爬山、跑步、滑雪、滑冰等；或加强冷水锻炼，如用冷水洗脚、手、腿等，每日1～2次，每次3～5min，洗后用干毛巾摩擦皮肤至局部发红为止。

2.防寒保暖　告知患者平时衣着应温暖合体、遮风性能强，鞋袜要大小合适，并且注意保持干燥，潮湿时要及时更换或烤干。对身体的暴露部位如手、耳、鼻等处应加强保护，戴手套、口罩、棉帽等。

3.增强机体抗寒能力　告知寒冷环境中作业的人员，饮食应有足够的热量，而且间隔时间不宜过长，一般不超过6h，做到热食、热饮。保证睡眠时间充足，避免过长。禁忌大量饮酒，以免血管扩张，增加身体热量散失。

四、烧伤患者的护理

烧伤是由热力(火焰、热水、热蒸汽及高温金属)、电流、放射线以及某些化学物质等引起皮肤甚至深部组织的损伤。热力烧伤占80%左右。

【临床表现】

1.根据烧伤的深度，其局部可表现为　Ⅰ度(红斑)，局部轻度红、肿，干燥，无水疱，烧灼感；Ⅱ度(水疱)，浅Ⅱ度烧伤局部水疱较大，去疱皮后创底潮湿、鲜红、水肿明显，感觉剧痛、过敏；深Ⅱ度烧伤局部有或无水疱，基底苍白、水肿，干燥后可见网状栓塞血管，感觉迟钝；Ⅲ度(焦痂)，局部表现为蜡白或焦黄、炭化，坚韧，干后可见树枝状栓塞血管，感觉消失。

2.全身反应　主要取决于烧伤面积和深度。小面积的浅度烧伤，病情轻，创面愈合也快。严重烧伤者病情危重、复杂，可有休克期、感染期和修复期的各种表现。

3.严重烧伤　可发生休克或伴有内脏损害，甚至发生多系统器官衰竭。烧伤败血症患者可出现弛张热、稽留热，或出现体温、脉搏曲线分离现象，即体温低于36℃而脉搏在140次/min以上，是革兰阴性杆菌败血症的特征。

【评估要点】

1.一般情况　评估烧伤部位、性质、面积、深度。

2.烧伤程度分类评估　我国通用的烧伤严重性分度标准如下。

(1)轻度烧伤：Ⅱ度烧伤面积9%以下。

(2)中度烧伤：Ⅱ度烧伤面积10%～29%；或Ⅲ度烧伤面积不足10%。

(3)重度烧伤:总面积30%～49%;或Ⅲ度烧伤面积10%～19%;或Ⅱ度、Ⅲ度烧伤面积虽不达上述百分比,但已发生休克等并发症、呼吸道烧伤或有较重的复合伤。

(4)特重烧伤:总面积50%以上;或Ⅲ度烧伤20%以上,或已有严重并发症。

【护理诊断】

1.皮肤完整性受损　与创面烧伤,失去皮肤屏障功能有关。

2.组织灌注不足　与大量体液渗出、血容量减少有关。

3.疼痛　与烧伤创面、痛觉敏感及局部炎症反应有关。

4.营养失调——低于机体需要量　与机体处于高分解代谢状态,摄入量不足有关。

5.自我形象紊乱　与创面烧伤、功能改变有关。

6.感染　与皮肤屏障功能丧失、机体免疫功能低下及炎症介质释放有关。

7.恐惧　与精神受到烧伤场面刺激,特殊部位烧伤,或预见到的畸形、功能障碍有关。

【护理措施】

1.现场急救处理　迅速脱离致热源,保护受伤部位;镇静止痛,安慰鼓励伤者,保持情绪稳定;注意有无复合伤,施行相应的急救处理。

(1)热力烧伤时,尽快脱去着火或被沸液浸渍的衣物;或迅速卧倒滚动压灭火眼;或跳入附近水中。制止患者奔跑呼叫或用双手扑打,以免局部再损伤。不可强行剥脱伤处的衣裤,防止加重局部损伤。用清洁衣、单覆盖创面,以减少沾染。

(2)电击伤时迅速用绝缘物(木棒)使患者脱离电源,呼吸心跳已停止者立即进行口对口人工呼吸和胸外心脏按压等复苏措施。

(3)酸碱烧伤时立即以大量清水冲洗稀释,越快越好,时间不少于30min。

(4)热烧伤时凉水冲洗或浸浴,减轻损伤和疼痛,如有手足部的剧痛时可用冷浸法减轻疼痛。

2.烧伤创面处理

(1)创面初期处理:剃净创面周围毛发,剪短指(趾)甲,擦净创面周围皮肤。用灭菌水冲洗创面,无菌纱布轻轻拭干。处理创面时动作轻柔,可用吗啡、哌替啶等药物止痛。若休克严重,应控制后再处理。

(2)创面的包扎或暴露:包扎后每日检查有无松脱、臭味或疼痛,注意肢端末梢循环情况,敷料浸湿后及时更换,以防感染。大面积、头面部或会阴部烧伤,暴露治疗时需定时变更体位,痂皮形成前后注意其深部有无感染化脓。

(3)去痂、植皮:深度烧伤创面切痂、脱痂后多采用自体植皮。做好供皮区准备,避免皮肤损伤,消毒用70%～75%乙醇。植皮后保护植皮区肉芽创面勿受压。注意创面渗出,更换敷料时,观察皮片成活情况,防止感染和皮片脱落。

3.如患者发生心率增快、脉搏细弱、呼吸浅快,应警惕休克的发生,休克的早期常表现为脉压变小,随后血压下降,尿量减少,成人尿量低于20ml/h,口渴难忍,烦躁不安,周围静脉充盈不良、肢端凉,患者诉畏冷,血液化验常出现血液浓缩、低血钠、低蛋白、酸中毒等。液体疗法是防治烧伤休克的主要措施。

液体疗法：

(1)国内通用的补液方案：是按烧伤面积和体重计算补液量，即伤后第 1 个 24h，每 1%烧伤面积（Ⅱ度、Ⅲ度）每千克体重应补液体 1.5ml（小儿为 1.8ml，婴儿为 2.0ml）。其中晶体和胶体液量之比为 2∶1，另加每日需水量 2000ml（小儿按年龄或体重计算），即为补液总量。晶体首选平衡液、林格液等，并适当补充碳酸氢钠；胶体首选同型血浆，也可给全血或血浆代用品，但用量不宜超过 1000ml，Ⅲ度烧伤可输全血，全血因含红细胞，在烧伤后血液浓缩时不宜用，深度烧伤大量红细胞损害时可用；生理需水量多为 5%～10%葡萄糖液。上述总量的一半，应在伤后 8h 内输完，另一半在其后的 16h 内输完。伤后 48h 补液量，按第 1 个 24h 补液量的 1/2，再加每日需水量补给。72h 补液量，视伤员病情变化而定。在抢救过程中，一时不能获得血浆时，可用低分子量的血浆代用品，以利扩张血管和利尿，总用量不超过 1000ml。以上补液量和输入计划与烧伤创面渗出及病理改变特点相关。

(2)建立有效的周围或中心静脉通路：输液开始时先用晶体液，补液期间注意合理安排输液的种类和用量，监测心、肺、肾功能，根据监测结果调整输液速度。心肺疾病者防止输液过快引起心力衰竭、肺水肿等；还要防止葡萄糖输入过多过快，加重水肿，口服时避免引起急性胃扩张。

4.*如发生全身性感染*　患者可能出现性格改变，初始时有些兴奋、多语、定向障碍，继而可出现幻觉、迫害妄想，甚至大喊大叫，有的表现为对周围淡漠。体温骤升或骤降，波动幅度较大（1～2℃）。心率加快，成人常在 140 次/min 以上，呼吸急促。创面骤变，常可一夜之间出现创面生长停滞、创缘变锐、干枯、有出血坏死斑等，白细胞计数骤升或骤降。防治的关键在于积极纠正休克，维护机体的防御功能，正确处理创面，合理使用抗生素，给予充足的营养支持。

5.*心理护理*　重视心理的康复，同情安慰患者，稳定其情绪。尤其对于颜面部烧伤、手烧伤等遗留瘢痕、畸形或功能障碍及需多次植皮的患者，可采用心理疏导的方法，指导患者正确对待伤残。

6.*加强烧伤患者的基础护理*　加强皮肤护理，保护骨隆突处，暴露的创面尽可能避免受压，使用烧伤专用翻身床或气垫床，1～2h 翻身 1 次。定时消毒病室空气，保持温度在 28～32℃和相对湿度为 40%左右。

7.*并发症的防治*　加强巡视，留置导尿管观察尿量，利尿、碱化尿液，翻身拍背、吸痰、祛痰，必要时氧气吸入，监测各项生命体征及重要器官的功能。

【健康教育】

1.告知患者及家属防火、灭火、自救的常识，预防烧伤事件的发生。

2.康复期患者指导

(1)指导康复期患者保护皮肤，防止紫外线、红外线的过多照射，避免对瘢痕组织的机械刺激等。

(2)制订康复计划，加强肢体的功能锻炼。在烧伤早期即注意维持各部位的功能位，颈部烧伤应取后伸位，四肢烧伤取伸直位，手部固定在半握拳的姿势且指间垫油纱以防粘连。创面愈合后尽早下床活动，逐渐进行肢体和关节的锻炼，以恢复功能。

(3)加强营养，忌食辛辣、刺激性强的食物，禁止吸烟、饮酒，服用维生素 C 和 B 族维生素，随时了解其生活情况并给予生活指导，协助制定生活目标。

五、皮肤移植患者的护理

皮肤移植又称为植皮术，是利用自体或异体皮片移植到皮肤缺损区域，使创面愈合；或因整形需要再造体表器官的方法。临床以游离植皮应用最广。

【游离植皮种类】

游离植皮根据所取皮片厚度不同，分为以下四种。

1.表层皮片　为表皮及少量真皮乳头层，成活率高，用于消灭肉芽创面。但有色素沉着，不宜植入面部、手掌、足底等处。

2.中层皮片　含表皮及部分真皮层，用途最广，存活率高，色素变化不大。

3.全厚皮片　包括全层皮肤，但不可含有皮下组织，需在新鲜创面上移植，愈合后功能好。

4.点状植皮　用针挑起皮肤后削取，故皮片边缘薄而中央厚，皮片面积小，易存活，用于肉芽创面移植容易成功。

【评估要点】

1.一般情况　评估患者生命体征，询问既往健康史、食物及药物过敏史等。

2.专科情况

(1)患者受皮区创面有无感染，是否有新生肉芽组织形成。

(2)评估皮瓣局部血运情况。如皮肤红润是循环良好的标志。

(3)评估引流管或引流条是否妥善固定，保持通畅，观察有无渗出物。

【护理诊断】

1.皮肤完整性受损　与自体皮片移植取皮有关。

2.感染　与皮肤屏障功能丧失和继发组织坏死有关。

3.营养失调——低于机体需要量　与摄入不足和机体能量消耗增加有关。

4.疼痛　与取皮创面有关。

【护理措施】

1.心理护理　热情接待患者，减轻患者的顾虑，增强自信，更好地配合手术。

2.病室要求　术后室温保持在25～28℃。在接受皮瓣的局部可用60～100W灯泡照射，促进局部血液流通。

3.体位选择　皮瓣远端稍高于蒂部，保证患处妥善固定制动，并保证皮片与创面紧贴、不移位。如胸部植皮应仰卧；背部植皮应俯卧；乳房切除植皮后，应将患者上肢固定于躯干旁，以免影响胸大肌活动。

4.生活护理　术后营养很重要，可给予高蛋白、高维生素、高热量的饮食，如牛奶、鸡蛋、瘦肉、各种水果等。

5.供皮区创面护理

(1)鼓式取皮机取皮后的创面为无菌创面，取皮后即刻用肾上腺素盐水纱布敷盖3min后去除，敷盖凡士林纱布，再继续包扎，24h后除去外层敷料保留内层凡士林纱布，烤灯照射，避免受压，保持干燥。采取半暴露，使其自然愈合。

(2)反鼓取皮法，最好在侧胸或侧腹部取皮。取皮后，供皮区拉拢缝合，术后用腹带包扎，以减轻创口张力和疼痛。术后10～14d间断拆线，并继续使用腹带包扎，3周后撤去腹带。

6.受皮区护理

(1)皮瓣的观察：密切观察皮瓣的局部血运情况。

(2)皮肤温度的测量：每小时测量1次皮肤温度，肌皮瓣的温度应略高于正常皮肤1～3C。

(3)引流管的护理：为防止皮瓣下血肿形成，术中常放置引流管或引流条，术后要妥善固定，保持通畅，观察有无渗出物。

【健康教育】

1.告知患者植皮虽然成活，尚未恢复感觉时，应注意避免烫伤和损伤。在四肢、供皮区或植皮区边缘出现瘢痕增生时，可用局部压迫法防治，如弹力绷带捆绑或穿弹力裤(袖)等，要坚持半年以上才能达到防治效果。

2.心理康复指导：帮助患者了解康复阶段可能持续数年，应保持良好的心理状态，树立正确的康复信念，以积极的心理状态面对康复治疗。积极主动地参与康复训练。

3.功能康复指导：使患者了解皮肤移植手术的目的不仅是要恢复原来的外形，更重要的是恢复功能，因此，术后功能锻炼就显得尤为重要。术后1～2周保持功能位，术后2周是疤痕增生期，可采用热敷或弹性压迫，也可采用康复治疗仪行功能锻炼，防止肌肉萎缩或皮瓣收缩。康复锻炼从每次5min开始逐渐增加到每日1～2次，每次不超过30min，停止训练时间最好不超过2d。

第三节 外科感染患者的护理

外科感染是指需要外科治疗的感染，包括创伤、烧伤、手术、器械检查、有创性检查或治疗后等并发的感染。分为非特异性感染和特异性感染。

1.非特异性感染 又称化脓性或一般性感染，常见的有疖、痈、丹毒、急性淋巴结炎、急性乳腺炎、急性阑尾炎、急性腹膜炎等，手术后感染多属此类。

2.特异性感染 是指由一些特殊的病菌、真菌等引起的感染。如结核杆菌、破伤风杆菌、产气荚膜杆菌、炭疽杆菌、白色念珠菌、新型隐球菌等。

一、全身性感染患者的护理

全身性感染是指致病菌侵入人体血液循环，并在体内生长繁殖或产生毒素而引起的严重的全身性感染或中毒症状，通常指脓毒血症和菌血症。脓毒血症是指因感染引起的全身性炎症反应，如体温、循环、呼吸等明显改变的外科感染的统称。菌血症是脓毒血症中的一种，即血培养检出致病菌者。

【临床表现】

1.患者突发寒战、高热，体温可达40～41°C或体温不升；头痛、头晕、恶心、呕吐、腹胀、面色苍白或潮红、出冷汗等。

2.神志淡漠或烦躁、谵妄甚至昏迷。

3.心率加快、脉搏细速、呼吸急促甚至困难。

4.代谢失调和不同程度的代谢性酸中毒。

5.重症者出现感染性休克、多器官功能障碍;也可出现黄疸或皮下出血、瘀斑等。

【评估要点】

1.一般情况　了解患者发病的时间、经过及发展过程。

2.专科情况　了解原发感染灶的部位、性质及其脓液性状;评估患者有无突发寒战、高热、头痛、头晕、恶心、呕吐、腹胀等;评估患者的面色、神志、心率、脉搏、呼吸及血压等的改变;观察患者有无代谢失调、代谢性酸中毒、感染性休克及多器官功能障碍等表现;了解包括血常规,肝、肾等重要器官的检查及血液细菌或真菌的培养结果。

3.辅助检查　白细胞计数显著增高,常达 20×10^9/L 以上,但是也有降低的;核左移,幼稚型增多,出现中毒颗粒。

【护理诊断】

1.体温过高　与全身性感染有关。

2.焦虑　与突发寒战、高热、头痛等有关。

3.潜在并发症　感染性休克等。

【护理措施】

1.一般护理

(1)卧床休息:提供安静、舒适的环境,保证患者充分休息和睡眠。

(2)营养支持:鼓励患者进食高蛋白质、高热量、含丰富维生素、高糖类的低脂肪饮食,对无法进食的患者可通过肠内或肠外途径提供足够的营养。

2.病情观察　严密观察患者的面色和神志,监测生命体征等,及时发现病情的变化;体温超过 39℃,给予物理或药物降温。监测 24h 出入量,保证水、电解质和酸碱平衡;在患者寒战、高热发作时,做血液细菌或真菌培养。

3.保持呼吸道通畅　协助患者翻身拍背,鼓励其深呼吸、咳嗽、咳痰,若痰液黏稠给予雾化吸入,必要时吸痰。

4.药物护理　及时、准确地执行静脉输液和药物治疗,以维持正常血压、心输出量并控制感染。

5.心理护理　关心、体贴患者,给予患者及家属心理安慰和支持。

【健康教育】

1.注意个人日常卫生,保持皮肤清洁。

2.加强饮食卫生,避免肠源性感染。

3.发现身体局部感染灶应及早就诊,以免延误治疗。

二、软组织化脓性感染患者的护理

(一)疖

疖俗称疖疮,是皮肤单个毛囊及其周围组织的急性化脓性感染。常发生于头部、面部、颈部、背部、腋部及会阴部等毛囊和皮脂腺丰富的部位。

【临床表现】

1.初期,局部皮肤出现红、肿、痛的小结节。

2.化脓后,中心处先呈白色,触之稍有波动,继而破溃流脓并见黄白色脓栓,脓栓脱落、脓液流尽后,局部炎症即可消退愈合。

3.面疖常较严重,红肿范围较大。鼻、上唇及其周围称为“危险三角区”,该部位的疖被挤压时,致病菌可经内眦静脉、眼静脉进入颅内,引起颅内化脓性感染,可有寒战、发热、头痛、呕吐、意识异常等表现。

【评估要点】

1.一般情况　有无体温升高、头痛、乏力、食欲不振、全身不适。

2.专科情况　患者感染的部位、性质、程度。

【护理诊断】

1.疼痛　与感染有关。

2.潜在并发症　颅内化脓性感染。

【护理措施】

见“(六)脓肿”处“软组织化脓性感染的护理措施”。

(二)痈

邻近多个毛囊及其周围组织的急性化脓性感染,可由多个疖融合而成。

【临床表现】

1.小片皮肤硬肿、色暗红,界限不清。

2.随着病情发展,皮肤肿硬范围增大,脓点增多,中央部为紫褐色凹陷,破溃后呈蜂窝状如同“火山口”状,其内含坏死组织和脓液。

3.痈可向周围和深部组织发展,伴区域淋巴结肿痛。患者多伴有全身症状,包括寒战、发热、食欲不佳和全身不适等。

4.严重者可致脓毒血症或全身化脓性感染而危及生命。

【评估要点】

1.一般情况　有无头痛、乏力、食欲不振、全身不适及体温升高等。

2.专科情况　患者感染的部位、性质、程度。

3.辅助检查　白细胞计数增加和中性粒细胞比例增高。

【护理诊断】

1.疼痛　与感染有关。

2.潜在并发症　全身化脓性感染。

【护理措施】

见“(六)脓肿”处“软组织化脓性感染的护理措施”。

(三)急性蜂窝组织炎

皮下、筋膜下、肌间隙或深部疏松结缔组织的急性弥漫性化脓性感染。

【临床表现】

1.浅表时表现为局部皮肤和组织红肿、疼痛,病变边界不清,并向四周蔓延,中央部位常出现缺血性坏死。

2.深部组织的急性蜂窝组织炎,有局部组织肿胀和深压痛,全身症状明显,如寒战、高热、乏力、血液白细胞计数增高等。

3.一些特殊部位,如口底、颌下、颈部等处的蜂窝组织炎可致喉头水肿而压迫气管,引起呼吸困难甚至窒息,如炎症蔓延至纵隔而影响心肺功能则预后较差。

4.厌氧性链球菌、拟杆菌和一些肠道杆菌所致的急性蜂窝组织炎,常发生在易被肠道或泌尿生殖道排出物污染的会阴部或下腹部伤口处,表现为进行性的皮肤、皮下组织及深筋膜坏死,脓液恶臭,局部有捻发音。

【评估要点】

1.一般情况 有无寒战、高热、乏力、食欲不振、全身不适。

2.专科情况 患者感染的部位、性质、程度、是否有外伤史。

3.辅助检查 白细胞计数增高。

【护理诊断】

1.体温过高 与感染有关。

2.潜在并发症 呼吸困难。

【护理措施】

见“(六)脓肿”处“软组织化脓性感染的护理措施”。

(四)丹毒

皮肤淋巴管网的急性炎症感染,为乙型溶血性链球菌侵袭所致,好发部位是下肢和面部。

【临床表现】

1.起病急,有畏寒、高热、头痛、全身不适等。

2.有片状皮肤红疹、微隆起、色鲜红、中间稍淡、边界较清楚。

3.局部有烧灼样疼痛,有的可起水疱,附近淋巴结常肿大、有触痛,但皮肤和淋巴结少见化脓破溃。下肢丹毒反复发作导致淋巴水肿,在含有高蛋白淋巴液的刺激下局部皮肤粗厚,肢体肿胀,甚至发展成“象皮肿”。

【评估要点】

1.一般评估 有无畏寒、高热、头痛、全身不适,有无外伤史、接触史。

2.专科情况 患者感染的部位、性质、程度。

【护理诊断】

疼痛:与感染有关。

【护理措施】

见“(六)脓肿”处“软组织化脓性感染的护理措施”。

(五)急性淋巴管炎

致病菌经破损的皮肤、黏膜或其他感染病灶侵入,经组织的淋巴间隙进入淋巴管,引起淋巴管及其周围组织的急性炎症。

【临床表现】

1.局部表现

(1)皮下浅层急性淋巴管炎,在病灶表面出现一条或多条“红线”,触之硬而有压痛。

(2)深层急性淋巴管炎,表面无红线,但患肢肿胀,有压痛。急性淋巴结炎初期,局部淋巴结肿大、疼痛和触痛,与周围软组织分界清晰。

(3)感染加重时形成肿块,往往为多个淋巴结融合所致,疼痛加剧、触痛加重,表面皮肤发红、发热,脓肿形成时有波动感,少数可破溃流脓。

2.全身表现　患者常有全身不适、寒战、发热、头痛、乏力和食欲不振等症状。

【评估要点】

1.一般情况　有无外伤史,有无寒战、发热、头痛、乏力、食欲不振、全身不适等症状。

2.专科情况　患者感染的部位、性质、程度。

【护理诊断】

1.疼痛　与感染有关。

2.潜在并发症　血栓性静脉炎。

【护理措施】

见“(六)脓肿”处“软组织化脓性感染的护理措施”。

(六)脓肿

身体各部位发生急性感染后,病灶局部的组织发生坏死、液化而形成的脓液积聚,周围有一完整的脓腔壁将其包绕。

【临床表现】

1.局部表现

(1)红、肿、热、痛,与正常组织界限清楚,压之剧痛,可有波动感。

(2)寒性脓肿无明显的红、肿、热、痛等化脓性炎症表现,但可试出波动。

2.全身表现　大而深的脓肿,可有明显的发热、头痛、食欲减退、乏力和白细胞计数增加等症状。

【评估要点】

1.一般情况　患者感染的部位、性质、程度,有否外伤史。

2.专科情况　全身症状和生命体征的异常变化。

(1)有无头痛、乏力、食欲不振、全身不适。

(2)有无体温升高,脉搏加快,血压下降。

(3)是否消瘦、贫血、水肿、低蛋白血症。

3.辅助检查

(1)水、电解质有无失衡。

(2)血糖、尿糖是否正常。

(3)白细胞分类、计数有无增高或下降。

【护理诊断】

1.疼痛　与感染有关。

2.体温过高　与感染有关。

3.营养不良　低于机体需要量,与消耗增加有关。

4.潜在并发症　坠积性肺炎。

【软组织化脓性感染的护理措施】

1.保持疖、痈周围皮肤清洁,避免挤压未成熟的病灶,尤其是“危险三角区”的疖,以免感染扩散引起颅内化脓性感染。

2.化脓切开引流后,应及时更换敷料,注意无菌操作,促进创口愈合。

3.伴有全身反应的患者要注意休息,摄入含丰富蛋白质、维生素及高能量的食物,以提高机体抵抗力,促进愈合。

4.注意个人日常卫生,尤其夏季,应做到勤洗澡、洗头、理发、剪指甲。注意用物的消毒,防止交叉感染。免疫力差的老年人及糖尿病患者尤其应该注意防护。

5.病情观察

(1)体温超过39℃,应给予药物或物理降温,鼓励患者多饮水,必要时静脉补液并监测24h出入量。

(2)特殊部位如口底、颌下、颈部等处的蜂窝组织炎,应严密观察患者有无呼吸困难、窒息等症状,警惕突发喉头痉挛,做好气管插管等急救准备。

6.厌氧菌感染者,用3%过氧化氢溶液冲洗创面。注意皮肤清洁,及时处理小创口,局部可以用50%硫酸镁溶液湿热敷。在给丹毒患者换药后,应当做手的消毒,防止医源传染;与丹毒相关的足癣、溃疡、鼻窦炎等应积极治疗以避免复发。

7.脓肿的患者应密切观察脓肿变化,注意面部、颈部感染的发展,尽早发现并控制颅内化脓性感染等严重并发症的发生。监测体温变化,鼓励患者多饮水,必要时可静脉输液,补充机体所需的液体量和热量,纠正水、电解质和酸碱失衡。

8.对感染较重或肢体感染者,应嘱患者卧床休息,患肢制动抬高,并协助做患肢运动,以免病愈后患肢活动障碍。卧床期间,要鼓励患者经常做深呼吸、咳痰等活动,并协助其翻身、叩背、排痰,必要时可给予雾化吸入,以预防坠积性肺炎及血栓性静脉炎的发生。

【感染患者的健康教育】

1.注意个人卫生,指导患者正确使用皮肤消毒剂或抗菌肥皂,特别注意消毒剃刀等。

2.劝告患者避免使用油性药膏,以防其阻塞皮肤毛囊孔,教会患者使用抗菌药膏和更换敷料,小心处理污染的敷料并消毒洗手。

3.患者衣服、枕巾、床单等予以消毒,并注意隔离,预防交叉感染。

三、特异性感染患者的护理

(一)破伤风患者的护理

破伤风是指破伤风杆菌侵入人体伤口并生长繁殖、产生毒素而引起的一种特异性感染。常继发于各种创伤后,亦可发生于不洁条件下分娩的产妇和新生儿。

【临床表现】

1.潜伏期　通常为6～12d,也可短于24h,亦有受伤后数月或数年因清除病灶或异物而发病。新生儿破伤风一般在断脐后7d发生,故常称"七日风"。

2.前驱症状　前驱症状一般持续12～24h。患者全身乏力、头晕、头痛、失眠、多汗、烦躁不安、打呵欠、咀嚼无力、局部肌肉发紧、扯痛,并感到舌和颈部发硬及反射亢进等。

3.典型症状　出现前驱症状后,在肌紧张性收缩(肌强直,发硬)的基础上,呈阵发性强烈痉挛。通常最先受影响的肌群是咀嚼肌,随后顺序为面部表情肌、颈、背、腹、四肢肌,最后为膈肌。表现为:张口困难(牙关紧闭)、蹙眉、口角下缩、咧嘴"苦笑"、颈部强直、头后仰,出现"角弓反张"或"侧弓反张";膈肌受影响后,患者出现面唇青紫,呼吸困难,甚至呼吸暂停。上述发作可因轻微的刺激,如光、声、接触、饮水等而诱发。发作时神志清楚,表情痛苦,每次发作时间由数秒至数分钟不等。强烈的肌痉挛,可致肌断裂,甚至发生骨折;膀胱括约肌痉挛时可引起尿潴留。持续的呼吸肌和膈肌痉挛,可使肌断裂,可造成呼吸骤停。患者死亡原因多为窒息、心力衰竭或肺部并发症。

4.其他症状　少数患者仅有局部肌持续性强直,可持续数周或数月,以后逐渐消退。新生儿破伤风,常表现为不能啼哭和吸吮乳汁,活动少、呼吸弱甚至呼吸困难。恢复期间还可出现一些精神症状,如幻觉、言语、行动错乱等,但多能自行恢复。

【评估要点】

1.一般情况　评估发病前的受伤史,深部组织感染史、近期人工流产及分娩史。

2.专科情况　评估患者发病的前驱症状及持续时间;观察患者强烈肌痉挛发作的次数、持续时间和间隔时间,以及伴随的症状;评估患者呼吸形态,呼吸困难程度;观察患者有无血压升高、心率加快、体温升高、出汗等症状;了解患者排尿情况以及其他器官功能状态等。

【护理诊断】

1.窒息　与持续性喉头痉挛及气道堵塞有关。

2.组织完整性受损　与强烈肌痉挛抽搐,造成肌腱撕裂或骨折有关。

3.排尿异常——尿潴留　与膀胱括约肌痉挛有关。

4.营养失调——低于机体需要量　与痉挛消耗和不能进食有关。

5.有组织灌注不足的危险。

【护理措施】

1.一般护理

(1)环境要求:将患者置于隔离病房,室内遮光、安静,室温15～20℃,湿度约60%。病室内急救药品和物品准备齐全,处于应急状态。

(2)减少外界刺激:医护人员要做到走路轻,语声低,操作稳,避免声、光、寒冷及精神刺激;使用器具无噪声;护理治疗安排集中有序,尽量在痉挛发作控制的一段时间内完成;减少探视,尽量不要搬动患者。

(3)严格隔离消毒:严格执行无菌技术;医护人员进入病房应穿隔离衣,戴口罩、帽子、手套,身体有伤口时不要进入病室内工作;患者的用品和排泄物应严格消毒处理,伤口更换敷料后应立即焚烧。尽可能使用一次性材料物品。

(4)保持静脉输液通畅:在每次发作后检查静脉通路,防止因抽搐使静脉通路堵塞、脱落而影响治疗。

(5)加强营养:轻症患者,应争取在痉挛发作间歇期,鼓励患者进高热量、高蛋白、高维生素饮食,进食应少量多次,以免引起呛咳、误吸。不能进食的重症患者,可通过胃管进行鼻饲,但时间不宜过长。也可根据机体需要由静脉补充或给予全胃肠外营养。

2.呼吸道管理　在痉挛发作控制后的一段时间内,协助患者翻身、叩背,以利排痰,必要时吸痰,防止痰液堵塞;给予雾化吸入,稀释痰液,便于痰液咳出或吸出。气管切开患者应给予气道湿化。患者进食时注意避免呛咳、误吸而引起窒息。

3.病情观察　定时测量体温、脉搏、呼吸、血压,观察患者痉挛、抽搐发作次数,持续时间及有无伴随症状,并做好记录,发现异常及时报告医生,并协助处理。

4.人工冬眠的护理　应密切观察病情变化,做好各项监测,随时调整冬眠药物的剂量,使患者无痉挛和抽搐的发作。

5.保护患者,防止受伤　为患者加床档和使用约束带,防止痉挛发作时患者坠床和自我伤害;应用合适的牙垫,以防舌咬伤;剧烈抽搐时勿强行按压肢体,关节部位放置软垫,以防止肌腱断裂、骨折及关节脱位;床上置气垫,防止压疮。

6.基础护理　对于不能进食的患者要加强口腔护理;抽搐发作时,患者常大汗淋漓,护士应及时为其擦干汗液,病情允许情况下应给患者勤换衣服、床单、被褥;按时翻身,预防压疮发生;高热是病情危急的标志,体温超过 38.5℃,应行头部枕冰袋和温水或乙醇擦浴等物理降温。持续留置导尿,每日会阴护理 2 次,防止感染。

【应急措施】

窒息:喉头呼吸肌持续痉挛时可出现窒息。对抽搐频繁、持续时间长、药物不易控制的严重患者,应立即行气管切开,清除呼吸道分泌物,必要时进行人工辅助呼吸。

【健康教育】

1.加强宣传教育　增强人们对破伤风的认识,加大宣传力度,可用黑板报、宣传小册子、印制各种图片、授课等形式开展健康教育。

2.加强劳动保护,防止外伤　不可忽视任何小伤口,如木刺伤、锈钉刺伤,要正确处理深部感染如化脓性中耳炎等,伤后及时就诊和注射破伤风抗毒素。

3.避免不洁接产　防止新生儿破伤风及产妇产后破伤风等。

(二)气性坏疽患者的护理

气性坏疽通常指由梭状芽孢杆菌所致的以肌坏死或肌炎为特征的急性特异性感染。此类感染发展急剧,预后不良。

【临床表现】

1.潜伏期 短的伤后8～10h，长的5～6d，一般在伤后1～4d。

2.局部表现

(1)患处出现胀裂样剧痛，使用止痛剂不能缓解。

(2)患处肿胀明显，多进行性加剧，压痛显著。

(3)伤口周围皮肤水肿、紧张、发亮，很快变为紫黑，并出现大小不等的水疱，可触及捻发感。

(4)伤口处可有恶臭，夹有气泡的浆液性或血性液体流出。伤口内肌肉坏死，呈暗红或土灰色，失去弹性，刀割时不出血。

3.全身表现 高热、脉速、呼吸急促、出冷汗、进行性贫血等中毒症状，甚至发展为中毒性休克。

【评估要点】

1.一般情况 患者的发病时间、经过，尤其注意了解有无创伤史。

2.专科情况 伤肢疼痛性质及应用止痛剂的效果；评估伤口情况，如有无水疱、有无气泡溢出，分泌物的性状、颜色及气味；伤口周围皮肤颜色、肿胀程度及有无捻发音，评估患者生命体征、意识状态、皮肤黏膜色泽及温度等。

3.辅助检查 伤口分泌物涂片可发现革兰染色阳性杆菌，X线检查显示患处软组织间积气，有助于确诊。

【护理诊断】

1.疼痛 与创伤、感染及局部肿胀有关。

2.组织完整性受损 与组织感染坏死有关。

3.体温升高 与感染有关。

【护理措施】

1.严格隔离消毒 患者立即住隔离室。医护人员进入病室要穿隔离衣和戴帽子、口罩、手套等，身体有伤口者不能进入室内工作；患者的一切用品和排泄物都要严格隔离消毒，患者的敷料应予以焚烧；尽可能应用一次性物品及器具，室内的物品未经处理不得带出隔离间。

2.监测病情变化 对严重创伤患者，尤其伤口肿胀明显者，应严密监测伤口肿痛情况，特别是突然发作的伤口"胀裂样"剧痛；准确记录疼痛的性质、特点及与发作相关的情况。对高热、烦躁、昏迷患者应密切观察生命体征变化，警惕感染性休克的发生。如已发生感染性休克，按休克护理。

3.疼痛护理 及时应用止痛剂，必要时给予麻醉止痛剂。亦可应用非药物治疗技巧，如谈话、娱乐活动及精神放松等方法，以缓解疼痛。对截肢后出现幻觉疼痛者，应给予耐心解释，解除其忧虑和恐惧。对扩大清创或截肢者，应协助患者变换体位，以减轻因外部压力和肢体疲劳引起的疼痛。伤口愈合过程，对伤肢实施理疗、按摩及功能锻炼，以减轻疼痛，恢复患肢功能。

4.心理护理 应以关心、同情、热情的态度，帮助患者进行生活护理。对需要截肢的患者，截肢前，向患者及家属解释手术的必要性和可能出现的并发症等情况，使患者及家属能够了解、面对并接受截肢的现实；截肢后，耐心倾听患者诉说，安慰并鼓励患者正视现实；指导患者掌握自我护理技巧，但绝不勉强患者，避免增加其痛苦和心理压力；介绍一些已经截肢的患者与之交谈，使其逐渐适应自身形体变化和日常活动；指导患者应用假肢，使其接受并做适应性训练。

【健康教育】

1.指导患者对患肢进行自我按摩及功能锻炼，以便尽快恢复患肢的功能。

2.对伤残者，指导其正确使用假肢和适当训练。帮助其制定出院后的康复计划，使之逐渐恢复自理能力。

第四节　外科休克患者的护理

休克是机体在多种病因侵袭下引起的以有效循环血容量骤减、组织灌注不足、细胞代谢紊乱和功能受损为特点的病理生理改变的综合征。休克发病急，进展快，若未能及时发现及治疗，细胞损害广泛扩散时，可导致多器官功能障碍综合征或多系统器官衰竭，发展成为不可逆性休克，引起死亡。

休克按病因可分为低血容量性休克、感染性休克、心源性休克、神经源性休克和过敏源性休克。其中低血容量性休克和感染性休克在外科休克中最为常见。

一、低血容量性休克患者的护理

低血容量性休克是由于各种原因引起的短时间内大量出血及体液丢失，使有效循环血量降低所致。其中由急性大量出血所引起的休克称为失血性休克，由严重创伤使血液和血浆同时丢失所引起的休克称为创伤性休克。临床中多见于大血管破裂，腹部损伤引起的肝脾破裂，消化性溃疡出血，门静脉高压致食管、胃底静脉曲张破裂出血，宫外孕出血，手术创面广泛渗血或手术所致的大血管或器官损伤，动脉瘤或肿瘤自发破裂等，当出血量超过全身总血量的20%，即可发生休克。

【临床表现】

根据休克的发病过程，将休克分为休克早期和休克期。

1.休克早期　血容量丧失未超过20%时，机体处于代偿阶段。表现为精神紧张，兴奋，烦躁不安；面色苍白，四肢湿冷；脉搏细速，呼吸增快；血压正常或稍高，脉压缩小；尿量减少，每小时尿量少于30ml。

2.休克期　表现为神志淡漠，反应迟钝；口唇和肢端发绀，皮肤出现花斑纹；四肢厥冷，出冷汗；脉搏细速，血压下降，收缩压降至10.7kPa(80mmHg)以下；严重时全身皮肤黏膜明显发绀，脉搏扪不清，血压测不出，无尿。

【评估要点】

1.一般情况　了解引起休克的各种原因，有无大量失血、失液、严重烧伤、损伤等。

2.专科情况　评估休克症状、体征和辅助检查结果、重要器官功能，了解休克的严重程度。

(1)意识和表情:休克早期患者呈兴奋状态,烦躁不安;休克加重时表情淡漠,意识模糊,反应迟钝,甚至昏迷。若患者意识转为清楚,对刺激反应正常,表明循环血量已基本补足。

(2)皮肤色泽及温度:评估有无皮肤、口唇黏膜苍白,四肢湿冷;休克晚期可出现发绀,皮肤呈现花斑状征象。补充血容量后,若四肢转暖,皮肤干燥,说明末梢循环恢复,休克已好转。

(3)血压与脉压:休克时收缩压常低于12kPa(90mmHg),脉压差小于2.67kPa(20mmHg)。

(4)脉搏:休克早期脉率增快;休克加重时脉搏细弱,甚至摸不到。临床常用脉率/收缩压(mmHg)计算休克指数,指数为0.5表示无休克;指数>1.0表示有休克;指数>2.0为严重休克。

(5)呼吸:注意呼吸次数及节律。休克加重时呼吸急促、变浅、不规则。呼吸增至30次/min以上或减至8次/min以下表示病情危重。

(6)体温:大多偏低,但感染性休克患者可有高热,若体温突升至40℃以上或骤降至36℃以下,则病情危重。

(7)尿量及尿比重:是反映肾血液灌流情况的重要指标之一。尿量少于25ml/h、尿比重增高,表明肾血管收缩或血容量不足。尿量大于30ml/h,表明休克有改善。

3.心理-社会状况　评估患者及家属的情绪反应、心理承受能力及对疾病治疗及预后的了解程度。休克患者起病急,病情进展快,加之抢救中使用的监测治疗仪器较多,易使患者及家属有病情危重及面临死亡的感受,出现不同程度的紧张、焦虑或恐惧。

【护理诊断】

1.心输出量减少　与体液不足、循环血量减少或心功能不全有关。

2.组织灌注量不足　与大量失血、失液引起循环血量不足所致的心、肺、脑、肾及外周组织血流减少有关。

3.气体交换受损　与呼吸异常或呼吸形态改变有关。

4.感染　与免疫力降低有关。

5.体温过低　与外周组织血流减少、大量输入低温库存血有关。

6.有受伤的危险　与烦躁不安、神志不清、疲乏无力等有关。

【护理措施】

1.应将患者置于危重病室,设专人护理。

2.配合医生快速补充血容量　迅速建立1～2条静脉输液通道。根据血压和脉率变化评估失血量,快速扩充血容量。可遵医嘱先经静脉在45min内快速滴注等渗盐水或平衡盐溶液1000～2000ml,观察血压回升情况。再根据血压、脉率、中心静脉压及血细胞比容等监测指标情况,决定是否补充新鲜血或浓缩红细胞,并有专人准确记录输入液体的种类、数量、时间、速度等,详细记录24h出入量以作为后续治疗的依据。

3.积极采取止血措施　在补充血容量的同时,对有活动性出血的患者,应迅速控制出血。可先采用非手术止血方法,如止血带、三腔双囊管压迫、纤维内镜止血等。若出血迅速、量大,难以用非手术方法止血,应积极做手术准备,及早实施手术止血。

4.给予休克体位　将患者头和躯干抬高10°～15°,下肢抬高20°～30°。

5.保持呼吸道通畅　立即给予吸氧(鼻导管间歇给氧,40%～50%氧浓度,4～8L/min 流量)。严重呼吸困难者,可行气管插管或气管切开,并尽早使用呼吸机辅助呼吸。昏迷患者,头偏向一侧,或置入通气管,以免舌后坠。气道有分泌物时及时清除。

6.密切观察病情变化　每 15～30min 测生命体征 1 次。观察意识表情、口唇色泽、皮肤肢端温度、瞳孔及尿量。若患者从烦躁转为平静,淡漠迟钝转为对答自如;唇色红,肢体转暖;尿量>30ml/h,提示休克好转。

7.做好各种监测　①尿量、尿比重。尿量<25ml/h,尿比重高,说明血容量不足;尿量>30ml/h 且稳定时,表示休克纠正。②CVP,正常值为 0.5～1.2kPa(4～9mmHg);PCWP,正常值为 0.7～1.9kPa(5～14mmHg)。根据血压及血流动力学监测情况调整输液速度(表 1-1)。血压及中心静脉压低时,应较快速补液;高于正常时,应减慢速度,限制补液,以防肺水肿及心功能衰竭。CVP 和 PCWP 超过正常,说明补液过多;反之 CVP 和 PCWP 低于正常,说明血容量不足,可以继续补液。当 PCWP 增高而 CVP 正常时应限制输液,以避免肺水肿的发生。③心电监测。④血气分析。

表 1-1　中心静脉压与补液的关系

CVP	BP	原因	处理原则
低	低	血容量严重不足	充分补液
低	正常	血容量不足	适当补液
高	低	心功能不全或血容量相对过多	给予强心药,纠正酸中毒,舒张血管
高	正常	容量血管过度收缩	舒张血管
正常	低	心功能不全或血容量不足	补液试验*

*补液试验:取等渗盐水 250ml,于 5～10min 内经静脉滴入,如血压升高,而 CVP 不变,提示血容量不足;若血压不变而 CVP 升高 0.3～0.5kPa,则提示心功能不全。

8.抗休克裤的使用　抗休克裤充气后在腹部与腿部加压,使血液回流入心脏,改善组织灌流,同时可以控制腹部和下肢出血。当休克纠正后,由腹部开始缓慢放气,每 15min 测量血压 1 次,若血压下降超过 0,7kPa(5mmHg),应停止放气,并重新注气。

9.应用血管活性药物的护理　应选择中心静脉或近心端大血管。应监测血压的变化,及时调整输液速度,预防血压骤降引起不良后果。从低浓度、慢速度开始,每 5～10min 测 1 次血压。血压平稳后,每 15～30min 测 1 次血压,并按药物浓度严格控制滴数,严防药物外渗。若注射部位出现红肿、疼痛,应立即更换滴药部位,患处用 0.25%普鲁卡因封闭,以免发生皮下组织坏死。血压平稳后,逐渐降低药物浓度,减慢速度后撤除,以防突然停药引起不良反应。

10.预防感染

(1)协助患者咳嗽、咳痰。痰液及分泌物堵塞呼吸道时,及时予以清除。必要时给予雾化吸入,有利于痰液稀释和排出,以防肺部感染的发生。

(2)保持床单清洁、平整、干燥。病情允许时,每 2h 翻身、拍背 1 次,按摩受压部位皮肤,以预防皮肤压疮。

11.调节体温

(1)密切观察体温变化。

(2)保暖:休克时体温降低,应予以保暖。一般室内温度以20℃左右为宜。但切忌应用热水袋、电热毯等进行体表加温,以防烫伤及皮肤血管扩张,后者使心、肺、脑、肾等重要器官的血流灌注进一步减少。此外,加热可增加局部组织耗氧量,加重缺氧,不利于休克的纠正。

(3)库存血的复温:低血容量性休克时,若为补充血容量而快速输入低温保存的大量库存血,易使患者体温降低,因此输血前应注意将库存血复温后再输入。

12.预防意外损伤　对于烦躁或神志不清的患者,应加用床旁护栏以防坠床,输液肢体宜用夹板固定,必要时,以约束带固定于床旁。

二、感染性休克患者的护理

感染性休克常继发于以革兰阴性杆菌为主的感染,如胆道化脓性感染、急性化脓性腹膜炎、绞窄性肠梗阻、泌尿系感染及败血症等,亦称内毒素性休克。引起全身炎症反应综合征(SIRS)的表现为:①体温>38℃或<36℃。②心率>90次/min。③呼吸急促>20次/min或过度通气,$PaCO_2$<4.3kPa(32mmHg)。④白细胞计数>12×10^9/L或未成熟白细胞>10%。SIRS最终导致微循环障碍、代谢改变及器官衰竭。

【临床表现】

感染性休克的血流动力学有低动力型(低排高阻型)和高动力型(高排低阻型)两种。前者临床表现为冷休克,后者表现为暖休克。冷休克时外周血管收缩,阻力增高,微循环淤滞,大量毛细血管渗出,使血容量和心排出量降低,表现为体温突然降低,躁动不安,淡漠或嗜睡,面色苍白、发绀、花斑样皮肤,皮肤湿冷,脉搏细数,血压降低,脉压差减小<4.0kPa(30mmHg),尿量骤减<25ml/h。暖休克较少见,患者表现为神志清醒,疲乏,面色潮红,手足温暖,血压下降,脉搏慢、搏动清楚。但革兰阳性菌感染的休克后期亦可转变为冷休克。休克晚期心功能衰竭,外周血管瘫痪即成为低排低阻型休克。

【评估要点】

1.一般情况　评估休克的原因,了解机体感染的病史。

2.专科情况　评估休克的类型,根据辅助检查的结果和临床表现判断冷暖休克。

【护理诊断】

1.组织灌注不足　与严重感染有关。

2.体温过低　与外周组织血流灌注不足有关。

3.体温过高　与感染有关。

【护理措施】

感染性休克护理措施基本与失血性休克相同。此外,还需注意的是感染性休克暖休克时皮肤表现为干燥潮红,手足温暖,患者常有高热,若体温突升至40℃以上,则病情危重。故高热时,应予以物理降温,可将冰帽冰袋置于头部、腋下、腹股沟等处降温,也可用4℃等渗盐水100ml灌肠;必要时采用药物降温;病室内及时通风,调节室内温度。

【应急措施】

多器官功能障碍综合征，也称为多器官功能衰竭。当患者出现不明原因的呼吸、心律的改变，血压偏低、神志变化、尿量减少，应警惕多器官功能障碍综合征的发生。应密切监测患者的生命体征，如果患者呼吸快、心率快，应警惕发生心、肺功能障碍；血压下降应考虑周围循环衰竭。对发生多器官功能障碍综合征的高危患者，应进一步扩大监测的范围，如中心静脉压、尿量及尿比重、肺动脉楔压、心电图等，以便早期发现多器官功能障碍综合征，及时给予治疗。

第五节　水、电解质、酸碱失衡的护理

一、体液生理及其平衡调节

人体内环境的平衡和稳定主要由体液、电解质及渗透压所决定，且是维持细胞和各脏器生理功能的基本保证。该平衡可因创伤、感染、手术等因素而遭破坏，若代谢失衡程度超越人体的代偿能力，便可影响疾病的转归。

（一）体液组成及分布

人体内体液总量因性别、年龄和胖瘦而异。成年男性体液量约占体重的60%；女性因脂肪组织较多，体液量约占50%；婴幼儿可高达70%～80%。体液由细胞内液和细胞外液2部分组成。细胞内液大部分位于骨骼肌内。由于成年男性肌肉量较大，故其细胞内液约占体重的40%；女性约占体重的35%。男性、女性的细胞外液均约占体重的20%。细胞外液包括血浆和组织间液2部分。其中血浆量约占体重的5%，组织间液量占体重的15%。组织间液除不含红细胞和仅含少量蛋白质外，基本成分同血浆，并经常与血浆或细胞内液进行物质交换达到平衡。

体液的主要成分是水和电解质。细胞外液中的主要阳离子为Na^+，主要阴离子为Cl^-、HCO_3^-和蛋白质。细胞内液中的主要阳离子为K^+和Mg^{2+}，主要阴离子为HPO_4^{2-}和蛋白质。细胞内、外液的渗透压相似，正常为290～310mmol/L。

（二）体液平衡及调节

1.水平衡　机体内环境的稳定有赖于体内水分的恒定，人体每日摄入一定量的水，同时也排出相应量的水，达到每天出入的水量相对恒定。

2.电解质平衡　与维持体液电解质平衡相关的主要电解质为Na^+和K^+。正常成人对钠、钾的日需要量约分别为6～10g和3～4g，过剩的钠和钾主要经尿液排出体外，小部分钠随出汗丢失（大量出汗例外），保持血清钠在135～150mmol/L，钾在3.5～5.5mmol/L水平。肾脏有很强的保钠能力，在体内钠不足的情况下，从尿中排出的钠将明显减少。但是，体内钾不足时，肾脏排钾不能随之减少，故易引起缺钾。

3.体液平衡的调节　体液平衡的调节系通过神经-内分泌系统和肾脏进行。体液失衡时，多先通过下丘脑-垂体后叶-抗利尿激素系统恢复和维持体液的正常渗透压，然后通过肾素-血

管紧张素-醛固酮系统恢复和维持血容量。但在血容量锐减时，人体将以牺牲体液渗透压为代价，优先保证和恢复血容量，使重要生命器官的灌注得到保证。

（三）酸碱平衡及调节

正常人体液内一定的 H^+ 浓度使动脉血浆 pH 保持在 7.40±0.05，以维持正常的生理活动和代谢功能。但人体在代谢过程中不断产生酸性和碱性物质，使体液中的 H^+ 浓度发生改变；人体主要依靠体液中存在的缓冲对和具有调节作用的脏器保持酸碱平衡。

1.缓冲系统　体内不同体液间隙有着各自的缓冲系统。血浆中最重要的缓冲对为 HCO_3^--/H_2CO_3、HPO_4^{2-}/H_2PO_4 和 Pr^-/HPr。以 HCO_3^--/H_2CO_3 最为重要，其比值决定血浆 pH，当 HCO_3^--/H_2CO_3 保持于 20/1 时，血浆 pH 维持于 7.4。

2.脏器调节　主要为肺和肾脏。

（1）肺：主要通过调节二氧化碳的排出量调节酸碱平衡。延髓的中央化学感受器对脑脊液中 CO_2 和 pH 变化高度敏感。在缺氧状态下，中央化学感受器受抑制，而位于颈动脉体和主动脉体的周围化学感受器兴奋，促进肺排出 CO_2，从而降低动脉血二氧化碳分压（$PaCO_2$）并调节血浆 H_2CO_3 浓度。

（2）肾脏：主要通过 N+-H^+ 交换、HCO_3^- 重吸收、分泌 NH_4^+ 和排泌有机酸 4 种方式调节体内酸碱失衡。

二、水、电解质、酸碱失衡

【体液代谢的失衡】

体内水和电解质的动态平衡若因疾病、手术、创伤等因素而遭破坏时，将导致水和电解质代谢紊乱，表现为容量、浓度和成分的失调。容量失调系指体液量呈等渗性减少或增加，仅引起细胞外液量的改变，如缺水或水过多；浓度失调系指由于细胞外液量的增加或减少导致渗透压发生改变，如低钠或高钠血症；成分失调系指与细胞外液中的离子成分改变相关的病理变化，如低钾或高钾血症、酸中毒或碱中毒等。

（一）水和钠的代谢紊乱

1.等渗性缺水　水和钠成比例丧失，血清钠和细胞外液渗透压保持于正常范围，因细胞外液量迅速减少，故又称急性缺水或混合性缺水，是外科病人中最常见的缺水类型。

（1）病因常见有：①消化液急性丧失，如大量呕吐和肠瘘等。②体液丧失于第三腔隙，如肠梗阻、急性腹膜炎、腹腔内或腹膜后感染、大面积烧伤等。这些丧失的体液成分与细胞外液基本相同。

（2）临床表现：病人出现恶心、呕吐、厌食、乏力、口唇干燥、眼窝凹陷、皮肤弹性降低及少尿等症状，但不口渴。当短时间内体液丧失量达体重的 5%时，可表现为心率加快、脉搏减弱、血压不稳定或降低、肢端湿冷、组织灌注不良等血容量不足的症状；当体液继续丧失达体重的 6%～7%时，休克表现明显，常伴代谢性酸中毒；若因大量胃液丧失所致的等渗性缺水，可并发代谢性碱中毒。

（3）处理原则：寻找并消除原发病因，防止或减少水和钠的继续丧失，并积极补充。一般可用等渗盐水或平衡盐溶液补充血容量,但应注意大量补充等渗盐水时因其氯含量高于血清氯含量,有导致高氯性酸中毒的危险。而平衡盐溶液内电解质含量与血浆相似,用于治疗将更为合理和安全,常用的有乳酸钠和复方氯化钠溶液。

2.低渗性缺水　低渗性缺水系水和钠同时丢失,但失水少于失钠,血清钠低于135mmol/L,细胞外液呈低渗状态,又称慢性或继发性缺水。

(1)病因常见有:①消化液呈持续性丧失,致大量钠盐丢失,如长期胃肠减压、反复呕吐或慢性肠瘘。②大面积创面的慢性渗液。③排钠过多,如使用排钠利尿剂依他尼酸(利尿酸)、氯噻酮等,能抑制肾小管对 Na^+ 的重吸收,使 Na^+ 和水分共同随尿排出。④钠补充不足,如治疗等渗性缺水时过多补充水分而忽略钠的补充。

(2)临床表现:根据缺钠程度,低渗性缺水可分为三度。①轻度缺钠:血清钠为130mmol/L左右,感觉疲乏、头晕、软弱无力;口渴不明显;尿中 Na^+ 含量减少。②中度缺钠:血清钠为120mmol/L左右,除上述临床表现外,还伴恶心、呕吐、脉搏细速、视力模糊,血压不稳定或下降,脉压差变小,浅静脉瘪陷,站立性晕倒;尿量减少,尿中几乎不含钠和氯。③重度缺钠:血清钠低于110mmol/L,病人神志不清,四肢发凉甚至意识模糊、木僵、惊厥或昏迷;肌痉挛性抽痛,腱反射减弱或消失,可出现阳性病理体征,常伴休克。

(3)处理原则:积极治疗原发病,静脉输注高渗盐水或含盐溶液。轻、中度缺钠病人,一般补充5%葡萄糖盐溶液;重度缺钠病人,先输晶体溶液,如复方乳酸氯化钠溶液、等渗盐水,后输胶体溶液,如烃乙基淀粉、右旋糖酐溶液和血浆等以补足血容量,再静脉滴注高渗盐水,以进一步恢复细胞外液的渗透压。低渗性缺水的补钠量可按下列公式计算:

需补钠量(mmol)=[正常血钠值(mmol/L)-测得血钠值(mmol/L)]×体重(kg)×0.6(女性为0.5)。

3.高渗性缺水　高渗性缺水水和钠同时缺失,但失水多于失钠,血清钠高于正常范围,细胞外液呈高渗状态,又称原发性缺水。

(1)病因常见有:①摄入水分不足,如过分控制病人入水量,鼻饲高浓度的肠内营养液或静脉注射大量高渗液体。②水分丧失过多,如大面积烧伤暴露疗法、大面积开放性损伤经创面蒸发大量水分、高热大量出汗、糖尿病病人因血糖未控制致高渗性利尿等。

(2)临床表现:随缺水程度而异,一般将高渗性缺水分为3度。①轻度缺水:缺水量占体重的2%～4%,除口渴外,无其他临床症状。②中度缺水:缺水量占体重的4%～6%,除极度口渴外,还伴乏力、尿少和尿比重增高、皮肤弹性差、眼窝凹陷,常有烦躁现象。③重度缺水:缺水量大于体重的6%,除上述症状外,可出现躁狂、幻觉、谵妄甚至昏迷等脑功能障碍的表现。

(3)处理原则:尽早去除病因,防止体液继续丢失。鼓励病人饮水及经静脉补充非电解质溶液,如5%葡萄糖溶液或0.45%的低渗盐水。注意:高渗性缺水者实际体内总钠量还是减少的,但因缺水导致的血液浓缩,血清钠可有升高,故输液过程中,应观察血清钠含量的动态变化,必要时适量补钠。估计所需液体量的方法有:①根据临床表现估计失水量占体重的百分比,每丧失体重的1%,需补液400～500ml。②根据血清钠浓度计算,补水量=[测得血钠值(mmol/L)-正常血钠值(mmol/L)]×体重(kg)×4。除此外,还需包括每天正常的需要量约2000ml。

4.水中毒　总入水量超过排出量，水潴留体内致血浆渗透压下降和循环血量增多，水中毒又称水潴留性低钠血症或稀释性低钠血症。较少见。

(1)病因：①肾衰竭不能有效排出多余水分。②因休克、心功能不全等原因引起 ADH 分泌过多。③大量摄入不含电解质的液体或静脉补充水分过多。

(2)临床表现：分为急性水中毒和慢性水中毒两类。①急性水中毒：发病急，因脑细胞肿胀和脑组织水肿可造成颅内压增高，引起神经、精神症状，如头痛、躁动、谵妄、惊厥甚至昏迷，严重者可发生脑疝，并出现相应的症状和体征。②慢性水中毒：在原发病的基础上逐渐呈现体重增加、软弱无力、呕吐、嗜睡、泪液和唾液增多等现象。一般无凹陷性水肿。

(3)处理原则：轻者只需限制水摄入，严重者除严禁水摄入外，静脉输注高渗盐水，以缓解细胞肿胀和低渗状态。成年病人氯化钠日补充量不应超过 20g；酌情使用渗透性利尿剂，如 20%甘露醇 200ml 快速(20min 内)静脉滴注。

(二)钾代谢异常

细胞内的主要阳性离子是钾，占体内钾总量的 98%。钾参与和维持细胞的代谢，维持细胞内渗透压、酸碱平衡、神经肌肉组织的兴奋性及心肌的生理功能等。钾代谢异常的表现有低钾血症和高钾血症，以前者为多见。

1.低钾血症　低钾血症血清钾浓度低于 3.5mmol/L。

(1)病因常见为：①摄入不足，如长期禁食、少食或静脉补充钾盐不足。②丧失增加，如呕吐、腹泻、胃肠道引流、醛固酮增多症、急性肾衰竭多尿期、应用促使排钾的利尿剂及肾小管性酸中毒等。③K^+向细胞内转移，如合成代谢增加或代谢性碱中毒等。

(2)临床表现和诊断：取决于血钾降低的程度和速度。①肌无力：为最早的临床表现，一般先出现四肢肌肉软弱无力，后延及呼吸肌和躯干肌肉。可出现吞咽困难，甚至食物或饮水呛入呼吸道，累及呼吸肌时出现呼吸困难甚至窒息；严重者可有腱反射减弱、消失或软瘫。②消化道功能障碍：胃肠道蠕动缓慢，有恶心、呕吐、腹胀和肠麻痹等症状。③心脏功能异常：主要为传导阻滞和节律异常。严重缺钾者可有心前区不适，易发生洋地黄中毒，导致心脏收缩期停搏。缺钾时典型的心电图改变为 T 波降低、增宽、双相或倒置，随后出现 ST 段降低、Q-T 间期延长和 u 波。④代谢性碱中毒血清钾过低时，K^+从细胞内移出，与Na^+和H^+交换增加(每移出 3 个K^+，即有 2 个Na^+和 1 个H^+移入细胞)，使细胞外液的H^+浓度下降；其次，肾远曲小管Na^+-K^+交换减少，Na^+-H^+交换增加，排H^+增多，尿液呈酸性(反常性酸性尿)。结果可使病人发生低钾性碱中毒，表现为头晕、躁动、昏迷、面部及四肢肌肉抽动、手足搐搦、口周及手足麻木，有时可伴有软瘫。

(3)处理原则：寻找和去除引起低钾血症的原因，减少或中止钾的继续丧失。根据缺钾的程度制定补钾计划。补钾原则：①口服补钾：如氯化钾、枸橼酸钾等。②静脉补钾：常用针剂为 10%氯化钾，应稀释后经静脉滴注，禁止直接静脉推注，以免血钾突然升高，导致心搏骤停。③“见尿补钾”：一般以尿量超过 40ml/h 或 500ml/d 方可补钾。④补钾量依血清钾水平，每天补钾 60～80mmol(以每克氯化钾相等于 13.4mmol 钾计算，约需补充氯化钾 3～6g/d)。⑤补液中钾浓度不宜超过 40mmol/L(氯化钾 3g/L)。⑥补钾速度不宜超过 20～40mmol/h。

2.高钾血症　高钾血症血清钾浓度超过 5.5mmol/L。

(1)病因常见为:①肾功能减退,如急性肾衰竭、间质性肾炎,应用抑制排钾的利尿剂,如螺内酯(安体舒通)、氨苯蝶啶等。②分解代谢增强,如严重挤压伤、大面积烧伤、输入大量库血及代谢性酸中毒、洋地黄中毒时,大量细胞内 K^+ 转移至细胞外。③静脉补钾过量、过速,此类高血钾虽罕见,但往往在人体尚未发挥代偿机制时已产生严重后果,故在治疗过程中应予预防。

(2)临床表现和诊断:因神经肌肉应激性改变,病人很快由兴奋转入抑制状态,表现为神志淡漠、感觉异常、乏力、四肢软瘫、腹胀、腹泻等。严重者有微循环障碍的表现,如皮肤苍白、湿冷、青紫,低血压等;亦可有心动过缓、心律不齐表现,甚至心搏骤停于舒张期。血清钾大于7mmol/L 者,几乎都有异常心电图的表现:早期为 T 波高而尖,Q-T 间期延长,随后出现 QRS 波增宽,PR 间期延长。

(3)处理原则:高钾血症可致心搏骤停,除积极治疗原发疾病和改善肾功能外,还应采取如下措施。①立即停止输注或口服含钾药物,避免进食含钾量高的食物。②对抗心律失常10%葡萄糖酸钙加等量 25%葡萄糖溶液静脉推注,其作用持续不足 1h,必要时可重复推注。因钙与钾有对抗作用,能缓解 K^+ 对心肌的毒性作用。③降低血清钾浓度。④使 K^+ 转移入细胞,如输注 5%碳酸氢钠促进 Na^+-K^+ 交换;25%葡萄糖溶液 100～200ml,以每 5g 糖加入正规胰岛素 1U 静脉滴注,促使 K^+ 转入细胞内以暂时降低血清钾浓度。⑤促使 K^+ 排泄,呋塞米(速尿)40mg 静脉推注,阳离子交换树脂口服或保留灌肠,每克可吸附 1mmol 钾;腹膜透析或血液透析。

(三)钙代谢异常

体内钙的 99%以磷酸钙和碳酸钙形式存在于骨骼中,细胞外液中钙含量很少。体内钙的近半数为离子状态,起维持神经肌肉稳定性的作用。血清钙浓度受甲状旁腺素、降钙素及维生素 D 的调节和影响。外科病人的钙代谢紊乱以低血钙为多见。

1.*低钙血症* 低钙血症血清钙浓度低于 2.25mmol/L。可发生于急性重症胰腺炎、坏死性筋膜炎、胰腺及小肠瘘、甲状旁腺受损、降钙素分泌亢进、血清白蛋白减少、高磷酸血症、应用氨基糖苷类抗生素及维生素 D 缺乏者。低血钙可使神经和肌肉细胞的兴奋性增高,病人表现为易激动、口周和指(趾)尖麻木及针刺感、手足抽搐、肌肉疼痛、腱反射亢进以及 Chvostek 征和 Trousseau 征阳性。

治疗以处理原发疾病和补钙为原则,如 10%葡萄糖酸钙或 5%氯化钙,按 10～15mg/kg 经静脉补充,浓度不可超过 50mg/min。需长期补钙者可口服钙剂和维生素 D_3。

2.*高钙血症* 高钙血症血清钙浓度高于 2.75mmol/L。主要见于甲状旁腺功能亢进。其次是骨转移性癌、服用过量维生素 D、肾上腺功能不全、肢端肥大症、多发性骨髓瘤等病人。临床主要表现为便秘和多尿,初期出现疲倦、乏力、食欲减退、恶心、呕吐、体重下降等。随血钙浓度升高可出现头痛、背部和四肢疼痛、口渴、多尿等,甚至出现室性早搏和自发性室性节律。血清钙高达 4～5mmol/L 时可危及生命。

治疗以处理原发病及促进肾脏排泄为原则。可通过低钙饮食、补液,应用乙二胺四乙酸(EDTA)、类固醇和硫酸钠等措施降低血清钙浓度。

【酸碱平衡失调】

适宜的体液酸碱度是维持人体组织、细胞功能正常的重要保证。人体通过体内的缓冲系统、肺和肾脏，调节物质代谢过程中不断摄入和产生的酸性、碱性物质，使体液的酸碱度（pH）始终维持于正常值：7.40±0.05。若体内酸、碱物质超过人体的代偿能力，或调节功能发生障碍，平衡状态即被破坏，将出现不同形式的酸、碱失调。即：代谢性酸中毒、代谢性碱中毒、呼吸性酸中毒和呼吸性碱中毒。这4种类型可以分别单独出现或是2种以上并存，后者称为混合型酸碱平衡失调。

（一）代谢性酸中毒

代谢性酸中毒指体内酸性物质积聚或产生过多，或 HCO_3^- 丢失过多，是临床最常见的一种。

1.病因　①酸性物质摄入过多：过多进食酸性食物或输入酸性药物。②代谢产酸过多：严重损伤、腹膜炎、高热或休克，分解代谢增加及无氧酵解过程中产生的酸性物质，如乳酸、酮酸等。③氢离子排出减少：肾功能不全、醛固酮缺乏或应用肾毒性药物可影响内源性 H^+ 的排出。④碱性物质丢失过多：腹泻、胆瘘、肠瘘或胰瘘等致大量碱性消化液丧失或肾小管上皮不能重吸收 HCO_3^- 等。

2.临床表现　轻者症状常被原发病掩盖，重者可有疲乏、眩晕、嗜睡、感觉迟钝或烦躁不安。较典型的症状为呼吸深而快，呼吸频率可高达40～50次/min，呼出气体有酮味；病人面色潮红、心率加快、血压偏低；严重者可神志不清、昏迷，伴对称性肌张力、腱反射减弱或消失；病人往往存在不同程度的缺水症状。由于代谢性酸中毒可影响心肌收缩力和周围血管对儿茶酚胺的敏感性，故病人易发生休克、心律不齐和急性肾功能不全。

3.处理原则　积极处理原发病、消除诱因，逐步纠正代谢性酸中毒。

血浆[HCO_3^-]为16～18mmol/L者，一经消除病因和补液纠正缺水后，基本无需碱剂治疗。血浆[HCO_3^-]低于10mmol/L的病人，需应用碱剂治疗。作用快、疗效确切的常用碱剂为碳酸氢钠溶液，HCO_3^- 所需量（mmol）＝[正常血浆 HCO_3^- 值（mmol/L）－HCO_3^- 测得值（mmol/L）]×体重（kg）×0.4；一般先在2～4h内输入所需量的1/2，再根据血气分析结果决定是否需继续输注余量。由于代谢性酸中毒时血[Ca2＋]增多，而酸中毒纠正后减少，故不易使血浆[HCO_3^-]过快超过14～16mmol/L，以免引起手足抽搐、惊厥和神志改变。此外，在纠正酸中毒同时大量 K^+ 移到细胞内，引起低钾血症，故应注意补充钾。

（二）代谢性碱中毒

代谢性碱中毒由体内 H^+ 丢失或 HCO_3^- 增多所致。

1.病因

（1）H^+ 丢失过多：严重呕吐、长期胃肠减压可使大量HCl丢失。

（2）碱性物质摄入过多：长期服用碱性药物或大量输入库存血。后者所含抗凝剂入血后可转化为 HCO_3^-。

（3）缺钾：钾缺乏时，细胞内钾向细胞外转移，K^+ 与 H^+、Na^+ 交换增加。

（4）利尿剂的作用：呋塞米（速尿）、利尿酸抑制肾近曲小管对 Na^+ 和 Cl^- 的重吸收，发生低氯性碱中毒。

2.临床表现

（1）病人有诱发代谢性碱中毒的诱因，临床表现为呼吸浅而慢。

(2)血气分析可明确诊断和判断严重程度。血液 pH 和[HCO_3^-]值明显增高,$PaCO_2$ 正常。

3.处理原则

(1)注重原发病的治疗。

(2)处理伴发症:代谢性碱中毒者几乎都伴有低钾血症,故需考虑补钾,但同时应注意尿量需大于 40ml/h。

(3)严重代谢性碱中毒者(pH>7.65,血浆[HCO_3^-]为 45～50mmol/L),应尽快中和细胞外液中过多的 HCO_3^-,可应用稀释的盐酸溶液或盐酸精氨酸溶液;由于后者可能导致高钾血症,使用时需密切监测心电图和血清钾浓度的变化。根据每 4～6h 重复监测血气分析及血电解质的结果予以逐步纠正。

(三)呼吸性酸中毒

呼吸性酸中毒指肺泡通气及换气功能减弱,不能充分排出体内生成的 CO_2,致血液中 $PaCO_2$ 增高引起的高碳酸血症。

1.病因　凡能引起肺泡通气不足的疾病均可导致呼吸性酸中毒。如全身麻醉过深、镇静剂过量、呼吸机管理不当、喉或支气管痉挛、急性肺气肿、严重气胸、胸腔积液、心搏骤停等可引起急性或暂时性高碳酸血症;慢性阻塞性肺疾病,如肺组织广泛纤维化、重度肺气肿等则可引起持续性高碳酸血症。

2.临床表现

(1)胸闷、气促和呼吸困难等,因缺氧可出现发绀和头痛。严重者可伴血压下降、谵妄、昏迷等。

(2)持续性头痛系因 CO_2 潴留引起脑血管扩张、颅内压增高所致;严重脑缺氧可致脑水肿、脑疝,甚至呼吸骤停。

(3)突发性心室纤颤主要与严重酸中毒导致的高钾血症有关,血钾浓度的急剧升高有致心肌应激性改变、心律失常和心室颤动的危险。

3.处理原则　积极治疗原发疾病和改善通气功能。必要时行气管插管或气管切开术;若因呼吸机使用不当发生的呼吸性酸中毒,应及时调整呼吸机的各项参数,促使体内蓄积的 CO_2 排出。由于高浓度氧吸入可减弱呼吸中枢对缺氧的敏感性,使呼吸更受抑制,因此吸入气体内的氧浓度不宜过高。

(四)呼吸性碱中毒

呼吸性碱中毒是由于肺泡通气过度、体内 CO_2 排出过多,致 $PaCO_2$ 降低而引起的低碳酸血症。

1.病因　凡引起过度通气的因素均可导致呼吸性碱中毒。常见如癔症、高热、中枢神经系统疾病、疼痛、创伤、感染、低氧血症、呼吸机辅助通气过度等。

2.临床表现　病人多无明显症状,部分可有呼吸急促的表现。急性呼吸性碱中毒者有眩晕,手足和口周麻木及针刺感、肌肉震颤、手足抽搐及 Trousseau 征阳性,常伴心率加快。

3.处理原则　在治疗原发疾病的同时对症治疗。为提高 $PaCO_2$,可用纸袋罩住口鼻减少 CO_2 的呼出或吸入含 5% CO_2 的氧气,可望改善症状。还应注意及时纠正电解质紊乱。

三、水、电解质、酸碱失衡的护理

水、电解质和酸碱失衡是外科常见且复杂的临床综合征，其预后除与原发疾病、代谢失衡的持续时间、发展速度及人体的代偿能力密切相关外，还与护士密切观察、正确评估和有效护理相关。

1.护理目标

(1)病人体液量恢复平衡，无脱水症状和体征。

(2)病人主诉活动时无耐力症状减轻。

(3)病人营养状况得以改善。

(4)病人恢复正常的气体交换形态。

(5)病人未发生皮肤溃破和压疮。

(6)病人对受伤危险的认知程度增加并能积极采取有效措施加以预防，未出现受伤现象。

(7)病人未出现便秘。

(8)病人能遵从医嘱，了解预防体液代谢失衡的相关知识。

2.护理措施

(1)维持适当的体液量。

体液量不足的护理：遵医嘱认真执行定量、定性、定时补液的原则。定时监测病人生理状况和各项实验室检查结果，加强对病情的动态观察。

定量：包括生理需要量、已丧失量和继续丧失量。

生理需要量：每日生理需水量的简易计算方法：A(kg)×100ml＋B(kg)×50ml＋C(kg)×20ml(表1-2)；大于65岁或心脏病患者C项应改为15ml/(kg·d)；婴儿及儿童的体液量与体重之比高于成人，故每公斤体重所需的水量也较大，如体重＜10kg的儿童，日需水量按实际体重(kg)×100ml计算；体重＜20kg，按A(kg)×100ml＋其余体重(kg)×50ml计算。

表1-2 每日水的生理需要量估算

体重	需水量
A(第一个10kg)	100ml/(kg·d)
B(第二个10kg)	50ml/(kg·d)
C(其余体重kg)	20ml/(kg·d)

已丧失量：指在制定补液计划前已经丢失的体液量，可按脱水程度补充。轻度脱水需补充的液体量为体重的2%～4%，中度为4%～6%，重度为6%以上。

继续丧失量：又称额外丧失量，包括外在性和内在性丧失。外在性失液，若系丢失于体外，应按不同部位消化液中所含电解质的特点，尽可能等量、等质地补充。内在性失液，如腹(胸)腔内积液、胃肠道积液等虽严重但并不出现体重减轻，因此需根据病情变化估计补液量；体温每升高1℃，将自皮肤丧失低渗液3～5ml/kg；成人体温达40℃，需多补充600～1000ml液体；中度出汗约丧失500～1000ml体液(含钠1.25～2.5g)；出汗湿透一套衣、裤约丧失体液

1000ml；气管切开者每日经呼吸道蒸发的水分约为800～1200ml；上述各类失液均应予补充。

定性：补液的性质取决于水、电解质及酸碱失衡的类型。高渗性脱水以补充水分为主；低渗性脱水以补充钠盐为主，严重者可补充高渗盐溶液；等渗性脱水补充等渗盐溶液。严重的代谢性酸碱失衡，需用碱性或酸性液体纠正。电解质失衡，应根据其丧失程度适量补充。

定时：每日及单位时间内的补液量及速度取决于体液丧失的量、速度及各脏器，尤其心、肺、肝、肾的功能状态。若各脏器代偿功能良好，应按先快后慢的原则进行分配，即第一个8h补充总量的1/2，剩余1/2量在后16h内均匀输入。

体液量过多的护理：①停止可能继续增加体液量的各种治疗，如应用大量低渗液或清水洗胃、灌肠等。②按医嘱给予高渗溶液和利尿剂等以排除过多的水分，同时动态观察病情及对症处理。③对易引起ADH分泌过多的高危病人，如疼痛、失血、休克、创伤、大手术或急性肾功能不全等，严格按治疗计划补充液体，切忌过量、过速。

(2)维持皮肤和黏膜的完整。①定时观察病人皮肤和黏膜状况，保持皮肤清洁和干燥。②对于虚弱或意识障碍者，应协助其翻身，避免局部皮肤长期受压；按摩骨隆突处，促进局部血液循环，防止压疮发生。③指导病人养成良好的卫生习惯，经常用漱口水清洁口腔；对有严重口腔黏膜炎症者，每2h进行1次口腔护理，并遵医嘱给予药物治疗。

(3)增强病人活动耐力，减少受伤的危险。①定时监测血压提醒血压偏低或不稳定者，在改变体位时动作宜慢，以免因体位性低血压造成眩晕而跌倒受伤。②建立适当且安全的活动模式病人因水、电解质代谢紊乱可产生骨骼肌收缩乏力、活动无耐力而易发生受伤的危险，护士应与病人及家属共同制定活动的时间、量及形式，如病人除在床上主动活动外，也可由他人协助在床上做被动运动。根据其肌张力的改善程度，逐渐调整活动内容、时间、形式和幅度，以免长期卧床所致的废用性肌肉萎缩。③移去环境中的危险物品，减少意外伤害的可能。④建立对定向力及意识障碍者的保护措施，如加床栏保护、适当约束及加强监护等。

(4)增强肺部气体交换功能。①持续监测病人的呼吸频率、深度、呼吸肌运动情况及评估呼吸困难的程度，以便及时处理。②协助病人采取适当的体位，如半坐卧位，以增加横膈活动幅度，利于呼吸。③训练病人深呼吸及有效咳嗽的方法及技巧。④气道分泌物多者，给予雾化吸入，以湿化和松动痰液利其排出。⑤必要时提供呼吸机辅助呼吸，并做好气道护理。

(5)预防营养不良及便秘病人可因电解质紊乱致胃肠道平滑肌收缩无力而出现呕吐、食欲减退或腹胀、便秘等，从而影响营养素的摄入，故在纠正水、电解质失衡的同时，鼓励病人：①摄入含有丰富蛋白质、能量、维生素和膳食纤维的食物，并注意补充足够的水分。②必要时提供肠内外营养支持。③增加下床活动，对意识不清者，可协助其床上被动运动。④建立正常的排便习惯，定时如厕。

(6)预防并发症在纠正病人的酸碱失衡时应加强临床观察和注意血气分析指标的监测，防止并发症的发生。①应用碳酸氢钠纠正酸中毒时，若过量可致代谢性碱中毒，表现为呼吸浅慢、脉搏不规则及手足抽搐。②长期提供病人吸入高浓度氧纠正呼吸性酸中毒，可能出现呼吸性碱中毒，表现为呼吸深快、肌肉抽搐、头晕、意识改变及腱反射亢进等神经肌肉应激性增强。③慢性阻塞性肺疾病伴长期CO_2滞留，可出现CO_2麻痹，表现为呼吸困难、头痛、头晕，甚至昏迷。

(7)提供病人和家属心理上的支持由于病人对疾病及手术治疗的恐惧,易产生紧张、焦虑、烦躁等心理变化,护士应加强对病人和家属的心理支持和疏导,最大程度地减少病人的不适感,以增强其对治疗及护理的信心。

3.健康教育 高度警惕易导致体液代谢失衡的因素和原发疾病的治疗。为老人、婴幼儿及慢性疾病者治疗原发病的同时应加强体液失衡的防治。正确评估每日的生理需要量,注重丧失量(尤其是额外丧失量)的补充。定期监测病人治疗期间的血电解质浓度和血气分析结果。

第六节 患者的饮食与营养护理

饮食是人类赖以生存与发展的物质基础。营养是机体从外界摄入食物,经过体内的消化、吸收、代谢后,或参与构建组织器官,或满足生理功能和体力活动需要的必要的生物学过程。饮食和营养能维护人体的健康,也可以危害健康。此外,在患病状态下,通过特殊的途径给予患者均衡的饮食及充足的营养也是促进患者康复的有效治疗方法。因此,医护人员应掌握饮食与营养的相关知识和技术,以满足患者的营养需求,促进疾病康复。

一、概述

机体为维持生命和健康、保证生长发育,必须从食物中摄取一定量的热能及营养素。医护人员必须掌握人体对营养的需要,以及饮食、营养与健康和疾病愈合的关系,才能进一步促进疾病恢复和维护健康。

【人体对营养的需求】

能够在生物体内被利用,具有供给能量、构成机体及调节和维持生理功能的物质称为营养素。人体所需的营养素有七大类:蛋白质、脂肪、碳水化合物、矿物质、维生素、水和纤维素。其中,碳水化合物、脂肪和蛋白质经体内氧化可以释放能量,称为产能营养素。其产热量分别为:糖类 16.7kJ/g(4kcal/g),脂肪 37.6kJ/g(9kcal/g),蛋白质 16.7kJ/g(4kcal/g)。

【饮食、营养和人体健康的关系】

(一)饮食与健康的关系

食物是人类赖以生存和发展的物质基础,合理的饮食及均衡的营养是维持人体健康的基石。合理均衡的饮食提供人体每日所必需的能量需求,构成机体组织,促进机体的生长发育,调节人体各个系统的生理机能,维持机体内环境的稳定,最终维系人体的健康。相反,某些营养素的摄入过量、不足或饮食不当均可危害健康,导致某些疾病的发生与发展。例如:食物单一或长期短缺可引起缺铁性贫血、佝偻病等营养缺乏性疾病;长期过量摄入高热能的营养素导致肥胖、心血管疾病等营养失调性疾病;食物储存不当、污染、暴饮暴食可引起胃肠炎、食物中毒等食源性疾病。

（二）饮食与疾病治愈的关系

机体在患病状态下伴有不同程度的代谢变化，根据疾病的病理生理特点，制订特定的饮食配方和治疗方案，增强机体抵抗力，促进组织修复。

1.补充额外损失及消耗的营养素　机体在疾病状态下，可引起能量和营养素的消耗增加或某些特定营养素的额外损失。通过及时、合理地调整营养素的摄入种类和量，可以满足机体对营养素的需求，从而提高患者的抵抗力，促进疾病治愈和创伤组织的修复。

2.辅助治疗及诊断疾病　饮食治疗已经成为某些疾病重要的治疗手段之一。调整食物构成，减少某种营养素的摄入量，可以减轻脏器的负担，控制病情的发展，如右心衰水肿的患者控制钠盐的摄入可减轻心脏的负担。控制某些营养成分的摄入量可以控制某些疾病的发展，如糖尿病、高血压、冠心病、痛风等。某些情况下需要特殊的营养支持，如胃肠内营养、胃肠外营养。同时，特定的饮食可以协助疾病诊断，如葡萄糖耐量试验饮食可辅助诊断糖尿病。

【营养状况的评估】

营养评估是健康评估的重要组成部分，是了解患者营养状况的前提。通过评估，医护人员可及时、准确地判断患者的营养状况以及对各种营养素的需求，对有针对性地进行饮食治疗及护理、改善患者的营养及促进康复有重要的指导作用。

（一）影响因素的评估

1.生理因素

（1）年龄：不同年龄段的个体在生长发育过程中对热能及营养素的需要量不同。婴幼儿、青少年生长发育的速度快，对于热能及各种营养素的需要量相对较高；老年人新陈代谢慢，对于热能的需要量较低，但对营养素钙的需要量增加。

（2）活动量：活动是人体能量消耗的重要因素，也是人体保持能量平衡和维持健康的主要部分。活动强度、工作性质、工作条件不同，能量消耗不同。

（3）特殊生理时期：女性在妊娠期、哺乳期对营养素的需求量显著增高，并且伴有饮食习惯的改变。

2.病理因素

（1）疾病与创伤：许多疾病与创伤影响患者的食欲及食物在体内的代谢过程。当患有高代谢疾病及慢性消耗性疾病时，机体对于能量的需求量增加；伤口愈合和感染期间，患者对蛋白质的需求量较高。

（2）食物过敏与不耐受：因机体免疫因素的影响，某些个体对特定食物过敏，如进食鸡蛋后出现腹泻、哮喘；某些个体因空肠缺乏乳糖酶，导致机体对乳类食物不耐受，食用乳制品引起腹泻。

（3）药物：影响患者的食欲及营养素在体内的吸收、代谢过程，如胰岛素、类固醇等药物增进食欲，利尿剂、抗酸剂导致钙的缺乏，异烟肼使维生素 B6 排泄增加。

3.心理因素　不良的情绪可引起交感神经兴奋，抑制胃肠道蠕动及消化液分泌，使机体食欲降低，引起进食减少、偏食、厌食等症状。

4.社会因素　不同的经济水平、民族、宗教信仰、社会文化习俗、地理位置、生活方式、进餐环境均可影响个人的饮食、营养状况。

（二）身体营养状况的评估

1.体格检查　通过对患者的外貌、皮肤、指甲、毛发、肌肉和骨骼等方面的评估，初步确定患者的营养状况（见表 1-3）。

表 1-3　不同营养状况的身体征象

项目	营养良好	营养不良
外貌	发育良好、精神、有活力	消瘦、发育不良、缺乏兴趣、倦怠、疲劳
皮肤	皮肤有光泽、弹性良好	无光泽、干燥、弹性差、肤色过淡或过深
毛发	浓密、有光泽	失去光泽，干燥稀疏
指甲	粉色、坚实	粗糙、无光泽、易断裂
口唇	柔润、无裂口	肿胀、口角裂、口角炎症
叽肉和骨骼	肌肉结实、皮下脂肪丰满、有弹性：骨骼无畸形	肌肉松弛无力、皮下脂肪菲薄；肋间隙、锁骨上窝凹陷，肩胛骨和髂骨突出

2.人体测量　人体体格测量数据作为评价营养状况的综合指标，广泛应用于临床工作中，临床中常用的人体测量项目包括体重、皮褶厚度、围度等。

(1)身高、体重：是综合反映个体生长发育及营养状况的最重要的指标。体重可以反映一定时间内营养状况的变化，身高则可以反映较长时期的营养状况。

①理想体重：我国常用的标准体重的计算公式为 Broca 公式的改良公式：

男性：标准体重(kg)＝身高(cm)－105

女性：标准体重(kg)＝身高(cm)－105－2.5

实测体重占标准体重的百分数计算公式：$\dfrac{\text{实测体重}-\text{标准体重}}{\text{标准体重}}\times 100\%$

实测体重在理想体重±10％为正常范围，±10％～20％为超重或消瘦，超过±20％为肥胖或极度消瘦。

②体质指数(BMI)：通过体重和身高的比例来衡量体重是否正常，是目前评价肥胖和消瘦最常用的指标。它是反映蛋白质能量营养不良及肥胖症的可靠指标。

公式：$\text{BMI}=\text{体重(kg)}/[\text{身高(m)}]^2$

评价标准：WHO 标准，BMI 正常值为 18.5～24.9，＜18.5 为营养不良，≥25.0 为超重，≥30 为肥胖；亚太标准，BMI 正常值为 18.5～22.9，≥23.0 为超重，≥25.0 为肥胖；我国 BMI 标准，18.5～23.9 为正常，＜18.5 为营养不良，≥24 为超重，≥28 为肥胖。此标准不适用于儿童、发育中的青少年、孕妇、乳母、老人及体型健硕的运动员。

(2)皮褶厚度：反映人体皮下脂肪的含量，临床用于评估脂肪消耗情况，并作为评价能量缺乏和肥胖程度的指标。常用皮褶厚度的测量部位包括肱三头肌、肩胛下和腹部。正常参考值为：男性 12.5mm，女性 16.5mm。所测数据与同年龄、同性别的正常值相比较，较正常值少 35％～40％为重度消耗，25％～34％为中度消耗，24％以下为轻度消耗。

(3)上臂围(MAC)：反映肌蛋白贮存和消耗程度，也可反映热能代谢的情况。我国男性上臂围平均为 27.5cm，女性为 25.8cm。测量值：标准值 90％为营养正常，80％～90％为轻度营养不良，60％～80％为中度营养不良，60％为重度营养不良。

(4)腰围(WC)：反映腹部皮下脂肪厚度和营养状态，是间接反映人体脂肪分布状态的指标。国际糖尿病联盟将腰围作为诊断代谢综合征的必需危险因子。WHO建议男性腰围在94cm以内、女性腰围在80cm以内为正常。中国肥胖问题工作组建议成人男性＞85cm、女性＞80cm为肥胖。

(三)实验室检查

利用实验室检查，测定机体各种营养素水平，是评价人体营养状况的客观指标。实验室检查结果可准确反映营养素摄入过量或不足的种类及程度。临床中常用的检查项目包括血浆蛋白(常用指标有白蛋白、前白蛋白、转铁蛋白、维生素结合蛋白)、氮平衡、肌酐身高指数、免疫功能(常用指标有总淋巴细胞计数、皮肤迟发型超敏反应)。

二、饮食护理技术

对于病情危重、消化道功能障碍、不能经口或不愿经口进食的患者，为保证营养素在机体的正常代谢，维持组织器官的结构和功能，并修复组织、促进康复，临床医护人员根据患者的不同病情采用不同的特殊饮食护理，包括胃肠内营养和胃肠外营养。

【胃肠内营养】

胃肠内营养(EN)是经口服或管饲等途径，利用胃肠道消化吸收功能，提供机体所需的能量及营养素的一种营养支持方式。

根据营养剂的组成、原料来源及用途不同分为四种：要素型、非要素型、组件型和疾病专用型肠内营养制剂。根据营养液进入体内的途径不同分为两种：经口、管饲。管饲是将导管插入胃肠道，为患者提供必需的食物、营养液、水及药物的方法，是临床中提供或补充营养的重要方法之一。根据导管插入的途径，分为：①口胃管：导管经口腔插入胃内；②鼻胃管：导管经鼻腔插入胃内；③鼻肠管：导管经鼻腔插入小肠；④胃造瘘管：导管经胃造瘘口插入胃内；⑤空肠造瘘管：导管经空肠造瘘口插入空肠内。

(一)要素饮食

要素饮食是一种化学组成明确的精致食品，含有人体所必需的易于消化吸收的营养成分，与水混合后可以形成溶液或较为稳定的悬浮液。因其不含纤维素，不需要消化即可直接被肠道吸收，并且含残渣少、不含乳糖，从而易于被机体吸收利用，促进伤口愈合，改善患者营养状况，以达到治疗的目的。

1.适应证　适用于严重烧伤及创伤等超高代谢，大量丢失蛋白质的患者；消化道瘘；手术前后需营养支持；非感染性严重腹泻；慢性消耗性疾病者，如长期蛋白质摄入不足引起的低蛋白血症者；肿瘤患者等。

2.分类　根据用途不同要素饮食分为两大类，即营养支持的全营养型要素饮食和治疗用的特殊要素饮食。全营养支持型要素饮食主要以人体营养素需要量或推荐的供给量为依据配制，包括游离氨基酸、单糖、必需脂肪酸、维生素和矿物质等。特殊要素饮食主要针对不同疾病代谢特点或缺陷配制，通过增减相应营养素达到治疗目的，如肝功能损害患者的高支链氨基酸低芳香族氨基酸要素饮食、肾衰竭患者以必需氨基酸为主的要素饮食、苯丙酮尿症患者的低苯丙氨酸要素饮食。本节主要介绍营养治疗用的要素饮食。

3.用法　根据患者的病情需要，将粉状要素饮食按比例添加水，配制成适宜的浓度和剂量的要素饮食后，经口服、管喂滴注的方法供给患者。因要素饮食口味欠佳，口服时患者不易耐受，故临床较少使用。管喂滴注要素饮食有以下三种方式：

(1)一次性注入：将要素饮食用注射器经鼻胃管注入胃内，6～8 次/天，200 毫升/次。适用于经鼻胃管或造瘘管行胃内喂养的患者。其优点是操作方便，费用低廉。缺点是易引起胃肠道症状，如恶心、呕吐、腹胀等。

(2)间歇重力滴注：将要素饮食放入无菌密封袋内，经输液管与喂养管连接，借助重力将营养液缓慢滴入胃肠道内，4～6 次/天，250～500 毫升/次，滴速 20～30 毫升，分钟。其优点是类似正常餐次，患者离床活动时间多，故可耐受。缺点是可能发生胃排空延缓。

(3)连续经泵滴注：应用输液泵或肠内营养泵 12～24 小时内持续滴入要素饮食。适用于危重患者和经十二指肠或空肠近端喂养的患者。其优点是输注效果更接近胃肠道的工作状态，营养素吸收好，胃肠道反应轻。缺点是持续时间长，影响患者活动。

4.并发症

(1)置管并发症与营养管的硬度、插入位置、置管时间等有关，主要有鼻咽部和食管黏膜损伤、管道阻塞，喂养管拔出困难。

(2)感染性并发症主要与营养液的误吸和营养液污染有关。吸入性肺炎是最严重的并发症，多见于幼儿、老年患者及意识障碍者。

(3)胃肠道并发症有恶心、呕吐、腹胀、腹痛、便秘、腹泻等。

(4)代谢性并发症有高血糖、水电解质代谢紊乱、维生素缺乏、必需氨基酸缺乏、肝酶谱异常等。

5.注意事项

(1)配制要素饮食时，应严格执行无菌操作原则，所有配制用具均需消毒灭菌后使用。

(2)应根据患者的病情需要，制订每一种要素饮食的具体营养成分、浓度、剂量、滴速；应遵循由少、低、慢开始，逐渐增加的原则，待患者耐受后，再稳定配餐标准。

(3)已配制好的要素饮食应放在 4℃以下的冰箱内保存，防止被细菌污染，且在 24 小时内用完，防止放置时间过长而变质。

(4)要素饮食的温度维持在 37～42℃。一般口服温度为 37℃，鼻饲及经造瘘口注入时的温度以 41～42℃为宜。

(5)要素饮食滴注前后应使用生理盐水或温开水冲洗管腔，防止食物积滞腐败变质或堵塞管腔。

(6)滴注过程中加强巡视患者，如出现恶心、呕吐、腹泻等症状，应及时查明原因，按需要调整速度、温度；反应严重者可暂停滴入。

(7)应用要素饮食期间需定期记录体重，并观察尿量、大便次数及性状，检查血糖、尿糖、血尿素氮、电解质、肝功能等指标，做好营养评估。临床医师、护士与营养师加强联系，及时调整饮食，处理不良反应或并发症。

(8)停用要素饮食时需逐渐减量,以免骤停引起低血糖反应。

(9)幼小婴儿和消化道出血者禁用;糖尿病和胰腺疾病患者应慎用;消化道瘘和短肠综合征患者先采用几天全肠外营养后逐渐过渡到要素饮食。

(二)鼻饲法

鼻饲法是将导管经鼻腔插入胃内,从管内灌注流质食物、水分和药物的方法。

1.目的　对不能自行经口进食的患者通过鼻胃管供给食物和药物,以满足患者营养和治疗的需要。如昏迷、口腔疾患或口腔手术后患者;上消化道肿瘤引起吞咽困难的患者;不能张口的患者(破伤风);早产儿、病情危重者、拒绝进食者等。

2.操作前准备

(1)评估并解释:评估患者的年龄、病情、意识、鼻腔、心理状态及合作程度;向患者和家属解释操作目的、过程及配合方法。

(2)患者准备:了解管饲饮食的目的、操作过程及注意事项、配合程度,鼻孔通畅。

(3)操作者准备:着装整洁,修剪指甲,洗手,戴口罩。

(4)用物准备:无菌鼻饲包、胶布、别针、橡皮圈、手电筒、听诊器、弯盘、鼻饲流食(38～40℃)、温开水、漱口液或口腔护理用物、手消毒液。

(5)环境准备:安静、整洁、光线适宜。

3.注意事项

(1)体现以患者为中心,加强医患沟通,减轻患者的心理压力,争取患者的理解与合作。

(2)插管时动作应轻柔、准确,以免损伤鼻腔及食道黏膜,尤其是通过食管3个狭窄部位(环状软骨水平处,平气管分叉处,食管通过膈肌处)时。同时,防止误入气管。

(3)插管过程中,注意观察患者反应,如若出现以下情况应正确处理:

①若出现恶心、呕吐等不适,暂停插管,并嘱患者做深呼吸,有助于患者分散注意力,缓解紧张。

②如果出现呛咳、呼吸困难、发绀等症状,表明胃管误入气管,应立即拔出胃管,休息片刻后重新插管。

③插入不畅时应检查口腔,了解胃管是否盘在口咽部,或将胃管抽出少许,再小心向前推进,不得强行插入,以免损伤黏膜。

(4)服用药片时,应研碎溶解后注入;新鲜果汁与奶液应分别注入,防止产生凝块。

(5)禁忌使用鼻饲法的情况有食管静脉曲张、食管梗阻患者。

(6)长期鼻饲者应2次/天口腔护理,并定期更换胃管,普通胃管1次/周更换,硅胶胃管每月更换一次,聚氨酯胃管放置时间可长达2个月。

【胃肠外营养】

胃肠外营养(PN)是根据患者的病情需要,通过胃肠道以外(静脉)的途径输入其所需要的全部能量及营养素,包括氨基酸、脂肪、各种维生素、电解质和微量元素的一种营养支持的方法。

1.适应证　患者需要营养支持,但不能进行胃肠内营养时,均可使用胃肠外营养。具体为:一周以上不能进食或因胃肠道功能障碍或不能耐受胃肠内喂养者;通过胃肠内营养无法达到机体需要的目标量时应该补充胃肠外营养。

2.分类

(1)根据应用途径不同，胃肠外营养分为周围静脉营养及中心静脉营养。周围静脉途径多选用上肢末梢静脉，适用于预期<2 周胃肠外营养支持的患者。中心静脉途径包括颈内静脉、锁骨下静脉、经头静脉或贵要静脉插入中心静脉导管(PICC)途径，适用于长期及输入高渗营养液的患者。

(2)根据补充营养的量不同，胃肠外营养分为两种，即部分胃肠外营养(PPN)和全胃肠外营养(TPN)。

3.禁忌证

(1)胃肠道功能正常者，能获得足够的营养。

(2)应用时间<5 天。

(3)患者伴有严重水电解质紊乱、酸碱失衡、出凝血功能紊乱或休克时应暂缓使用，待内环境稳定后再考虑胃肠外营养。

(4)进入临终期或者不可逆昏迷等患者。

4.用法　胃肠外营养的输注方法有两种，即全营养混合液输注和单瓶输注。

(1)全营养混合液输注：在无菌条件下，将每天所需的营养素按次序混合输入由聚合材料制成的输液袋或玻璃容器后再输注的方法。其特点是：热氮比例平衡、多种营养素同时进入人体内而增加节氮效果；简化输液过程，节省时间；减少污染并降低代谢性并发症的发生。

(2)单瓶输注：在无条件进行全营养混合液输注时，可单瓶输注。其特点是：各种营养素非同步进入机体而造成营养素的浪费，并易发生代谢性并发症。

5.并发症

(1)置管并发症：在中心静脉置管时，因患者体位不当、穿刺方向不正确等引起气胸、皮下气肿、血肿甚至神经损伤；或因导管护理不当或拔管操作所致，如导管脱出、导管折断、导管堵塞等。

(2)感染性并发症：因置管时无菌操作不严格、营养液污染以及导管长期留置可引起穿刺部位感染、导管性脓毒症等感染性并发症。周围静脉可引起血栓性静脉炎。

(3)代谢性并发症：肠外营养时营养物质直接进入血液循环中，营养物过量容易引起或加重机体代谢紊乱和器官功能异常，产生代谢性并发症，如血糖异常、氨基酸代谢紊乱、高脂血症、电解质紊乱等。

(4)脏器功能损害：长期肠外营养可引起肝脏功能损害，与长期禁食时肠内缺乏食物刺激、肠道激素分泌抑制、过高的能量供给或不恰当的营养物质摄入等有关。主要病理改变为肝脏脂肪浸润和胆汁淤积。

(5)代谢性骨病：部分长期肠外营养患者出现骨钙丢失、骨质疏松、血碱性磷酸酶增高、尿钙排出增加、四肢关节疼痛，甚至出现骨折等症状。

6.注意事项

(1)在无菌条件下配制营养液，避免感染性并发症；配制好的营养液储存于 4℃冰箱内备用，并在 24 小时内用完。

(2)静脉穿刺及管道留置过程中严格遵循无菌操作。输液导管及输液袋每12～24小时更换一次;导管穿刺部位的敷料应每天更换一次,注意观察局部皮肤有无感染等征象。

(3)输液过程中加强巡视,注意输液是否通畅,防止液体中断或导管脱出及空气栓塞。输液速度应由慢到快,逐渐增加滴速。一般成人首日输入速度60mL/h,次日80mL/h,第三日100mL/h。输液浓度应由较低浓度开始,逐渐增加。输液速度及浓度可根据患者的年龄、病情及耐受情况加以调节。

(4)静脉营养导管严禁输入其他液体、药物及血液,禁忌在此处采集血标本或测中心静脉压。

(5)使用前及使用过程中严密观察患者的临床表现及实验室监测指标,每日记录出入量,监测血常规、电解质、血糖、氧分压、血浆蛋白、尿糖、酮体及尿生化等情况,根据患者体内代谢的动态变化及时调整营养液配方。

(6)停用胃肠外营养时应在2～3天内逐渐减量。

第七节　生命体征的观察与护理

生命体征是体温、脉搏、呼吸和血压的总称。生命体征受大脑皮质控制,是评价生命活动质量的重要征象,是机体内在活动的客观反映,是衡量机体状况的指标。正常人的生命体征相对稳定,但当机体患病时,生命体征可发生不同程度的变化,而且变化极其敏感。因此,正确掌握生命体征的观察和护理非常重要。生命体征的观察和护理也是护理工作的重要内容之一,通过观察生命体征的变化,可以了解机体重要脏器的功能活动情况及疾病的发生、发展与转归,发现护理对象现存的或潜在的健康问题,为预防、诊断、治疗与护理提供重要依据。

一、体温的观察与护理

体温(T)是指机体内部(胸腔、腹腔和中枢神经)的温度,是人体新陈代谢和骨骼肌运动等过程中不断产生热能的结果,一定的体温又是机体进行新陈代谢和生命活动的重要条件。正常的体温保持在相对恒定的状态,通过大脑和下丘脑体温调节中枢和神经体液的作用,使产热和散热保持动态平衡。

(一)正常体温及生理变化

1.体温的形成　体温是由三大营养物质糖、脂肪、蛋白质氧化分解而产生。三大营养物质在体内氧化时所释放的能量,其总量的50%以上迅速转化为热能,以维持体温,并不断地散发到体外;其余不足50%的能量储存于三磷酸腺苷(ATP)内,供机体利用,最终仍转化为热能散发到体外。

2.产热与散热

(1)产热过程:机体的产热过程是细胞新陈代谢的过程。人体以化学方式产热,主要产热器官是肝脏和骨骼肌,产热的主要方式有食物氧化、骨骼肌运动、交感神经兴奋、甲状腺分泌增多、体温升高等。

(2)散热过程:人体以物理方式散热,主要的散热器官是皮肤,呼吸、排泄也散发部分热量。人体散热的方式有辐射、传导、对流、蒸发四种。

辐射是指由一个物体表面通过电磁波的形式传至另一个与它不接触物体表面的一种方式。辐射是人体安静状态下处于较低环境温度中的主要散热方式。辐射散热量同皮肤与外界环境的温度差、机体有效辐射面积等有关。

传导是指机体的热量直接传给同它接触的温度较低物体的一种散热方式。传导散热量取决于所接触物体的导热性能。临床上采用冰袋、冰帽为高热患者物理降温,就是利用传导散热的原理。

对流是传导散热的一种特殊形式,是指通过气体或液体的流动来交换热量的一种散热方式。对流散热量与气体或液体流动速度成正比关系。

蒸发是指由液态转为气态,同时带走大量热量的一种散热方式。当环境温度等于或高于人体皮肤温度时,蒸发是主要的散热形式。蒸发散热有不显性出汗和显性出汗两种形式。临床上对高热患者采用乙醇拭浴的方法,就是通过乙醇的蒸发起到降温作用的。

3.体温的调节　体温的调节包括自主性(生理性)体温调节和行为性体温调节两种方式。自主性体温调节是指在下丘脑体温调节中枢的控制下,机体受内外环境温度的刺激,通过一系列生理反应,调节机体的产热和散热,使体温保持相对恒定的体温调节方式。行为性调节是指人类有意识的行为活动,通过机体在不同环境中的姿势和行为改变而达到体温调节的目的,如增减衣服等。因此,行为性调节是以自主性体温调节为基础的,是对自主性体温调节的补充。通常意义上的体温调节是指自主性体温调节,其调节方式如下。

(1)温度感受器:温度感受器包括外周温度感受器和中枢温度感受器。

1)外周温度感受器为游离的神经末梢,分布于皮肤、黏膜和内脏中,包括热感受器和冷感受器,它们分别将热或冷的信息传向中枢。

2)中枢温度感受器是存在于中枢神经系统内对温度变化敏感的神经元,分布于下丘脑、脑干网状结构、脊髓等部位,包括热敏神经元和冷敏神经元,可将热或冷的刺激传入中枢。

(2)体温调节中枢:体温调节中枢位于下丘脑。下丘脑前部和后部的功能各不相同。

下丘脑前部为散热中枢。散热中枢兴奋,加速体热的散发。其生理作用有:①扩张血管,增加皮肤表面的血管量,使热量经辐射方式散失;②增加出汗和加速呼吸,通过水分的蒸发达到散热目的;③降低细胞代谢,减少产热;④减少肌肉活动,防止产热过多。

下丘脑后部为产热中枢。产热中枢兴奋,机体产热增加。其生理作用有:①收缩血管,减少辐射散热;②通过交感神经直接抑制汗腺活动,减少出汗;③通过交感神经系统刺激肾上腺髓质,使肾上腺素分泌增加,提高组织代谢率;④寒战,增加产热。

4.正常体温及生理变化

(1)正常体温:体温的正常值不是一个固定的点,而是一个范围。临床上测量体温常以口腔、直肠、腋窝温度为标准,其中直肠温度最接近于人体深部温度,但口腔、腋下温度的测量更为常见、方便。温度可用摄氏温度(℃)和华氏温度(℉)来表示。摄氏温度和华氏温度的换算公式为:

$$℃=(℉-32)\times 5/9 \qquad ℉=℃\times 9/5+32$$

(2)生理性变化:体温不是固定不变的,而是可以随着年龄、昼夜、性别和情绪等因素的变化而出现生理性波动的,影响体温的生理因素包括。

1)年龄:新生儿的体温调节功能不完善,尤其是早产儿,因其体温易受环境温度的影响而变化,一定要做好防寒、保暖护理。婴幼儿的体温高于成人,随着年龄的增长,体温有逐渐下降的趋势,大约每增长10岁,体温下降0.05℃,到14～16岁青春期,体温与成人接近。老年人则因新陈代谢降低,体温在正常范围低值。

2)昼夜时间:正常人体温在24h内呈周期性波动,凌晨2～6时较低,因此时活动量相对较少,下午2～6时活动量相对较大,体温较高,这种规律性的变化是长期有规律的变化与机体昼夜活动的生物节律有关,因而使机体的代谢、血液循环、呼吸功能等发生相应的周期性变化。

3)性别:一般女性皮下脂肪较男性厚,因此女性体温稍高于男性,平均比男性高0.3℃。女性的基础体温随月经周期出现规律性的变化,在排卵前体温较低,排卵日最低,排卵后体温上升,这与孕激素的周期性分泌有关。孕激素有升高体温的作用,即排卵后黄体形成,黄体分泌的黄体酮有升高体温的作用,体温升高0.2～0.3℃。因此在临床上可连续测量基础体温,了解月经周期中有无排卵和确定排卵日。

4)环境温度:环境温度较高,体温略高;反之体温略降。如环境温度太低,则可造成体温过低。开关门窗、冷暖气的应用,均可调节环境温度,有助于机体体温的调节。

5)药物:药物可改变体温调节中枢的调定点。如麻醉药物可抑制体温调节中枢或影响传入路径的活动并能扩张血管、增加散热,降低机体对寒冷环境的适应能力,因此手术患者术中、术后应注意保暖。

6)其他:日常生活中运动、沐浴、情绪激动、精神紧张等因素可出现体温一时性的增高;安静、睡眠、饥饿、服用镇静剂后可使体温下降。护士在测量体温的过程中要加以注意并能够做出解释。

(二)异常体温的观察与护理

1.体温过高

(1)概念:体温过高又称发热,是由于各种原因使体温的调节中枢的调定点上移而导致体温升高,并超过正常范围。一般而言,当腋下温度超过37℃或口腔温度超过37.5℃,一昼夜体温波动在1℃以上可称为体温过高。

体温过高是临床常见的症状之一。临床上引起发热的原因大致可分为两大类:感染性发热和非感染性发热。感染性发热较多见,主要由病原体引起,各种病原微生物如病毒、细菌、真菌、螺旋体、寄生虫等感染引起的发热属于感染性发热;非感染性发热由病原体以外的各种物质引起,包括无菌性坏死物质的吸收引起的吸收热、变态反应性发热、体温调节中枢功能失常、皮肤散热减少、自主神经功能紊乱等引起的中枢性发热。

(2)发热程度:以口腔温度为标准,可分为四级。

低热:体温在37.3～38.0℃(99.1～100.4 °F)

中度热:体温在38.1～39.0℃(100.6～102.2 °F)

高热:体温在39.1～41.0℃(102.4～105.8 °F)

超高热:体温在41.0℃(105.8 °F)以上

人体最高的耐受温度为40.6～41.4℃(100.4～102.0 °F),低于34℃和高于43℃很难存活。直肠温度持续升高4℃可引起永久性的脑损伤;高热持续在42℃以上,2～4h可导致休克及严重并发症。因此对体温过高或过低者应当严密观察。

(3)发热过程:体温过高的临床过程可分三期,即体温上升期、高热持续期和体温下降期。

1)体温上升期:此期特点为产热大于散热。患者表现为畏寒、皮肤苍白、无汗、皮肤温度下降。部分患者可出现寒战,继寒战之后体温开始上升。体温上升的方式有骤升和渐升两种。体温在数小时内升至高峰称为骤升,见于肺炎球菌性肺炎、疟疾等;体温逐渐上升,在数日内升至高峰称为渐升,一般不伴有寒战,见于伤寒等患者。

2)高热持续期:此期的特点为产热和散热在较高水平上趋于平衡,体温维持在较高的状态。患者表现为颜面潮红、皮肤灼热、口唇和皮肤干燥、呼吸和脉搏加快、食欲减退、尿量减少、头痛、乏力等。此期可持续数小时、数天甚至数周,因疾病及治疗效果而异,严重者可出现谵妄、昏迷等。

3)退热期:此期特点为散热增加而产热趋于正常,体温下降直至恢复正常水平。患者表现为大量出汗、皮肤温度降低、偶有虚脱现象(血压下降、脉搏细速)。退热的方式有骤退和渐退。骤退是指体温急剧下降,患者大量的出汗,体液大量的丧失,对于年老体弱、心血管疾病的患者易导致血压下降、脉搏细速、四肢厥冷等虚脱或休克现象,应严密观察并配合医生予以处理。渐退指体温在数日内或更长时间内退至正常,见于伤寒、风湿热等患者。

另外,发热还常有一些伴随症状,如淋巴结、肝、脾大,关节肿痛,单纯疱疹,皮疹等。

(4)发热的热型:绘制在体温单上的体温相互联结,构成了体温曲线,各种体温曲线的形状称为热型。某些发热性的疾病具有独特的热型,加强观察有助于对疾病的诊断。但需注意,由于目前抗生素的广泛使用(包括滥用)或由于应用(包括不适当使用)解热药、肾上腺皮质激素等,使热型变得不典型。

1)稽留热:多为高热,体温持续在39～40℃的高水平,持续数日或数周,24h波动不超过1℃,多见于大叶性肺炎、斑疹伤寒及伤寒高热期等患者。

2)弛张热:弛张热又称败血症热型,亦为高热,体温高于正常,常在39℃以上,24h波动范围超过2℃,体温最低时仍在正常水平以上,多见于败血症、风湿热、重症肺结核及化脓性疾病等患者。

3)间歇热:体温骤然升高至39℃以上,持续数小时或更长时间,然后下降至正常或正常以下,经过一个间歇,体温又升高,并反复发作,即高热期和无热期交替出现,多见于疟疾、急性肾盂肾炎等患者。

4)不规则热:发热无规律,持续时间不定,见于流行性感冒、癌性发热等患者。

(5)护理措施

1)降温:降温有物理降温和药物降温两种方法。物理降温有局部冷疗和全身冷疗两种。局部冷疗采用冷毛巾、冰袋、冰囊、化学制冷袋等,通过传导方式散热;全身冷疗可采用温水拭浴、乙醇拭浴及冷盐水灌肠等方式,通过传导和蒸发两种方式散热,达到降温目的。发热39℃以上者首选物理降温,其次选用药物降温。物理降温时可在患者头部、腋窝、腹股沟处行冰袋局部冷疗,还可以行温水拭浴、乙醇拭浴或冷盐水灌肠等全身冷疗法;体温在39.5℃以上的患者可采用全身用冷的方法降低体温。

由于下丘脑、脑干及脊髓病变或损害导致体温调节中枢受损而出现的发热称为中枢性发热。中枢性发热因体温调节中枢受损，解热药难以对其产生影响，而体温易随外界温度变化而变化，因此利用传导和蒸发的散热原理，对高热的患者给予局部及全身物理降温，是处理中枢性发热最有效的方法之一。

药物降温是通过机体的蒸发散热而达到降温的目的，使用过程中应注意体温下降情况，尤其是年老体弱及心血管疾病者，应防止出现虚脱或休克现象。

实施降温措施以后30min应测量体温并做好记录，有研究表明，采用药物降温观察效果的时间更倾向于用药后60min测量体温。

2)密切观察病情变化：定时测量体温，4次/天，高热时应每4h测量一次，待体温恢复正常3天后，改为2次/天。同时密切观察患者的面色、脉搏、呼吸、血压、精神状态等，如有异常应及时与医生联系。用退热药物或物理降温30min后测量体温1次，并做好记录和交接班。

3)补充营养和水分：高热时，由于迷走神经的兴奋性降低，使胃肠蠕动减弱，消化液生成和分泌减少而影响消化吸收；另一方面，分解代谢增加，蛋白质、糖类、脂肪和维生素大量的消耗，导致机体消瘦、衰弱和营养不良。应鼓励患者进食营养丰富、易消化的清淡低脂、高热量、高蛋白、高维生素，流质、半流质饮食，必要时按医嘱给予静脉输液或鼻饲。由于高热时患者呼吸加快，皮肤出汗增多，致水分大量的丧失，应鼓励患者多饮水。尤其是药物降温后大汗淋漓，护士应及时给患者喂水。成人每日饮水量为2500～3000mL，以补充高热消耗的大量水分，并促进毒素和代谢产物的排出。

4)保证充足的休息与睡眠：安置患者安静的休息环境、舒适的体位，体温上升期，患者出现寒战时，应及时调节室温、衣着，注意保暖。确保患者充足的休息和睡眠，而减少能量的消耗。调节室温和避免噪声，有利于机体康复。高热患者应卧床休息，低热患者酌情减少活动，适当休息。

5)口腔护理：因发热时患者唾液分泌减少，口腔黏膜干燥，口唇易干裂；由于机体抵抗力下降，患者易出现口腔炎和口腔黏膜溃疡。因此应加强口腔护理，保持口腔清洁卫生，保证口腔清洁舒适，以增进患者的食欲。口腔干裂者应涂油保护。

6)皮肤护理：退热期患者往往大量出汗，应及时擦干汗液，更换衣服、被子和床单，保持皮肤清洁干燥，防止着凉。对于长期持续高热卧床的患者，应注意防止压疮的形成。

7)安全护理：患者高热时可有躁动不安、谵妄等，应注意防止其坠床、舌咬伤，必要时可使用床档或用约束带固定患者。

8)加强心理护理：患者在发热的各个时期，可出现不同的临床症状，护士应注意满足患者舒适的心理，耐心解答患者提出的问题，尽量满足患者的需要，给予精神的安慰，注意其清洁卫生。

9)健康教育：针对患者的护理问题制订相应的健康教育计划，给予相关的知识教育，如教会患者测量体温的方法、物理降温的措施、口腔护理的方法、使用退热剂时应注意的问题等。

2.体温过低

(1)概念：体温低于正常范围称体温过低，当体温低于35℃称为体温不升。体温调节中枢发育未成熟、疾病或创伤、低温环境、低温麻醉等均可导致体温过低。早产儿由于体温调节中枢尚未发育完全，对外界温度变化不能自行调节，加之体表面积相对较大，散热较多而导致体温不升；全身衰竭的危重患者体温调节中枢障碍、末梢循环不良，特别是在环境温度较低时，机体散热大于产热，易导致体温不升，常为临终前表现。

(2)临床分度。

轻度：32～35℃(89.6～95.0 °F)

中度：30～32℃(86.0～89.6 °F)

重度：小于 30℃(86.0 °F)，瞳孔散大，对光反射消失

致死温度：23～25℃(73.4～77.0 °F)

(3)临床表现：患者表现为皮肤发凉、口唇和耳垂呈紫色、面色苍白、心跳呼吸减慢、血压降低、尿量减少、意识障碍甚至昏迷等。

(4)护理要点。

1)注意保暖：提供合适的环境温度，以 24～26℃为宜。给予患者毛毯、棉被、电热毯、热水袋、添加衣服等，防止体热散失，还可给予患者热饮料以提高机体的温度。新生儿、早产儿置温箱中。摩擦患者身体表面，增加皮肤内的热量。

2)严密观察病情变化：监测患者生命体征，至少每小时 1 次，直到体温恢复正常且稳定为止。目前已知口腔温度对测定深部体温不可靠，而且普通体温计对最低体温只能测量到 35℃，故不适合体温不升者。应采用低度数体温计，插入患者直肠内 5cm 测温 5min，这是测量体内温度常用的方法。注意患者呼吸、脉搏、血压的变化。对治疗性体温过低者应注意防止冻伤。

3)去除诱因：去除引起体温过低的原因，使机体体温恢复正常。

4)做好心理护理：经常与患者沟通交流，及时发现其情绪变化，同时教会患者避免导致体温过低的因素，如营养不良、衣服穿着过少、供暖设施不足、某些疾病等。

(三)体温的测量

1.体温计的种类

(1)水银体温计：水银体温计又称玻璃体温计，是最常用、最普通的体温计，分口表、肛表、腋表三种。它是一根有外标刻度的真空毛细玻璃管，口表和肛表的玻璃管呈三棱镜状，腋表的玻璃管成扁平状，内部真空，玻璃管末端的球部装有水银。口表和腋表的球部较细长，有助于测温时扩大接触面积；肛表的球部粗短，可防止插入肛门时折断或损伤黏膜。当水银遇热膨胀后沿毛细管上升，其高度和受热程度成正比，体温计的毛细管下端和水银槽之间有一凹陷处，使水银遇冷不致下降，以便检视温度。

摄氏体温计的刻度为 35～42℃，每小格 0.1℃；在 0.5～1.0℃的刻度处用粗长的线标记；在 37.0℃刻度处以红线标记。华氏体温计的刻度为 94～108 °F，每小格 0.2 °F。

(2)电子体温计：电子体温计是机体感应器和微电路的一种结合应用，采用电子感温探头来测量体温，测得的温度直接由数字显示，直观读数、测量准确且灵敏度高。有集体用电子体温计和个人用电子体温计两种。使用时将探头插入一次性塑料护套中置于所测的部位，当体温计发出蜂鸣声，再继续 3s 后即可读取温度。

(3)可弃式体温计:可弃式体温计为单次使用的体温计,其构造为一含有对热敏感的化学指示点薄片,该薄片可随体热敏感而用颜色显示出体温,可测口温和腋温。

2.体温的测量方法

【目的】

通过观察体温的变化,了解患者的一般情况以及疾病的发生、发展规律,协助医生做出正确的诊断,为预防、治疗、康复、护理提供依据。

【评估】

(1)患者的一般情况,如年龄、性别、文化程度、意识、疾病类型、抗生素的使用等,判断适宜采用何种测体温的方法。

(2)其他情况,如30min内患者有无进食、冷饮、吸烟、活动、坐浴、冷热敷、情绪波动等影响体温的因素存在。

(3)心理状态,如有无害怕、紧张、焦虑等情绪变化。

【准备】

(1)护士准备:护士衣帽整洁,洗手、戴口罩。

(2)准备用物:测温前清点体温计的数量并检查有无破损及水银柱是否在35℃以下。备齐用物携至并热床边。消毒盒内备已消毒的体温计,另备一盒放测温后污染的体温计、消毒液纱布、表(有秒针)、记录本、笔。若测肛温,另备润滑油、棉签、卫生纸。

(3)环境准备:环境清洁、安静、舒适。光线充足,测肛温或女性测腋温时,拉窗帘或屏风遮挡。

(4)患者准备:告知测温30min内不要进食、饮冷饮、吸烟、活动、坐浴、冷热敷、洗澡、灌肠等活动,并保持情绪安定。

【实施】

(1)准备用物:清点体温计数量,检查是否完好,水银柱是否在35℃以下。

(2)核对、解释:携用物至床边,核对、解释,确定患者,取得患者的合作。

(3)选择方法。

1)口温。①婴幼儿、精神异常、昏迷、口腔疾病、口鼻手术、呼吸困难患者禁忌。②口表的水银端斜放于舌下热窝处,舌下热窝是口腔温度最高的部位,在舌系带两侧,左右各一,由舌动脉供血。③闭紧口唇,用鼻呼吸,勿咬体温计,若不慎咬碎体温计时,首先应及时消除玻璃碎屑,以免损伤舌、口唇、口腔、食管、胃肠道黏膜;再口服蛋清和牛奶,以延缓汞的吸收。如果病情允许,可服用粗纤维食物,加速汞的排出。④测量时间3min。

2)肛温。①直肠或肛门手术、腹泻、心肌梗死等患者禁忌。②卧于侧卧位、俯卧位、屈膝仰卧位,暴露测量部位,便于测量。③用润滑油润滑肛管水银端,一手用草纸将患者臀部分开,一手持体温计并将其插入肛门3~4cm,便于插入及避免擦伤或损伤肛门及直肠黏膜。④婴幼儿可取仰卧位,操作者一手握住病儿双踝,提起双腿;另一手将已润滑的肛表插入肛门(婴儿1.25cm,幼儿2.5cm)并握住肛表用手掌根部和手指将双臀轻轻捏拢并固定。⑤测量时间3min,躁动患者专人守护,防止意外。

3)腋温。①用于婴儿或无法测量口温者。②腋下有创伤、手术、炎症、腋下出汗较多者、肩关节受伤或消瘦者禁忌。③擦干汗液，体温计水银端放腋窝处，腋下有汗液，有助于散热，影响所测体温准确性④体温计紧贴皮肤，屈臂过胸，夹紧。⑤测量时间 10min，需要较长时间，才能使腋下人工体腔内的温度接近机体内部的温度。

(4)取体温计：卫生纸擦净患者肛门处，取出体温计，用消毒纱布擦拭。

(5)读数：评估体温是否正常，若与病情不符合应重新测量，有异常及时处理。

(6)整理：协助患者穿衣、裤，取舒适的体位，使患者舒适、整洁。

(7)洗手、记录：先记录在记录本上，再绘制在体温单上。

(8)消毒体温计：消毒体温计，防止交叉感染。

【注意事项】

(1)测温时，须保证水银端或测温探头与测温部位皮肤紧贴，并持续至测温结束。消毒液的温度要在 40℃以下，以免体温计爆裂。

(2)甩体温计时应用腕部的力量，不可触及他物，以防撞碎。右手持体温计时防止读数颠倒，以确保结果准确。

(3)婴幼儿、昏迷、精神异常、口腔疾病、口鼻手术或呼吸困难者及不能合作者，不宜采用口腔测温。患者刚进食或面颊冷热敷后，应间隔 30min 后方可测量。

(4)腹泻、直肠或肛门手术、心肌梗死患者不宜采用直肠测温，坐浴或灌肠者须待 30min 后方可测直肠温度。

(5)患者进食、饮水或面颊部热敷、吸烟、坐浴或灌肠、腋窝局部冷热敷等情况时，应间隔 30min 后再测量相应部位的体温。

(6)为婴幼儿、昏迷、躁动患者测温时，护士应守护在旁，防止意外发生。

(7)发现体温和病情不相符合时，护士应在床边监测，必要时做肛温和口温对照。

【体温计的消毒与检查】

(1)体温计的消毒：为防止给患者测量体温时引起交叉感染，保证体温计的清洁，用过的体温计应进行消毒处理。消毒方法分两种：①患者单独使用的体温计，用后放入盛消毒液的容器中浸泡，使用前取出，清水冲净后擦干。②集体测量体温后的体温计，用后全部浸泡于消毒液中，5min 后取出，清水冲净，擦干。用离心机甩水银至 35℃以下，再放入另一消毒液容器内进行第二次浸泡，30min 后取出清水冲净，擦干后放入清洁容器中备用。一般情况下，盛消毒液的容器和盛清洁体温计的容器每周 2 次高压蒸汽灭菌消毒，同时更换消毒液，门、急诊用量大的科室应每天更换消毒液。

(2)体温计的检查：体温计应经常进行检查，以保证其准确性。具体方法：将全部体温计的水银柱甩至 35℃以下，于同一时间放入已测好的 40℃(36～40℃)以下的水中，3min 后取出检视；若体温计相差在0.2℃或以上、水银柱自动下降、水银柱有裂隙者不用，合格体温计擦干后放入清洁容器内备用。

【评价】

(1)患者理解测量体温的目的、愿意配合。

(2)患者了解体温的相关知识。

(3)测量结果准确。

(4)测量过程中患者有安全感、舒适感。

二、脉搏的观察与护理

动脉血管壁随着心脏节律性的收缩与舒张而出现有节律性的扩张和回缩的搏动，在浅表动脉处可触及动脉搏动，称动脉脉搏，简称脉搏(P)。

(一)正常脉搏及生理变化

1.脉率　脉率即每分钟脉搏搏动的次数。心脏窦房结的自律细胞发出兴奋冲动，传至心脏各部，致使心脏收缩。当心脏收缩时左心室将血射入主动脉，主动脉内压力增高动脉管壁随之扩张；当心脏舒张时，动脉管壁弹性回缩。这种动脉管壁随着心脏的舒缩而出现周期性的起伏搏动，形成了动脉脉搏。正常情况下，脉率和心率是一致的，脉率是心率的指标。健康成人在安静状态下脉率 60～100 次/分，但可受年龄、性别、劳动和情绪等因素的影响而发生一定范围的波动。

(1)年龄：儿童脉搏平均 90 次/分，随着年龄的增长而逐渐减低，到成人逐渐减慢，老年较慢，平均为55～60 次/分，到高龄时轻度增加。

(2)性别：女性比男性脉率稍快，通常每分钟相差 7～8 次。

(3)情绪：运动、兴奋、恐惧、发怒、焦虑、情绪激动可使脉率增快；忧郁、镇静、休息、睡眠可使脉率减慢。

(4)活动：一般的运动、进食后脉率会加快；休息、禁食则相反。

(5)药物：许多药物会导致脉率发生变化。使用兴奋剂、喝浓茶或咖啡可使脉率加快；镇静剂、洋地黄类药物可使脉率减慢。

(6)体形：身材细高者常比矮壮者的脉率慢，因体表面积越大，脉搏越慢。

另外，气温极冷或极热可使脉率增加。某些特殊的生理状况，如妊娠期可使脉率加快。

2.脉律　脉律是指脉搏的节律性。它反映了左心室的收缩情况，也一定程度上反映了心脏的功能。正常脉搏跳动节律规则、均匀，间隔时间相等。但在正常小儿、青年和一部分成年人中，偶尔可见窦性心律不齐，表现为吸气时脉搏增快，呼气时脉搏减慢，一般无临床意义。

3.脉搏的强弱　脉搏的强弱是触诊时血液流经血管的一种主观感觉，其强弱取决于心排血量、动脉充盈度、周围血管阻力和脉压差等因素。

4.动脉壁的情况　触诊时可以感觉到动脉管壁的性质。正常动脉管壁光滑、柔软且有弹性。

(二)异常脉搏的观察与护理

1.异常脉搏的观察

(1)脉率异常。

1)速脉：速脉又称心动过速。成人安静状态下脉率每分钟超过 100 次，称为速脉。常见于发热、甲状腺功能亢进、心力衰竭、血容量不足等患者。一般体温每升高 1℃，成人的脉率增加 10 次/分，儿童则增加 15 次/分。

2)缓脉：缓脉又称心动过缓。成人安静状态下脉率每分钟少于 60 次，称为缓脉。如颅内压增高、房室传导阻滞、甲状腺功能低下、阻塞性黄疸等患者。若脉率在 40 次/分以下，就要做好抢救准备。

(2)节律异常。

1)间歇脉(期前收缩):在一系列正常规则的脉搏中,出现一次提前且较弱的脉搏,其后有一较正常延长的间歇(代偿间歇),称间歇脉。

二联律是每隔一个正常搏动出现一次提前收缩;三联律是每隔二个正常搏动出现一次期前收缩。它可以是某些心脏病的严重体征,如心肌梗死、心肌病等,有时也可见于情绪激动或恐惧引起的暂时征象、过度疲劳、体位改变及洋地黄中毒等。其发生机制主要是由于窦房结以外的异位起搏点在下一个窦性搏动前发出冲动,使心脏搏动提早出现。

2)脉搏短绌:单位时间内脉率少于心率,称为脉搏短绌。其特点是听诊时心率快慢不一、心律不齐、心音强弱不等,多见于心房纤颤的患者。因心肌收缩力的强弱不等,使有些心排出量少的搏动只产生心音,而不引起周围血管的搏动,造成脉率低于心率。绌脉越多,心律失常越严重,病情好转,可以消失。

(3)强弱异常。

1)洪脉:当左心室收缩力强、心排出量多、血管充盈度好、脉压差大时,脉搏强大,称为洪脉,极易触诊。洪脉多见于高热、甲状腺功能亢进、主动脉瓣关闭不全等患者,运动后及情绪激动时也会触及洪脉。

2)丝脉:当心脏收缩力弱、心排出量少、外周阻力大、脉压差小时,脉搏弱而小,称为丝脉,又称细脉,极难触诊,触之如细丝。丝脉多见于大出血、休克、主动脉瓣狭窄等患者。

3)水冲脉:当心排出量增加、脉压差增大时,出现脉搏骤起骤降,急促有力,称之为水冲脉。水冲脉触诊时感到有力的冲击,多见于甲状腺功能亢进、主动脉瓣关闭不全等患者。

4)交替脉:交替脉是指一种节律正常,而强弱交替出现的脉搏。交替脉主要是由于心室的收缩强弱交替所致,常是左心衰竭的重要体征,是心肌损害的一种表现,见于高血压性心脏病、心功能不全和冠状动脉粥样硬化性心脏病等患者。

5)奇脉:吸气时脉搏明显减弱或消失,呼气终末时增强的现象称为奇脉。其产生主要与左心室的排出量的变化有关,常见于心包腔积液、缩窄性心包炎等患者,是心脏压塞的重要体征之一。

6)重搏脉:正常脉波在其下降中有一个重复上升的脉波,但较第一波为低,不能触及;在某些病理情况下,次波增高可触及,称为重搏脉。发生机制可能与血管紧张度降低有关,当心室舒张早期,主动脉瓣关闭,主动脉内的一部分血液向后冲击已关闭的主动脉瓣,由此产生的冲动使重复上升的脉波增高而被触及。重搏脉常见于伤寒,一些长期热性病和肥厚性梗阻性心肌病等患者。

(4)动脉壁异常:动脉硬化时,动脉壁可发生不同程度的变化。早期仅可触知动脉壁的弹性消失,呈索条状,严重时动脉壁有钙质沉着,动脉壁变硬,失去弹性,直的动脉变得呈迂曲和结节状。原因为动脉壁的弹力纤维减少,见于动脉硬化的患者,触诊时有紧张条索感,如按琴弦。

2.异常脉搏的护理

(1)严密观察病情:指导患者用药,观察用药后的不良反应,对安置起搏器的患者应做好相应护理。

(2)休息与活动:适当卧床休息,减少心肌耗氧量。

(3)给养:根据患者的病情实施氧疗。

(4)备好急救用品:备好除颤器及抗心律失常的药物。

(5)加强心理护理:经常探视患者,了解其心理需求,针对病情给予合理的解释。满足患者舒适的需求,减轻其身心不适。给予安慰,缓解患者紧张恐惧的心理反应。

(三)脉搏的测量(以桡动脉为例)

【目的】

通过观察脉搏的变化,可间接了解心脏状况,观察疾病的发生、发展规律,为诊断、治疗、康复护理提供依据。

【评估】

(1)患者的一般情况,如年龄、性别以及目前病情和治疗情况。

(2)患者 30min 内有无剧烈活动、情绪波动等影响脉搏的生理因素存在。

(3)患者有无偏瘫、功能障碍。

(4)患者的认知水平、心理反应及合作程度。

【准备】

(1)护士准备:护士衣帽整洁,洗手。

(2)用物准备:治疗盘内备有秒针的表、笔、记录本、听诊器(必要时)。

(3)患者准备:体位合适,情绪稳定。

(4)环境准备:环境清洁、安静、安全。

【实施】

脉搏测量法操作程序。

1.核对、解释　洗手、戴口罩,备齐用物携至床旁,核对、解释,确认患者,取得合作。

2.安置体位　患者取卧位或坐位,手腕伸展,手臂放于舒适位置,患者放松,护士便于测量。

3.测量脉搏

(1)护士以食指、中指、无名指的指端与桡动脉垂直方向按压在桡动脉处,按压力量适中,以能清楚测得脉搏搏动为宜。勿用拇指诊脉,因拇指小动脉的搏动易与患者的脉搏相混淆。

(2)压力太大阻断脉搏搏动,压力太小感觉不到脉搏搏动。

4.定时计数

(1)正常脉搏测 30s,乘以 2,异常脉搏应测 1min;脉搏细弱难以触诊时,应测心尖搏动 1min。

(2)测量时须注意脉律、脉搏强弱、动脉管壁等情况。

(3)若发现患者脉搏短绌,应由两名护士同时测量,一人测心率,另一人测脉率,由听心率者发出“起”“停”口令,计时 1min。

(4)心脏听诊部位可选择左锁骨中线内侧第五肋间处。

(5)脉搏短绌:以分数式记录,记录方式为心率/脉率。如心率 200 次,脉率为 60 次,则应写成200/60(次/分)。

5.整理归位 助患者采取舒适卧位,整理床单位,谢谢患者合作。

6.洗手、记录 先记录在记录本上,再转录到体温单上。

【注意事项】

(1)不可用大拇指诊脉,因大拇指小动脉搏动较强,易与患者的脉搏相混淆。

(2)为偏瘫患者测脉时,应选择健侧肢体。

(3)测脉搏前如患者有剧烈紧张、恐惧、哭闹等活动,应安静休息20~30min再测。

(4)测脉率时,应同时注意脉搏节律、强弱及动脉管壁等情况。

【评价】

(1)患者理解测量脉搏的目的,愿意配合。

(2)患者了解脉率的正常值及测量过程中的注意事项。

(3)测量结果准确。

三、呼吸的观察与护理

机体在新陈代谢过程中,需要不断地从外界环境中摄取氧气,并把自身产生的二氧化碳排出体外,这种机体与外界环境间进行气体交换的总过程,称为呼吸(R)。其中气体排出体外的过程称呼气;气体进入肺的过程称吸气。呼吸是维持机体新陈代谢和其他功能活动所必需的基本生理过程之一,一旦呼吸停止,生命也将终结。

(一)正常呼吸及生理变化

1.呼吸过程 呼吸的全过程由外呼吸、气体运输和内呼吸三个互相关联的环节组成。

(1)外呼吸:外呼吸也称肺呼吸,是指外界环境与血液之间在肺部进行的气体交换,包括肺通气和肺换气两个过程。肺通气是指肺与外界环境之间的气体交换;肺换气是指肺泡与肺毛细血管的血液之间的气体交换。其交换方式通过分压差扩散,即气体从分压高处向分压低处扩散。

(2)气体运输:气体运输是指通过血液循环将氧气由肺部运送到组织细胞,同时将二氧化碳由组织细胞运送到肺部的过程。

(3)内呼吸:内呼吸即组织换气,指组织内毛细血管血液与组织细胞之间的气体交换。经此过程,氧气由毛细血管血液进入组织液,二氧化碳由组织液进入毛细血管血液中。

2.呼吸运动的调节 呼吸运动是一种节律性的活动,由呼吸器官和辅助呼吸机共同完成。呼吸运动具有随意性和自主性,受呼吸中枢的调节,呼吸中枢通过一些反射来影响呼吸运动。

(1)呼吸中枢:呼吸中枢是指中枢神经系统内产生和调节呼吸运动的神经细胞群,他们分布于脊髓、延髓、脑桥、间脑、大脑皮质等部位,在呼吸运动调节过程中,各级中枢发挥各自不同的作用,相互协调和制约。延髓和脑桥是产生基本呼吸节律性的部位,大脑皮质可随意性控制呼吸运动。

(2)呼吸的反射性调节。

1)肺牵张发射:由肺的扩张和缩小所引起的吸气抑制和兴奋的反射,称肺牵张反射,又称黑-伯反射。当肺扩张时可引起吸气动作的抑制而产生呼气；当肺缩小时可引起呼气动作的终止而产生吸气。肺牵张反射是一种负反馈机制，其生理意义是使吸气不致过长、过深，促使吸气转为呼气，与脑桥呼吸调节中枢共同调节着呼吸的频率和深度，维持正常的呼吸。

2）本体感受器反射：本体感受器反射指呼吸肌本体感受器传入冲动引起的反射性呼吸变化。当呼吸道阻力增加时，可加强呼吸肌的收缩力量，使呼吸运动增强。本体感受器反射参与维持正常呼吸运动。

3）防御性呼吸反射：包括咳嗽反射和喷嚏反射。喉、气管和支气管黏膜上皮的感受器受到机械或化学刺激时，可引起咳嗽反射；鼻黏膜受到刺激时，可引起喷嚏反射，以达到排除呼吸道刺激物和异物的目的。因此，防御性呼吸反射是对机体有保护作用的呼吸反射。

4）其他内外感受器反射：突然的冷热、疼痛、血压的变化都可刺激机体的内外感受器，导致呼吸的增强或抑制。

(3)呼吸的化学性调节：动脉血氧分压（PaO_2），二氧化碳分压（$PaCO_2$）和[H^+]的改变对呼吸的影响，称为化学性调节。当血液中 $PaCO_2$ 升高，[H^+]升高，PaO_2 降低时，刺激化学感受器，从而作用于呼吸中枢，引起呼吸的加深、加快，维持 PaO_2、$PaCO_2$ 和[H^+]的相对稳定。其中 $PaCO_2$ 在呼吸调节过程中有很大的作用。

3.正常呼吸　正常成人在安静状态下呼吸频率为 16～20 次/分。呼吸运动节律规则、均匀无声且不费力。呼吸与脉搏的比例为 1∶4，通常女性多以胸式呼吸为主，男性和儿童多以腹式呼吸为主。生理变化如下。

(1)年龄：年龄越小，呼吸频率越快，如新生儿呼吸约为 44 次/分。

(2)性别：同年龄的女性呼吸比男性稍快。

(3)活动：剧烈运动可使呼吸加深加快；休息和睡眠时呼吸减慢。

(4)情绪：强烈的情绪变化，如紧张、恐惧、愤怒、悲伤、害怕等刺激呼吸中枢，引起呼吸加快或屏气。

(5)血压：血压大幅度变动时，可以反射性影响呼吸，血压升高，呼吸减慢变弱；血压降低，呼吸加快加强。

(6)其他：环境温度升高或海拔增加，均会使呼吸加深、加快。

(二)异常呼吸的观察与护理

1.异常呼吸的观察

(1)频率异常。

1）呼吸增快：呼吸频率超过 24 次/分，称为呼吸增快。常见于高热、疼痛、超重体力劳动、甲状腺功能亢进等患者。一般体温每升高 1℃，呼吸频率增加 3～4 次/分。

2）呼吸减慢：呼吸频率低于 10 次/分，称呼吸减慢。见于颅内压增高、安眠药中毒等患者。

(2)节律异常。

1）潮式呼吸：潮式呼吸又称陈-施呼吸，是一种周期性的呼吸异常。呼吸由浅慢到深快，然后再由深快到浅慢，经过一段时间的呼吸暂停，又开始重复以上的周期性变化，其形态如潮水起伏，周期可长达 30～120s，暂停 5～30s，多见于中枢神经系统疾病，如脑炎、脑膜炎、颅内压增高、巴比妥类药物中毒等。有些老年人在深睡时也可出现潮式呼吸，是脑动脉硬化的表现。潮式呼吸的产生机制是由于呼吸中枢的兴奋性降低，只有当缺氧严重，二氧化碳积聚到一定程度，才能刺激呼吸中枢，使呼吸恢复或加强。当积聚的二氧化碳呼出后，呼吸中枢又失去有效的刺激，呼吸再次减弱而暂停，从而形成周期变化。

2)间停呼吸：间停呼吸又称毕奥呼吸，表现为呼吸和呼吸暂停现象交替出现。其特点是有规律地呼吸几次后，突然停止呼吸，间隔一个短时间后又开始呼吸，如此反复交替。为呼吸中枢兴奋性显著降低的表现，产生机制同潮式呼吸，但比潮式呼吸更为严重，预后不良，多在患者临终前发生。

(3)深浅度异常。

1)深度呼吸：深度呼吸又称库斯莫呼吸，是一种深而大的规则呼吸，是由于呼吸中枢受到强烈刺激所致，见于糖尿病、尿毒症等引起的代谢性酸中毒的患者。

2)浅快呼吸：浅快呼吸是一种浅而不规则的呼吸，有时呈叹息样。见于呼吸机麻痹、严重腹胀、胸膜、胸壁疾病或外伤等患者，也可见于濒死的患者。

(4)声音异常。

1)蝉鸣样呼吸：由于细支气管、小支气管堵塞，吸气时出现高调的哮鸣音。可见于支气管哮喘、喉头水肿、异物、痉挛等患者。

2)鼾声呼吸：由于气管或支气管内有分泌物积聚，呼吸深大带鼾声。多见于昏迷、肥胖或神经系统疾病等患者。

(5)呼吸困难：呼吸困难是指呼吸频率、节律、深浅度上出现异常的呼吸形态。患者主观上感觉空气不足，呼吸费力；客观上患者出现端坐用力呼吸，严重时出现张口抬肩、鼻翼扇动、发绀、辅助呼吸机参与呼吸运动，根据临床表现可分为以下三种。

1)吸气性呼吸困难：其特点是吸气显著困难，吸气时间明显长于呼气时间，有明显的三凹征(即胸骨上窝、锁骨上窝和肋间隙或腹上角凹陷)。由于上呼吸道部分梗阻，气体进入肺部不畅，吸气时辅助呼吸肌收缩增强，肺内负压极度增高所致。常见于喉头水肿或气管、喉头异物等患者。

2)呼气性呼吸困难：其特点是患者呼气费力，呼气时间明显长于吸气时间。由于呼吸道部分梗阻，气体呼出不畅所致。常见于支气管哮喘、阻塞性肺气肿等患者。

3)混合性呼吸困难：其特点是吸气和呼气均费力，呼吸频率快而表浅。由于广泛性肺部病变使呼吸面积减少，影响换气功能所致。常见于肺部感染、大量胸腔积液和气胸等患者。

(6)形式异常。

1)胸式呼吸减弱，腹式呼吸增强：由于肺、胸膜或胸壁的疾病，如肺炎、胸膜炎、肋骨骨折等导致的剧烈疼痛，均可使胸式呼吸减弱，腹式呼吸增强。

2)腹式呼吸减弱，胸式呼吸增强：由于腹膜炎、大量腹腔积液、肝脾极度肿大，腹腔内巨大肿瘤等，使膈肌下降受限，造成腹式呼吸减弱，胸式呼吸增强。

2.异常呼吸的护理

(1)适当的休息：如果患者剧烈、频繁咳嗽需卧床休息，为其创造良好的休息环境。

(2)适当活动：向患者解释，适当的活动有利于促进呼吸，增进健康，但要注意根据病情适当增加活动量，以不疲劳为宜。

(3)根据病情安置合适的体位：根据病情采取恰当的体位，以利于呼吸，减少消耗量。

(4)保持呼吸道通畅：及时清除呼吸道分泌物，必要时吸痰。

(5)吸氧：根据病情决定吸氧的浓度。

(6)环境：环境要保持舒适、整洁，温、湿度要适宜。

(7)心理护理：消除患者的紧张、恐惧心理，增强其战胜疾病的信心。

(8)饮食：强调营养的重要性，平衡饮食，如患者无心、肝、肾功能障碍，应给予充足的水分及热量，增强抵抗力，预防呼吸道感染的发生。

（三）呼吸的测量

【目的】

(1)判断呼吸有无异常。

(2)动态监测呼吸变化，了解患者呼吸功能情况。

(3)协助诊断，为预防、治疗、康复、护理提供依据。

【评估】

(1)患者年龄、病情、意识、治疗等情况。

(2)有无影响呼吸测量的因素。

(3)患者的心理状态、合作程度。

【准备】

(1)护士准备：衣帽整洁，洗手，熟悉呼吸的方法，向患者解释测量呼吸的目的以及注意事项。

(2)用物准备：表、记录本、笔、必要时备棉花。

(3)患者准备：体位舒适、情绪稳定。保持自然的呼吸状态。

(4)环境准备：整洁、安静、安全。

【实施】

呼吸测量法操作程序。

1.核对、解释　洗手、戴口罩，备齐用物携至床旁，核对、解释，确认患者并取得合作。

2.安置卧位　协助患者取舒适体位。

3.正确测量　护士测量脉搏后继续将手放在患者的诊脉部位似诊脉状，分散患者注意力，使患者精神放松，保持自然呼吸，避免引起患者的紧张。

4.定时、计数

(1)危重患者呼吸微弱，可用少许棉花置于患者鼻孔前，观察棉花被吹动的次数。观察患者胸部或腹部的起伏、呼吸频率（一起一伏为一次呼吸）、深度、节律、音响、形态及有无呼吸困难。

(2)女性以胸式呼吸为主；男性和儿童以腹式呼吸为主。

(3)正常呼吸测30s，乘以2，异常呼吸患者或婴儿应测1min，以得到准确的测量结果。

5.整理归位　助患者取舒适卧位，整理患者及床单位，谢谢患者的合作。

6.洗手、记录　洗手，先记录在记录本上，再转录到体温单上。

【注意事项】

(1)告诉患者精神放松,保持自然呼吸。

(2)由于呼吸受意识控制,所以测呼吸时应不使患者察觉。

(3)婴儿或呼吸不规则患者应计数1min。

(4)当患者呼吸微弱不易观察时,可用少许棉花置于患者鼻孔前,观察棉花纤维被吹动的次数,计数1min,以得到准确的结果。

【评价】

(1)患者及家属理解测量呼吸的目的,愿意配合。

(2)患者知道呼吸的正常值及测量过程中的注意事项。

(3)测量结果准确。

四、血压的观察与护理

血压(BP)是血液在血管内流动时对血管壁的侧压力,一般指体循环的动脉血压。当心室收缩时,血液对动脉管壁所形成的压力最大,称为收缩压(SP);当心室舒张时,血液对血管壁所产生的压力最低,称为舒张压(DP)。收缩压和舒张压之差称为脉压(Pp)。在一个心动周期中,动脉血压的平均值称为平均动脉压(MAP),等于舒张压加1/3脉压或1/3收缩压加2/3舒张压。

(一)正常血压及生理变化

1.血压的形成　心血管系统内足够的血容量是血压形成的前提,心脏射血和外周阻力是形成血压的基本因素。心肌收缩所释放的能量分两部分:一部分表现为血液的动能,用于推动血液向前流动;另一部分表现为血液对血管壁的侧压力,使动脉血管扩张,储存血液形成势能。如果不存在外周阻力,心肌收缩所释放的能量将全部表现为血液的动能,迅速向外周流失,而不对血管壁产生侧压力,就不能形成动脉血压。只有在存在外周阻力的情况下,左心室射出的血量(60～80mL/次)仅1/3向外周,其余2/3暂存于主动脉和大动脉内,形成较高的收缩压。心室舒张,主动脉和大动脉管壁回缩,将储存的势能转化为动能,推动血液继续流动,维持一定的舒张压。大动脉的弹性对动脉血压的变化有缓冲作用。

2.影响血压形成的因素

(1)心排出量:动脉血压和心排出量成正比(在其他条件不变的情况下),心排出量增加时,射入动脉的血量增多,动脉收缩压明显升高。由于主动脉和大动脉被扩张的程度大,心舒张期弹性回缩力也大,血液向外周流速加快,到心舒末期,大动脉存留的血量增加并不多,舒张压虽有所升高,但程度不大,因而脉压增大。因此,收缩压的高低主要反映每搏排出量的大小。

(2)外周阻力:在心排出量不变而外周阻力增大时,收缩压与舒张压均增高,但舒张压升高的幅度大于收缩压。因外周阻力增大,血液向外周流动的速度变慢,使心脏舒张期末存留于动脉内的血量增多,因而舒张压明显增高。心脏收缩期内由于动脉压升高,使血液速度加快,动脉内增多的血量相对较少,所以收缩压的升高不如舒张压明显。因此,舒张压的高低主要反映外周阻力的大小。而外周阻力的大小受小动脉和微血管的口径和血液黏滞度的影响,阻力血管口径变小或血液黏滞度增高，外周阻力均可增大。

(3)心率：在每搏心输出量和外周阻力不变时，心率增快，心舒期缩短，心舒期内流向外周的血量减少，心舒末期主动脉内存流的血量增多，舒张压明显升高。在心缩期，由于动脉压升高，使血流速度加快，因此心缩期内仍有较多的血液从主动脉流向外周，但收缩压升高不如舒张压明显，因而脉压减小。因此，心率主要影响舒张压。

(4)大动脉管壁的弹性：大动脉管壁的弹性对动脉血压有缓冲作用，使收缩压不致过高，舒张压不致过低。动脉管壁硬化时，大动脉的弹性储器作用减弱，故收缩压升高，舒张压降低，脉压增大。

(5)循环血量与血管容量：正常情况下，循环血量和血管容积相适应，才能保证一定水平的体循环充盈压，正常值约为7mmHg(0.933kPa)，它是形成血压的重要前提。循环血量不变，血管容量增大，或血管容量不变，循环血量减少，均会导致循环系统平均充盈压下降，使动脉血压下降。

3.正常血压及生理变化

(1)正常血压的范围：安静状态下，正常成人的血压范围：收缩压为90～140mmHg(12.0～18.6kPa)，舒张压为60～90mmHg(8.0～12.0kPa)，脉压为30～40mmHg(4.0～5.3kPa)。

换算公式：1kPa＝7.5mmHg　　　1mmHg＝0.133kPa

(2)生理变化。

1)年龄：动脉血压随年龄增长而逐渐升高，以收缩压增高显著。儿童血压的计算公式为：

$$收缩压＝80＋年龄\times 2$$

$$舒张压＝收缩压\times 2/3$$

2)性别：青春期前的男女血压差别不明显，中年以前女子血压比男子低5～10mmHg；中年以后无明显区别。女性在更年期前，血压低于男性；更年期后，血压升高，差别较小。

3)时间：一般傍晚血压高于清晨血压5～10mmHg。睡眠不佳时血压可稍升高。

4)环境：寒冷环境，由于末梢血管收缩，血压可略有升高；高温环境，由于皮肤血管扩张，血压可略下降。

5)部位：一般右上肢血压高于左上肢血压10～20mmHg，因右侧肱动脉来自主动脉弓的第一大分支无名动脉，左侧肱动脉来自主动脉弓的第三分支左锁骨下动脉。下肢收缩压比上肢收缩压高20～40mmHg，其原因和股动脉的管径较肱动脉粗、血流量大有关。

6)体位：立位血压高于坐位血压，坐位血压高于卧位血压，这与重力引起的代偿机制有关。对于长期卧床或使用某些降压药物的患者，若由卧位改为立位时，可出现头晕、眩晕、血压下降等体位性低血压的表现。

7)其他：紧张、恐惧、兴奋、疼痛都可使收缩压升高，舒张压升高不明显。此外，进食、剧烈运动、吸烟、饮酒都会对血压有一定的影响。

正常人的血压波动范围较小，保持相对恒定状态。当血压超过了正常范围即为异常血压。

(二)异常血压的观察与护理

1.异常血压的观察

(1)高血压：目前基本上采用1999年2月世界卫生组织(WHO)/国际高血压联盟(ISH)

高血压治疗指南的高血压定义。未服抗高血压药情况下，成人收缩压持续不小于 140mmHg 和（或）舒张压持续不小于 90mmHg 即为高血压。95％的患者为病因不明的原发性高血压，仅 5％病例的血压升高是某些疾病的一种表现，如肾小球肾炎、嗜铬细胞瘤、颅内压增高、肾动脉狭窄等患者，称继发性高血压。

（2）低血压：血压低于 90/50mmHg(12/6.7kPa)称为低血压。当血压低于正常范围时有明显的血容量不足的表现，如脉搏细速、心悸、头晕等。常见于大量失血、休克、急性心力衰竭等患者。

（3）脉压异常：脉压增大多见于主动脉硬化、主动脉瓣关闭不全、甲状腺功能亢进；脉压减小常见于心包积液、缩窄性心包炎、末梢循环衰竭等患者。

2.异常血压的护理

（1）观察病情：密切监测血压，观察药物的不良反应，注意有无潜在的并发症。监测血压时要做到“四定”：定血压计、定体位、定部位、定时间。

（2）心理护理：精神紧张、情绪激动及外界环境的不良刺激均与本病的形成密切相关。因此，应深入了解患者存在的思想顾虑，给予其合理的心理疏导，消除患者的紧张、恐惧心理，保持情绪稳定。

（3）合理的休息：保证合理的休息与睡眠，避免劳累。对严重高血压的患者，应建议其卧床休息，按医嘱给予降压药物，发生高血压危象者应绝对卧床，并加强观察和护理。

（4）适当活动：每日坚持做体操、慢跑等。但应注意劳逸结合，避免长时间的剧烈运动。

（5）环境适宜：为患者提供一个安静、舒适、温度适宜的休养环境。

（6）合理的饮食：饮食宜选择低盐、低脂、低胆固醇、高维生素、富含纤维素食物；避免辛辣刺激性食物，戒烟限酒，保持大便通畅。

（三）血压的测量

动脉血压的测量可分为直接法和间接法两种。直接法是指在动脉血管内插一导管，通过换能器接监护仪，自动显示血压数值，可以直接测主动脉的压力，这种方法测血压精密可靠，但很不方便，且属于一种创伤性操作。间接法是利用血压计在体表大动脉处测量，是根据血液通过狭窄的血管形成涡流时发出响声而设计的，目前在临床上广泛应用。

【目的】

（1）判断血压有无异常。

（2）动态监测血压的变化，了解循环系统的功能状态。

（3）协助诊断，为预防、治疗、护理提供依据。

【评估】

（1）患者的一般情况，如年龄、性别、意识状态、目前的病情、治疗情况，有无偏瘫、功能障碍。

（2）影响因素为 30min 内有无吸烟、饮酒、活动、情绪波动等影响血压的因素。

【准备】

（1）护士准备：护士衣装整洁，洗手，掌握沟通交流技巧。

（2）环境准备：环境要舒适、安静。

(3)患者准备:告诉测血压前不要吸烟、剧烈运动,保持情绪稳定。

(4)用物准备:血压计、听诊器、笔、记录本。

常用血压计的种类。

(1)汞血压计:又称汞柱式血压计。有玻璃管、标尺、汞三部分组成。玻璃管上标有刻度:一边是0～40kPa,每小格0.5kPa;另一边是0～300mmHg,每小格2mmHg。玻璃管上端和大气相通,下端和汞槽(储有汞60g)相通。汞血压计测得的血压数值准确,但体积较大,玻璃管易破裂。

(2)无液血压计:又称表式血压计,外形呈圆盘状,正面盘上标有刻度和读数(20～300mmHg),盘中央有一指针指示血压数值。由输气球及活门、袖带、压力计组成。此种血压计携带方便,但测得值欠准确。

(3)电子血压计:袖带内有一换能器,可自动采样,微电脑控制数字运算,自动放气程序,将信号经数字处理,在显示屏上直接显示血压值、脉压数。此种血压计操作方便,清晰直观,不需听诊器,但测得的数值欠准确。

【实施】

血压测量法操作程序(以肱动脉为例)。

1.核对、解释　洗手、戴口罩,备齐用物携至床旁,核对、解释,确认患者,取得合作。

2.安置卧位

(1)患者取坐位或仰卧位,被测手臂位置(肱动脉)与心脏同一水平。坐位平第四肋;卧位平腋中线。

(2)若手臂位置高于心脏水平,测得血压值偏低;反之,则偏高。

3.检查血压计

(1)检查血压计的玻璃管有无裂损,水银有无漏出,加压气球、橡胶管有无老化、漏气,听诊器是否完好等。

(2)卷袖,露臂,手掌向上,肘部伸直,必要时脱衣袖以免袖口过紧影响血压准确性。

4.放置血压计　打开血压计,垂直放妥,开启水银槽开关,避免血压计倾倒。

5.缠绕袖带

(1)驱尽袖带内空气,平整地置于上臂中部,下缘距肘窝2～3cm,松紧以能插入一指为宜。

(2)袖带缠得太松,呈气球状,有效面积变窄,使血压测量值偏高;袖带缠得太紧,未注气已受压,使血压测量值偏低。

6.安置听诊器　听诊器置肱动脉搏动最明显处。

7.加压充气

(1)一手固定听诊器,另一手握加压气球,关气门,注气至肱动脉搏动消失再升20～30mmHg(2.6～4kPa)。

(2)袖带内压力大于心脏收缩压,血流被阻断。

(3)打气不可过猛、过快,以免水银溢出和引起患者不适。

(4)充气不足或充气过度都会影响测量结果。

8.缓慢放气

(1)缓慢放气,速度以水银柱每秒下降 4mmHg(0.5kPa)为宜,视线应与汞柱所指刻度一致。视线低于水银柱弯月面,读数偏高,反之读数偏低。

(2)注意水银刻度和肱动脉声音的变化,放气太慢,使静脉充血,舒张压偏高;放气太快,未听清楚声音的变化,测血压值不准。

9.判断测值

(1)当听诊器中出现第一声搏动声,此时水银柱所指的刻度,即为收缩压;当搏动声突然变弱或消失,此时水银柱所指的刻度即为舒张压。

(2)WHO 规定应以动脉搏动音的消失作为判断。

(3)搏动音出现表示袖带内压力降至与心脏收缩压相等,血流能通过受阻的肱动脉。

(4)发现血压听不清或异常时,应重测。重测时,待水银柱降至"0",稍等片刻后再测量。必要时,双侧对照。

10.整理归位

(1)测量结束,排尽袖带内余气,扪紧压力活门,整理后放入盒内;血压计盒盖右倾 45°,使水银全部流回槽内,关闭水银槽开关,盖上盒盖,平放置,避免玻璃管破裂,水银溢出。

(2)协助患者取舒适的体位,必要时协助穿衣。

11.洗手记录

(1)洗手、分数式记录血压:收缩压/舒张压 mmHg(kPa),如 120/80mmHg。

(2)当变音与消失音之间有差异时,两读数都应记录:收缩压/变音/消失音 mmHg(kPa),如 120/80/60mmHg。

(3)密切观察测血压者,做到四定:定时间、定部位、定体位、定血压计。

【注意事项】

(1)严密观察血压者,保证测量的准确性和可比性,应做到四定:定时间、定部位、定体位、定血压计。

(2)为偏瘫、一侧肢体外伤或手术的患者测血压时应选择健侧肢体,因患侧肢体肌张力减低及血液循环障碍,不能真实的反应血压的变化。

(3)排除影响血压测得值的外界因素:①袖带太窄需用较高的空气才能阻断动脉血流,使测得血压值偏高。②袖带过宽使大段血管受压,以致搏动音在到达袖带下缘之前已消失,测得血压值偏低。③袖带过松使橡胶袋呈球状,以致有效的测量面积变窄测得血压值偏高。④袖带过紧使血管在未充气前已受压,致测得血压值偏低。⑤肱动脉高于心脏水平,测得血压值偏低。⑥肱动脉低于心脏水平,测得血压值偏高。⑦视线低于汞柱弯月面,使血压读数偏高。⑧视线高于汞柱弯月面,使血压读数偏低。⑨血压计水银不足,测得血压值偏低

(4)打气不可过猛、过快,以免水银溢出和引起患者不适。充气不足和充气过度都会影响测量结果。放气太慢,使静脉充血,舒张压偏高;放气太快,未听清楚声音的变化,测得血压值不准。

(5)防止血压计自身造成的误差。水银柱上端通气小孔部分被阻塞,空气进出困难,可造成测得的收缩压偏低,舒张压偏高。

(6)发现测得的血压听不清或异常,可重复测量,先驱尽袖带内的空气,使水银柱下降至"0"点,休息片刻后重测,连续测2～3次,取其最低值,以免因静脉充血影响测量结果。

【评价】

(1)患者理解测量血压的目的,并愿意配合。

(2)患者了解血压的正常值及测量过程中的注意事项。

(3)操作正确测量结果准确。

(4)测量过程中患者有安全感。

第二章　颈部疾病患者的护理

第一节　甲状腺功能亢进患者的护理

甲状腺功能亢进，是各种原因所致循环血液中甲状腺素异常增多，出现以全身代谢亢进为主要特征的疾病总称。按引起甲亢的病因可分为：原发性甲亢、继发性甲亢和高功能腺瘤三类。①原发性甲亢：最常见，占甲亢的85%～90%，病人多为20～40岁，男女之比为1∶(4～7)。腺体呈弥漫性肿大、两侧对称；常伴眼球突出，故又称“突眼性甲状腺肿”。②继发性甲亢较少见，病人年龄多在40岁以上。主要见于单纯性甲状腺肿流行区，病人先有多年结节性甲状腺肿史.腺体呈结节状肿大。两侧多不对称；继而逐渐出现甲状腺功能亢进症状，易发生心肌损害；无突眼。③高功能腺瘤少见，甲状腺内有单发的自主性高功能结节，结节周围的甲状腺组织呈萎缩性改变，少见，无突眼。

【病因与发病机制】

1.*自身免疫病*　病人体内T、B淋巴细胞功能缺陷可合成多种针对自身甲状腺抗原的抗体，其中一种甲状腺刺激免疫球蛋白可以直接作用于甲状腺细胞膜上的TSH(促甲状腺激素)受体，刺激甲状腺细胞增生，分泌亢进，这是本病主要原因。

2.*诱发因素*　研究证明，本病是在遗传的基础上，因感染、精神创伤、劳累等应激因素破坏机体免疫稳定性而诱发。

【护理评估】

(一)健康史

1.除评估病人的一般资料.如年龄、性别等外，还应询问其是否曾患有结节性甲状腺肿或伴有其他自身免疫性疾病。

2.了解其既往健康状况及有无手术史和相关疾病的家族史。

3.发病前有无精神刺激、感染、创伤或其他强烈应激等情况。

(二)身体状况

1.*局部*

(1)甲状腺呈弥漫性、对称性肿大，随吞咽上下移动，质软、无压痛，有震颤及杂音，为本病主要体征。

(2)突眼症：不到半数的GD病人有突眼，突眼为眼征中重要且较特异的体征之一。典型突眼双侧眼球突出、睑裂增宽。严重者眼球向前突出、瞬目减少、上眼睑挛缩、睑裂宽；向前平视时，角膜上缘外露；向上看物时，前额皮肤不能皱起；看近物时，眼球聚合不良；甚至伴眼睑肿胀肥厚、结膜充血水肿。

2.全身

(1)高代谢综合征：由于 T_3、T_4 分泌过多，促进营养物质代谢，病人产热与散热明显增多，出现怕热、多汗，皮肤温暖湿润，低热等，多食善饥.体重下降。

(2)神经精神系统症状：神经过敏，多言好动，易激动、紧张焦虑、注意力不集中、记忆力减退、失眠。腱反射亢进，伸舌和双手前伸有细震颤。

(3)心血管系统症状：心悸，脉快有力，脉搏常在 100 次/分以上，休息和睡眠时间仍快是其特征性表现，脉压增大。

(4)消化系统症状：食欲亢进、消瘦；过多甲状腺激素刺激肠蠕动增加，大便次数增多等。

(5)其他：肌无力、肌萎缩，甚至甲亢性肌病等；女性病人月经量减少、闭经不孕；男性病人阳痿、乳房发育和生育能力下降等。

3.术后并发症评估

(1)呼吸困难和窒息：手术后最危急的并发症，多发生在术后 48h 以内，表现为进行性呼吸困难、烦躁、发绀甚至窒息，可有颈部肿胀，切口可渗出鲜血。出现呼吸困难和窒息的主要原因：①手术区内出血压迫气管；②喉头水肿；③气管受压软化塌陷；④气管内痰液阻塞；⑤双侧喉返神经损伤。

(2)甲状腺危象：甲亢术后危及生命的严重并发症之一，表现为术后 12～36h 内，出现高热(>39℃)、脉搏细速(>120 次/分)、烦躁不安、谵妄甚至昏迷、呕吐、水样便等，多发生于术后 36h 以内，病情凶险。主要原因诱因：术后出现的甲状腺危象主要与术前准备不充分、甲亢症状未能很好控制、手术创伤致甲状腺素过量释放及手术应急有关。

(3)喉返神经损伤：单侧喉返神经损伤可致声音嘶哑，双侧喉返神经损伤可发生两侧声带麻痹导致失音、呼吸困难甚至窒息。原因主要为手术切断、缝扎、挫夹或牵拉过度引起，少数由于血肿压迫或瘢痕组织的牵拉而发生。

(4)喉上神经损伤：外支损伤，会使环甲肌瘫痪，引起声带松弛、音调降低。内支损伤，则使喉部黏膜感觉丧失，容易发生误咽和饮水呛咳。原因多为结扎、切断甲状腺上动静脉时.离甲状腺腺体上极较远，未加仔细分离，连同周围组织大束结扎所引起。

(5)手足抽搐：多数病人仅有面部或手足的强直麻木感；重者每日多次面肌及手足疼痛性痉挛，甚至喉、膈肌痉挛、窒息。主要为甲状旁腺被误切或血供不足所致，导致具有升高和维持血钙水平的甲状旁腺激素不能正常分泌，血钙浓度下降至 2.0mmol/L 以下。

(三)心理-社会状况

1.心理状态　病人的情绪因内分泌紊乱而受到不同程度的影响，从轻微的欣快至谵妄程度不等；纷乱的情绪状态使病人人际关系恶化，更加重了病人的情绪障碍。此外，外形的改变，如突眼、颈部粗大可造成病人自我形象紊乱。因此，需评估病人有无情绪不稳定、坐卧不安、遇事易急躁、难以克制自己情绪或对自己的疾病顾虑重重等。

2.社会支持状况　评估病人及亲属对疾病和手术治疗的了解程度；了解病人及家庭的经

济状况，评估有无因长期治疗造成经济负担加重而影响家庭生活的现象；了解病人所在社区的医疗保健服务情况等。

（四）辅助检查

1.基础代谢率测定（BMR）　基础代谢率是指人体在清醒而又极端安静的状态下，不受肌肉活动、环境温度、食物及精神紧张等影响时的能量代谢率。可根据脉压和脉率计算或用基础代谢率测定器测定，前者较简便，后者可靠。常用计算公式为：基础代谢率％＝（脉率＋脉压）－111，以±10％为正常，＋20％～＋30％为轻度甲亢，＋30％～＋60％为中度甲亢，＋60％以上为重度甲亢。测定必须在清晨、空腹和静卧时进行。

2.甲状腺摄^{131}I率测定　正常甲状腺24h内摄取的^{131}I量为总入量的30％～40％，若2h内甲状腺摄^{131}I量超过25％，或24h内超过50％，且^{131}I高峰提前出现，都表示有甲亢，但不反映甲亢的严重程度。

3.血清T_3、T_4含量测定　甲亢时T_3值的上升较早，且速度快，约可高于正常值的4倍；T_4上升较迟缓，仅高于正常的2.5倍，故测定T_3对甲亢的诊断具有较高的敏感性。诊断困难时，可作促甲状腺激素释放激素（TRH）兴奋试验，即静脉注射TRH后，促甲状腺激素cTSH）不增高（阴性）则更有诊断意义。

4.促甲状腺激素（TSH）　血清TSH浓度变化是反映甲状腺功能最敏感指标，先于TT_3、TT_4、FT_3、FT_4出现异常。甲亢时TSH降低。

5.促甲状腺激素释放激素（TRH）　甲亢时T_3、T_4增高，反馈性抑制TSH，故TSH不受TRH兴奋，TRH给药后TSH增高可排除甲亢。本实验安全.可用于老人及心脏病病人。

（五）治疗要点

甲状腺大部切除术仍是目前治疗中度甲亢的一种常用而有效的方法，能使90％～95％的病人获得痊愈，手术死亡率低于1％。主要缺点是有一定的并发症，4％～5％的病人术后甲亢复发。

手术适应证：①继发性甲亢或高功能腺瘤；②中度以上的原发性甲亢；③腺体较大，伴有压迫症状，或胸骨后甲状腺肿等类型的甲亢；④抗甲状腺药物或碘治疗后复发或坚持长期用药有困难者。鉴于甲亢对妊娠可造成不良影响（流产和早产等），而妊娠又可能加重甲亢，因此，妊娠早、中期的甲亢病人凡具有上述指征者，仍应考虑手术治疗。

手术禁忌证：①青少年病人；②症状较轻者；③老年病人或有严重器质性疾病不能耐受手术治疗者。

【护理诊断及合作性问题】

1.营养不良：低于机体需要量　与甲亢时基础代谢率显著增高所致代谢需求量大于摄入量有关。

2.焦虑　与神经系统功能改变、甲亢所致全身不适等因素有关。

3.潜在并发症　甲状腺危象、呼吸困难和窒息、喉返神经损伤、喉上神经损伤或手足抽搐。

4.自我形象紊乱　与突眼和甲状腺肿大引起的身体外观改变有关

5.组织完整性受损　与浸润性突眼有关。

【护理目标】

1.病人能积极配合和遵医嘱做好手术前药物控制甲亢的准备,未发生甲亢危象或发生后能得到及时救治和护理。

2.病人术后生命体征平稳。未发生呼吸困难和窒息、喉返神经损伤、喉上神经损伤量手足抽搐等并发症。

3.情绪稳定,焦虑减轻,营养状况稳定,表现为体重恢复正常。

【护理措施】

1.术前护理

(1)一般护理

1)提供安静轻松的环境:将病人安置在通风、安静的病室。室温稍低,色调和谐,避免病人精神刺激或过度兴奋,使病人得到充分的休息和睡眠。向同病室室友解释甲亢相关症状,取得同病室病人的体谅与理解,限制来访,减少外来刺激。必要时可给病人提供单人病室,以防病人间的互相干扰,避免情绪波动。

2)病人因代谢率高,常感饥饿,为满足机体代谢亢进的需要,每天需供给病人5～6餐,鼓励其进食高热量、高蛋白质和富含维生素的均衡饮食。主食应足量,可适当增加奶类、蛋类、瘦肉类等优质蛋白以纠正负氮平衡,两餐之间增加点心。每日饮水2000～3000mL以补充出汗、腹泻、呼吸加快等所丢失的水分。但有心脏疾病的病人应避免大量摄水,以防水肿和心力衰竭。禁用对中枢神经有兴奋作用的浓茶、咖啡等刺激性饮料,戒烟酒。勿进食增加肠蠕动及易导致腹泻的富含纤维的食物。忌食海带、紫菜.海产品等含碘丰富的食物。

3)卧位:睡眠时可采取侧卧颈部微曲位,以减轻肿大甲状腺对气管的压迫。

(2)药物准备术前通过药物降低基础代谢率是甲亢病人手术准备的重要环节。术前药物准备方法通常是开始即用碘剂,2～3周后待甲亢症状得到基本控制,表现为:病人情绪稳定,睡眠好转,体重增加;脉率＜90次/分以下;基础代谢率＜＋20％后;腺体缩小变硬,便可进行手术。碘剂的作用在于抑制甲状腺素的释放,减少甲状腺血流,使甲状腺缩小变硬,有助避免术后甲状腺危象的发生。但因碘剂只能抑制甲状腺素的释放,而不能抑制甲状腺索的合成,停服后会导致储存于甲状腺滤泡内的甲状球蛋白大量分解,使原有甲亢症状再现,甚至加重。故碘剂不能单独治疗甲亢,仅用于手术前准备,凡不拟行手术治疗的甲亢病人均不宜服用碘剂。常用的碘剂是复方碘化钾溶液,每日3次口服,第1日每次3滴,第2日每次4滴,依此逐日递增至每次16滴止,然后维持此剂量至术日晨。由于碘剂可刺激口腔和胃黏膜,引起恶心、呕吐、食欲不振等不良反应,因此,护士可指导病人于饭后用冷开水稀释后服用,或在用餐时将碘剂滴在馒头或饼干上一同服用。

对于单用碘剂效果不佳的病人可先用硫脲类药物,待甲亢症状基本控制后停药,再单独服用碘剂1～2周,再行手术。因硫脲类药物能使甲状腺肿大充血,手术时极易发生出血,增加手术风险;而碘剂能减少甲状腺的血流量,减少腺体充血,使腺体缩小变硬,因此服用硫脲类药物后必须服用碘剂。

(3)突眼护理对眼睑不能闭合者必须注意保护角膜和结膜,经常点眼药水,防止干燥、外伤及感染,外出戴墨镜或使用眼罩以避免强光、风沙及灰尘的刺激。若病人不易或无法闭合眼睛时，应涂抗生素眼膏，并覆盖纱布或使用眼罩，预防结膜炎和角膜炎。

2.术后护理

(1)一般护理

1)卧位：血压平稳后半卧位

2)饮食：对于清醒病人，可给予少量温水或凉水，若无呛咳、误咽等不适，可逐步给予微温流质饮食，注意过热可使手术部位血管扩张，加重创口渗血。以后逐渐过渡到半流质及高热量、高蛋白质和富含维生素的软食，以利切口早期愈合。

3)严密病情观察：术后早期加强巡视和观察病情，每30min测量脉搏、呼吸、血压一次。保持呼吸道通畅，加强对甲状腺术后病人的呼吸节律、频率和发音状况的评估，以利早期发现并发症，一旦出现，立即通知医生，并配合急救。

(2)术后并发症的护理

1)呼吸困难和窒息：需急救处理。

急救准备：床边必须常规准备气管切开包、拆线包、氧气筒、吸痰设备及急救物品，以备急用。

急救配合：对因血肿压迫所致呼吸困难或窒息者，须立即配合医生进行床边抢救，即剪开缝线，敞开伤口，迅速除去血肿，结扎出血的血管。若病人呼吸仍无改善则需行气管切开、吸氧；待病情好转，再送手术室作进一步检查、止血和其他处理。对喉头水肿所致呼吸困难或窒息者，应立即遵医嘱应用大剂量激素，如地塞米松30mg静脉滴入。若呼吸困难无好转，可行环甲膜穿刺或气管切开。

2)甲状腺危象：具体护理措施如下。

避免诱因：①做好充分的术前准备是避免术后甲状腺危象的最主要措施；②注意避免出现应激状态(感染、手术、放射性碘治疗等)；③严重的躯体疾病(心力衰竭、脑血管意外、急腹症、重症创伤、败血症、低血糖等)及精神创伤；④口服过量甲状腺激素制剂；⑤手术中避免过度挤压甲状腺。

提供安静轻松的环境：保持病室安静，室温稍低，色调和谐，避免病人精神刺激或过度兴奋，使病人得到充分的休息和睡眠。必要时可给病人提供单人病室，以防病人间的互相干扰。

加强观察：术后早期加强巡视和观察病情，一旦出现甲状腺危象的征象，立即通知医生，并配合急救。

急救护理：具体如下。①碘剂：口服复方碘化钾溶液3～5mL，紧急时将10%碘化钠5～10mL加入10%葡萄糖500mL中静脉滴注，以降低循环血液中甲状腺素水平或抑制外周T_4转化为T_3。②氢化可的松：每日200～400mg，分次静脉滴注，以拮抗应激反应。③肾上腺素能阻滞剂：利舍平1～2mg，肌内注射；或普萘洛尔5mg，加入葡萄糖溶液100mL中静脉滴注，以降低周围组织对儿茶酚胺的反应。④降温：使用物理降温、药物降温和冬眠治疗等综合措施，使病人体温尽量维持在37℃左右。常用苯巴比妥钠100mg，或冬眠合剂Ⅱ号半量肌内注射，6～8h 1次。

3)喉返和喉上神经损伤：具体护理措施如下。

喉返神经损伤：一侧喉返神经损伤所引起的声嘶，可由健侧声带过度地向患侧内收而好转;两侧喉返神经损伤导致的失音或严重的呼吸困难,需做气管切开。

喉上神经损伤:一般经理疗后可自行恢复。

术后鼓励病人发音,注意有无声调降低或声音嘶哑,以早期发现神经损伤的征象并对症护理。喉上神经内支受损者,因喉部黏膜感觉丧失致反射性咳嗽消失,病人在进食,尤其饮水时,易发生误咽和呛咳,故要加强对该类病人在饮食过程中的观察和护理,吞咽不可过快,并鼓励其多进食固体类食物。

(3)手足抽搐:症状轻者可口服葡萄糖酸钙或乳酸钙2～4g。重者发作时静脉注射10%葡萄糖酸钙10～20mL或氯化钙10～20mL;症状较重者,可加服维生素D_3,以促进钙在肠道的吸收;口服二氢速变固醇可迅速提高血钙含量,降低神经肌肉的兴奋性,效果较好。日常生活中适当限制肉类、乳品和蛋类等含磷较高食品的摄入,以减少钙的排出。

3.心理护理　对病人和蔼、热情,介绍手术的必要性和方法,及手术前后配合的事项,消除病人的紧张心理。解释保持情绪稳定的必要性,帮助病人尽快适应环境。鼓励家属给予心理支持,保持愉快的生活氛围。护士在完善病人各项治疗、提供各项生活护理的同时,更要做好对病人的心理安慰,鼓励其树立起战胜疾病的勇气和信心,以良好的心态积极配合各项治疗和护理措施的顺利实施。

【护理评价】

1.病人是否出现甲状腺危象,或已发生的甲状腺危象是否得到及时发现和治疗。

2.病人术后生命体征是否稳定,有无呼吸困难和窒息、喉返和喉上神经损伤、手足抽搐等并发症出现,防治措施是否恰当及时;术后恢复是否顺利。

3.病人的营养需求是否得到满足,体重是否维持在标准体重的(100±10)%。

4.病人眼结膜有无发生溃疡和感染,是否得到有效防治。

【健康指导】

1.休息　劳逸结合,适当休息和活动,以促进各器官功能的恢复。

2.饮食　选用高热量、高蛋白质和富含维生素的软食,以利切口愈合和维持机体代谢需求。

3.心理调适　引导病人正确面对疾病、症状和治疗,合理控制自我情绪,保持精神愉快和心境平和。

4.用药指导　使病人了解甲亢术后继续服药的重要性、方法并督促执行。

5.随访病人　出院后应定期门诊复查甲状腺功能,若出现心悸、手足震颤、抽搐等症状时及时就诊。

第二节　甲状腺肿瘤患者的护理

【病因与发病机制】

甲状腺肿瘤分良性和恶性两类。良性肿瘤最常见的是甲状腺腺瘤,病理形态学表现上分为滤泡状和乳头状囊性腺瘤两种,腺瘤周围有完整的包膜,多见于40岁以下的妇女。恶性肿瘤最常见的是甲状腺癌，约占全身恶性肿瘤1%，按病理类型可分为以下几种。

1.乳头状腺癌　约占成年人甲状腺癌的60%和儿童甲状腺癌的全部，多见于年轻人，常为女性，恶性程度低，生长较缓慢，较早便出现颈部淋巴结转移，但预后较好。

2.滤泡状腺癌　多见于中年人，中度恶性，发展较迅速，主要经血液循环转移至肺、肝和骨及中枢神经系统，预后不如乳头状癌。

3.未分化癌　多见于老年人，高度恶性，发展迅速，早期即可发生颈部淋巴结转移，并经血液转移至肺、骨等处。

4.髓样癌　较少见，恶性程度中等，可兼有颈淋巴结侵犯和血行转移，预后不如乳头状腺癌，但较未分化癌好。

在儿童时期出现的甲状腺结节50%为恶性，发生于男性，特别是年轻男性的单个结节，应警惕恶性的可能。判断甲状腺肿瘤是良性还是恶性，关系到治疗方案及手术方式的选择。

【临床表现】

1.甲状腺腺瘤　大部分患者无任何不适症状，无意中或体检时发现颈部肿块。多为单发，呈圆形或椭圆形局限在一侧腺体内，位置常靠近甲状腺峡部，质地较软但较周围甲状腺组织硬，表面光滑，边界清楚，无压痛，能随吞咽上下移动。若乳头状囊性腺瘤因囊壁血管破裂而发生囊内出血，此时肿瘤体积可在短期内迅速增大，局部出现胀痛。

2.甲状腺癌　发病初期多无明显症状，在甲状腺组织内出现单个、固定、质硬而凹凸不平的肿块。肿块逐渐增大，吞咽时肿块上下移动速减低。晚期常压迫喉返神经、气管、食管，出现声嘶、呼吸，困难或吞咽困难。如压迫颈交感神节，可产生Horner综合征，颈丛浅支受侵时可有耳、枕、肩等处疼痛。局部转移常在颈部出现硬而固定的淋巴结，远处转移多见于扁骨(颅骨、胸骨、盆骨等)和肺。

有些人的甲状腺肿块并不明显，而以颈、肺、骨骼的转移癌为突出症状。髓样癌由于肿瘤本身可产生激素样活性物质如5-羟色胺和降钙素，患者可出现腹泻、心悸、颜面潮红和血钙降低等症状。还可伴有其他内分泌腺体的增生。

3.辅助检查

(1)颈部B超:用来测定甲状腺肿物的大小及其与周围组织的关系。

(2)放射性核素扫描:多为“冷或凉”结节。

(3)CT/MRI检查:能更清楚地定位病变范围及淋巴结转移灶。

(4)穿刺细胞学检查:用以明确甲状腺肿块的性质。

【治疗原则】

甲状腺多发结节一般多属良性病变，但多发结节可有继发功能亢进或癌变，故仍以手术治疗为妥。甲状腺单发结节，尤硬而有弹性者，B超为囊性的，可用甲状腺素治疗，如肿块消失不须行手术。对发展快，质地硬的实质性肿块，特别伴有颈部淋巴结肿大的，或在小儿，青少年及男性患者的单发结节，恶性可能性极大须即时手术治疗。

【护理评估】

评估患者性别、年龄、甲状腺肿物增长速度。评估患者有无压迫症状:呼吸困难、吞咽困难、声音嘶哑、面部淤血、青紫、水肿,浅表静脉怒张等。

【护理要点及措施】

1.术前护理要点

(1)按普通外科疾病术前一般护理常规。

(2)全面评估患者身体情况:包括健康史及其相关因素、身体状况、生命体征,以及神志、精神状态、行动能力等。

(3)皮肤的准备:男性患者刮胡子,女性患者发髻低需要理发。

(4)胃肠道的准备:术前1d晚22:00禁食水。

(5)体位训练:术前指导患者进行头颈过伸位的训练。

(6)心理护理:通过交流和沟通,了解患者及其家属情绪和心理变化,采取诱导方法逐渐使其接受并正视现实;医护人员应热情、耐心、服务周到,对患者给予同情、理解、关心、帮助,告诉患者不良的心理状态会降低机体的抵抗力,不利于疾病的康复。解除患者的紧张情绪,更好地配合治疗和护理。

(7)术前常规在床旁准备气管切开包和抢救药品。

2.术后护理要点

(1)按普通外科术后一般护理常规。

(2)观察生命体征变化:术后密切观察患者血压、脉搏、氧饱和度等变化,注意观察患者的主诉,及时发现可能发生的内出血。

(3)体位:患者术后清醒返回病房后,给予去枕平卧位,头偏向一侧;麻醉完全清醒后若病情允许,可取半卧位,减轻术后颈部切口张力,以利呼吸和引流。为防止术后伤口出血,避免剧烈咳嗽。术后6h内持续低流量吸氧。

(4)甲状腺引流管的护理:术后患者留置甲状腺切口引流管,活动、翻身时要避免引流管打折、受压、扭曲、脱出等。保持引流通畅,定时挤压引流管,避免因引流不畅而造成皮下血肿,甲状腺切口引流管引流的血性液应每日更换引流袋以防感染。

(5)引流液的观察:术后引流液的观察是重点,每日记录和观察引流液的颜色、性质和量,如在短时间内引流出大量血性液体,应警惕发生继发性大出血的可能,同时密切观察血压和脉搏的变化,发现异常及时报告医师给予处理。

(6)手术伤口护理:密切观察伤口有无渗血,一旦发现,应观察出血量、速度、血压、脉搏,如有呼吸困难等征象,应及时报告医师进行处理。除药物止血外,必要时准备手术止血。

(7)并发症的观察和护理

①出血:多发生在术后48h内。表现:颈部迅速肿大、呼吸困难、烦躁不安,窒息。伤口渗血或出血的护理如下。

a.预防术后出血:适当加压包扎伤口敷料。予半坐卧位,减轻术后颈部切口张力。避免大声说话、剧烈咳嗽,以免伤口裂开出血。术后6h内进食温凉流质、半流质饮食,避免进过热饮食,减少伤口部位充血。

b.观察伤口:观察伤口渗血情况及颈后有无渗血;患者呼吸情况,有无呼吸困难;观察患者颈部情况,有无颈部肿大。如发生出血应立即剪开缝线,消除积血,必要时送手术室止血。

c.观察伤口引流液颜色、性质、量,并准确记录。如有异常及时通知医师。

②呼吸困难和窒息:表现为颈部压迫感、紧缩感或梗阻感,还可表现为进行性呼吸困难、呼吸费力、烦躁、发绀及气管内痰鸣音。护理如下。

a.观察病情:术后24～48h,严密观察病情变化,每2h测量血压、脉搏、呼吸1次,观察伤口敷料及引流管引流液的情况,尤应注意颈部敷料有无渗血。

b.预防术后出血:适当加压包扎伤口敷料。予半坐卧位,减轻术后颈部切口张力。避免大声说话、剧烈咳嗽,以免伤口裂开出血。术后6h内进食温凉流质、半流质饮食,避免进过热饮食,减少伤口部位充血。

c.保持呼吸道通畅:术前指导患者有效咳嗽排痰的方法,术后督促、强化并示范,即先深吸一口气,然后用手按压伤口处,快速用力将痰咳出,但避免剧烈咳嗽,以免伤口裂开。痰液黏稠不易排出时,给予雾化吸入,每天2～3次,并协助患者翻身拍背,促进痰液排出。

d.及时处理:发现患者有颈部紧缩感和压迫感、呼吸费力、烦躁不安、心动加速、发绀时,应立即检查伤口。如果是出血引起,立即就地松开敷料,剪开缝线,敞开切口,迅速除去血肿;如血肿清除后患者呼吸仍无改善,则应立即施行气管切开,并予吸氧;待患者情况好转后,再送手术室进一步检查止血和其他处理。

e.手术后如近期出现呼吸困难,宜先试行插管,插管失败后再做气管切开。

③喉返神经损伤:可分暂时性(2/3以上的患者是暂时性损伤)和持久性损伤两种。一侧喉返神经损伤,多引起声音嘶哑,可由健侧声带代偿性地向患侧过度内收而恢复发音;两侧喉返神经损伤可导致两侧声带麻痹,引起失声、呼吸困难,甚至窒息,多需立即做气管切开。评估患者有无声音嘶哑、失声:如果症状出现,注意给予安慰和解释,减轻其恐惧和焦虑,使其积极配合治疗。同时应用促进神经功能恢复的药物,结合理疗、针灸,促进声带功能的恢复(暂时性损伤可在术后几周内恢复功能)。注意声带的休息,避免不必要的谈话。在后期要多与患者交流,并要求患者尽量用简短的语言回答或点头,亦可使用写字板,鼓励患者自己说出来,提高其自信心,促进声带功能的恢复。

④喉上神经损伤:喉上神经外支损伤可引起环甲肌瘫痪,使声带松弛,患者发音产生变化,常感到发音弱、音调低、无力、缺乏共振,最大音量降低。喉上神经内支损伤,可使咽喉黏膜的感觉丧失,易引起误咽,尤其是喝水时呛咳。要指导患者进食,或进半固体饮食,一般理疗后可恢复。

⑤手足抽搐:手术时甲状旁腺被误切、挫伤或其血液供应受累,都可引起甲状旁腺功能低下。随着血钙浓度下降,神经肌肉的应激性显著提高,引起手足抽搐。症状多在术后1～2d出现。多数患者症状轻且短暂,仅有面部,唇或手足部的针刺、麻木或强直感;经2～3周后,未受损伤的甲状旁腺增生、代偿,症状消失。严重者可出现面肌和手足有疼痛感觉的持续性痉挛,每天发作多次,每次持续10～20min或更长,甚至可发生喉和膈肌痉挛,引起窒息死亡。预防的关键在于切除甲状腺时,注意保留位于腺体背面的甲状旁腺。饮食适当限制肉类、乳品和蛋类等食品,因其含磷较高,影响钙的吸收。指导患者口服葡萄糖酸钙或乳酸钙2～4g,每日3次,症状较重或长期不能恢复者,可加服维生素D_3,以促进钙在肠道内的吸收。最有效的治疗是口服双氢速甾醇油剂,有提高血钙含量的特殊作用。抽搐发作时,遵医嘱立即静脉注射

10%葡萄糖酸钙或氯化钙 10～20ml。

【健康教育】

1.甲状腺全部切除的患者需终身服用甲状腺素制剂以满足机体对甲状腺素的需要。常用甲状腺制剂有甲状腺素片、左甲状腺素钠片等。要使患者了解不正确的用药可导致严重心血管并发症。嘱患者：①每天按时服药；②出现心慌、多汗、急躁或畏寒、乏力、精神委靡不振、嗜睡、食欲缺乏等甲状腺激素过多或过少表现时应及时报告医师或护士，以便调整剂量；③不随意自行停药或变更剂量；④随年龄变化药物剂量有可能需要变更，故最好至少每年到医院复查1次。

2.告诉患者有些甲状腺癌恶性程度不大，例如发病占甲状腺癌 60%左右的乳头状腺癌，手术治疗预后良好。滤泡状腺癌占 20%，预后也不错。局限于甲状腺的癌症手术切除通常可以治愈。在积极治疗的同时，良好的心理、躯体和社会适应状态是战胜癌症的主要力量。

第三节　结节性甲状腺肿手术患者的护理

结节性甲状腺肿多由弥漫性甲状腺肿演变而成，是在弥漫性甲状腺肿的基础上，由于不均匀的复原反应形成的普遍甲状腺结节性肿大；结节可表现为多种形态，这与病变的性质、时间的长短以及继发性改变有关。结节性甲状腺肿，大体标本可分为 4 型：单结节型、多结节型、腺瘤型和囊肿。

【临床表现】

1.颈部肿块随吞咽动作活动，柔软，表面光滑，皮肤色泽正常，局部无血管杂音及震颤。

2.甲状腺结节增大时，可压迫邻近组织、器官，若压迫气管可引起呼吸困难和刺激性咳嗽；压迫食管引起吞咽困难；压迫上腔静脉，可出现头面部和上肢淤血水肿；压迫喉返神经，可引起声音嘶哑。

3.结节囊性变之后，还可发生广泛的纤维化和钙化，这时甲状腺结节大小不等，质地不一，有的表面坚硬，但活动良好，结节长期的压迫可使气管软骨环变性、萎缩，形成气管软化症。

【评估要点】

1.一般情况　了解患者的诊疗经过，患者是否存在心悸、疼痛、呼吸困难、口干、恶心、大汗等表现，患者言谈是否表现出恐惧，有无恐惧行为和躯体方面客观的表现。

2.专科情况

(1)术后评估血氧浓度及有无缺氧症状、体征，切口渗血量及有无皮下血肿。

(2)患者呼吸的频率、节律及呼吸深浅，声音的变化，进食、水时有无呛咳，手术部位有无憋胀感。

3.辅助检查　术前 B 超、CT 检查可了解肿瘤性质及与血管的关系；术前行血尿常规、肝肾功能、心电图等检查，了解患者情况，必要时行心、肺功能检查。

【护理诊断】

1.窒息　与肿块巨大压迫气管有关。

2.有出血的危险。

3.焦虑　与疾病诊断及环境的改变有关。

【护理措施】

1.每30min测量1次患者的血压、呼吸、脉搏。了解患者的发音和吞咽情况，判断有无声音嘶哑或音调降低、误咽呛咳。及时发现创面敷料潮湿情况，估计渗血量，有无血肿发生。

2.患者出现焦虑时，做好心理护理，帮助患者总结成功的应对经验，增强其克服焦虑的信心。

【健康教育】

1.术后卧床期间鼓励患者在床上活动，促进血液循环和切口愈合。

2.指导术后患者早期下床活动，保护头颈部；术后早期进流食，不可过热，以防止颈部血管扩张，加重创口渗血；术后48h内，患者应避免过频活动或谈话，以减少切口内出血；拆线后指导患者练习颈部活动，防止切口粘连和瘢痕收缩。

3.定期复诊：嘱患者自行检查颈部，出院后定期复诊，在正规医疗单位检查颈部、肺部等，若发现结节、肿块，及时治疗。

第三章　乳腺疾病患者的护理

第一节　急性乳腺炎患者的护理

急性乳腺炎是乳腺的急性化脓性感染，病人多是产后哺乳期的初产妇，往往发生在产后3～4周。

【病因与发病机制】

（一）乳汁淤积

乳头发育不良、乳汁过多或婴儿吸乳过少、乳管不通畅等原因都可引起乳汁的淤积。

（二）细菌侵入

致病菌主要为金黄色葡萄球菌。乳头破损或皲裂是使细菌沿淋巴管入侵感染的主要途径。细菌还可直接侵入乳管而致感染。6个月以后的婴儿牙齿已萌出，易致乳头损伤而感染。

【护理评估】

（一）健康史

评估病人是否为初产妇，有无乳头发育异常的情况，哺乳是否正常。

（二）身体状况

1.局部表现　患侧乳房体积增大，局部红、肿、热、痛，触及压痛性包块。数天后形成脓肿，脓肿可以是单房或者多房，脓肿向外破溃，可见脓液自乳头或皮肤排出，深部脓肿可穿至乳房与胸肌间的疏松结缔组织中，形成乳房后脓肿。患侧腋窝淋巴结肿大、压痛。

2.全身表现　病人可有寒战、高热、脉率加快、食欲下降等症状。感染严重者可并发脓毒症。

（三）心理-社会状况

在发病期间因不能正常进行母乳喂养、疼痛、担心乳房的功能或形态的改变而产生焦虑、紧张的心理变化。

（四）辅助检查

1.实验室检查　血常规检查示白细胞计数及中性粒细胞比例升高。

2.诊断性穿刺　在乳房肿块压痛最明显的或波动最明显的部位穿刺，抽出脓液表示脓肿已形成，并将脓液做细菌培养及药物敏感试验。

（五）治疗与反应

1.非手术治疗　脓肿未形成时应用抗生素，患侧乳房暂停哺乳并排空乳汁，局部理疗，药物外敷或热敷等。

2.手术治疗　乳房脓肿形成后及时行切开引流术。切口的选择因脓肿所在的部位不同而不同，乳房浅脓肿选放射状切口，乳晕脓肿沿乳晕周围弧形切口，乳房深部及乳房后脓肿乳房下缘弧形切口。脓肿切开后分离脓肿的多房间隔膜以利引流，为保证引流充分，引流条应放在脓腔最低部位，必要时切口可做对口引流。

【护理诊断及合作性问题】

1.体温过高　与乳房炎症反应有关。

2.急性疼痛　与乳房炎症、肿胀、脓肿切开引流有关。

3.知识缺乏　缺乏围产期乳房保健的有关知识。

【护理目标】

感染得到控制，体温降至正常；疼痛缓解或消失；了解围产期乳房保健的有关知识。

【护理措施】

1.一般护理　给予病人高蛋白、高维生素、高热量、低脂肪、易消化的食物，保证充足水分的摄入，注意休息，适当运动。加强哺乳期乳房的清洁护理。

2.病情观察　观察局部肿块有无变化，定时检测生命体征，并定时查血常规，了解白细胞计数及中性粒细胞比例的变化情况。

3.防止乳汁淤积　患侧乳房停止哺乳，用吸乳器吸净乳汁；健侧乳房不停止哺乳，应注意保持乳头清洁，观察乳汁的颜色。

4.促进局部血液循环　用宽松的乳罩托起乳房，局部热敷或理疗减轻疼痛，局部水肿明显者，用50%硫酸镁溶液外敷。

5.用药护理　按医嘱早期、足量应用抗菌药；局部金黄散或鱼石脂软膏外敷。

6.对症护理　高热者给予物理降温，必要时按医嘱用解热镇痛药。

7.切口护理　脓肿切开引流后，每天换药，保持引流通畅。

8.心理护理　解释不能进行母乳喂养和疼痛的原因，让病人了解，炎症消退后，乳房的功能及形态均不会受到明显影响，消除病人的思想顾虑，保持心情舒畅。

【护理评价】

病人的乳房疼痛是否缓解；体温是否降至正常；是否掌握了排空乳汁和正确哺乳的方法。

【健康指导】

1.纠正乳头内陷　乳头内陷者可在分娩前3～4个月开始每天挤、捏、提拉乳头，使内陷得到纠正。

2.保持乳房清洁　妊娠期经常用温水、肥皂水清洗两侧乳头，后期每日清洗1次；产后每次哺乳前后均需清洁乳头。

3.治疗乳头破损　有乳头破损或皲裂者，暂停哺乳，用吸乳器吸出乳汁；局部用温水清洗后涂抗生素软膏，待痊愈后再哺乳。

4.养成良好哺乳习惯　每次哺乳时尽量吸净乳汁，如有乳汁淤积，可用吸乳器或手法按摩帮助排空乳汁。勿让婴儿含乳头睡觉，预防和治疗婴儿口腔炎症。

第二节 乳腺良性肿瘤患者的护理

一、乳腺纤维腺瘤病人的护理

乳腺纤维腺瘤是乳腺较为常见的良性肿瘤，为乳腺小叶内纤维细胞的良性增生。

【病因与发病机制】

由于小叶内纤维细胞对雌激素的敏感性异常增高，体内雌激素活跃是本病发生的刺激因素，因此，本病好发于卵巢功能旺盛期的妇女。

【护理评估】

乳腺纤维腺瘤多见于20～25岁青年妇女，主要表现为乳房肿块，无自觉症状，生长缓慢。好发于乳房外上象限，多为单发，肿块呈圆形或椭圆形，表面光滑，质地坚韧，边界清楚，易于推动，无触痛。月经周期对肿块大小无影响，在妊娠期、哺乳期因雌激素水平增高，可刺激其迅速生长。

乳房纤维腺瘤虽属良性，但有恶变可能，一旦确诊，应尽早手术，将肿瘤连同其包膜整块切除，并常规做病理检查。

【护理诊断及合作性问题】

疼痛：与手术有关。

【护理措施】

教会病人乳房自检的方法，尽早发现病变。注意观察肿块的变化，指导病人尽早手术。病人多在门诊手术治疗，手术后早期局部有肿痛，可进行物理疗法治疗。

二、乳腺囊性增生病病人的护理

乳腺囊性增生病又称为慢性囊性乳腺病（简称乳腺病），是乳腺实质的良性增生，常见于30～50岁的妇女。

【病因与发病机制】

该病的发生与内分泌障碍有关。雌激素分泌过多而黄体素分泌减少，使乳腺实质过度增生。增生可发生于腺管周围并伴有大小不等的囊肿形成，或腺管内表现为不同程度的乳头状增生，伴乳管囊性扩张。发生于小叶实质者，主要为乳管及腺泡上皮增生。

【护理评估】

一侧或两侧乳房胀痛、有肿块。部分病人的疼痛具有周期性，在月经前疼痛加重，月经来潮后疼痛减轻或消失。检查可见乳腺肿块呈颗粒状、结节状或片状，质地韧而不硬，与周边组织界限不清，与皮肤和基底组织不粘连，腋衡淋巴结不肿大。病程较长，发展缓慢。

对症治疗为主，缓解疼痛以减轻症状，可用中医中药进行调理。乳腺囊性增生病有无恶变的可能尚有争议,可隔 2～3 个月进行复查。可能恶变的病人,可作单纯乳房切除术并做病理检查。

【护理诊断及合作性问题】

知识缺乏:缺乏乳房自埝知识。

【护理措施】

按医嘱用药。指导病人用宽松乳罩托起乳房以减轻疼痛。教会病人乳房自检方法,注意乳房的变化,发现异常尽早治疗。

第三节　乳腺癌患者的护理

乳腺癌是女性最常见的恶性肿瘤之一,其发病率逐年上升。在我国许多大城市,乳腺癌的发病率已上升为女性恶性肿瘤的第一位或第二位,死亡率占第四位或第五位,成为妇女健康的最大威胁。其中以更年期和绝经后的妇女尤为多见,男性少见。乳腺癌与其他恶性肿瘤相比具有生长缓慢,生长曲线尾端较长的两大生物学特点。乳腺癌可直接浸润向外累及皮肤,向内侵犯胸肌,胸壁组织。转移途径多经淋巴到腋下,胸骨旁,锁骨上、下淋巴结,各期乳腺癌均可发生血行转移,转移常见部位是肺、骨、肝。

【病因与发病机制】

乳腺癌的病因目前尚不清楚,乳腺癌多发生于 40～60 岁,绝经期前后的妇女,有报道指出,雌激素与乳腺癌的发生密切相关,雌酮 E_1 和雌二醇与乳腺癌的发生直接相关。乳腺癌发生的易感因素如下。

1.乳腺癌家族史:乳腺疾病具有较明显的家族遗传性,母系近亲如母亲、外祖母及姐妹中有乳腺癌患者,母女关系高 10 倍,姐妹高 2～3 倍。

2.内分泌因素:雌激素水平较高者。月经初潮早于 12 岁。绝经期迟于 50 岁,40 岁以上未孕或初次足月产迟于 35 岁。

3.部分乳房良性疾病。

4.高脂饮食。

5.环境因素和生活方式。

【临床表现】

1.*乳房肿块*　是乳腺癌最常见的首发症状,占 80%以上,乳房外上象限是乳腺癌的好发部位,占 36%,其次为内上,内下及外下象限。直径小于 1cm 的小乳腺癌,质地较硬或韧,边界清楚,活动度良好,很少与皮肤粘连,不易被发现和重视。肿块进一步增大时,表面不光滑,质硬,与周围组织粘连,活动度差,增长速度较快,晚期可破溃。

2.*乳房外形改变*　随着癌肿瘤体积增大,肿瘤侵及周围组织可引起乳房外形改变。表现为两侧乳房外形不对称,病灶局部凸起,患侧乳头抬高或凹陷,皮肤出现橘皮样改变。乳房皮肤发生凹陷称为“酒窝征”。晚期肿块固定,外突明显,出现多发结节围绕原发灶,肿瘤破溃呈菜花状,分泌物恶臭。特殊类型的炎性乳腺癌,表现为乳房明显增大,伴随急性炎症改变,晚期出现乳房内肿块，预后较差。乳头派杰氏病又称乳头湿疹性癌，在乳头和乳晕区呈现湿疹样变化。病变继续发展，可扪及肿块，其预后较好。

3.乳头溢液　其液体以血性分泌物多见。此外出现乳头回缩，乳头瘙痒，脱屑，糜烂，溃疡，结痂等症状。

4.心理状态　患者无意中发现乳房内肿块来就诊，一旦怀疑乳腺癌常表现为焦虑，惶恐。

5.辅助检查

(1)乳腺钼靶X线摄影：钼靶X线摄影显示乳房软组织结构，乳腺癌呈现密度增高阴影，边缘呈针状、蟹状改变，局部皮肤增厚。硒静电X线摄影也称干板摄影，方法简便，经济，显像效果好可用于乳腺癌的普查。

(2)超声扫描：高频超声显示癌肿边缘不光滑，凹凸不平，无明显包膜，其组织或皮肤呈蟹足样浸润，内部多呈低回声区改变，腋下可探及肿大淋巴结。

(3)MRI扫描：有助于确定肿瘤的大小。

(4)细胞学穿刺检查：一般采用6～8号细针头，穿入肿块后抽吸出细胞涂片观察，该方法阳性率高，诊断迅速。但对于肿瘤较小、位置较深的患者容易漏诊。

(5)活体组织切取检查：是确定乳腺良性和恶性肿瘤的最佳方法。常对于位置深并且患者乳房肥大时或局限性腺体增厚时采取此种检查。操作多在手术室进行，同时做好进行根治的准备。先在局部麻醉下将肿瘤及部分周围乳腺组织完整切除送冷冻切片检查，根据结果决定手术方式。

【治疗原则】

1.新辅助化疗　随着医学的发展乳腺癌的治疗越来越规范，对于大于2cm的乳腺癌选择新辅助化疗，既可以观察药效，同时又对保乳起到关键的作用。

2.手术治疗　乳腺癌一经确诊，如经2～4个疗程的化疗肿块无明显减小和肿块无变化均须马上行手术治疗。手术方式一般为改良根治术。

3.放疗　对保乳及淋巴结有转移的患者必须进行放疗。

4.内分泌治疗　对于乳腺癌免疫组化显示ER(＋)或PR(＋)的患者须服用5年的他莫昔芬片以减少复发。

5.靶向治疗　对于免疫组化HER-2(＋＋)的患者做基因扩增检测，有基因扩增者使用注射用曲妥珠单抗，对预防复发或缓解病情发展有一定作用。

【护理评估】

了解患者家族中有无乳腺癌发病者，是否有乳腺良性疾病。了解患者月经初潮或绝经期的具体年龄、妊娠数和生育子女数，生育第一胎年龄等。发现乳腺肿块是由患者自我检查发现还是偶然发现。评估肿块的大小、位置、肿块有无触痛、活动度情况，有无腋窝淋巴结肿大等。评估重要脏器功能状况，有无转移灶的表现及恶病质。

【护理要点及措施】

1.术前护理要点

(1)全面评估患者身体情况：包括健康史及其相关因素、身体状况、生命体征，以及神志、精神状态、行动能力等。

(2)讲解术前准备相关知识:在进行术前教育过程中,医护人员应根据患者理解和接受程度恰当介绍麻醉及手术过程,术前术后应遵循的注意事项,如疼痛的控制及术后胸部和患肢手臂感觉的改变等知识。通过以上这些干预方式,将患者的注意力集中到治疗与护理活动中来,有助于其消除疑虑和恐惧,积极配合医护人员工作。

(3)做好心理护理:通过交流和沟通,了解患者及其家属情绪和心理变化,采取诱导方法逐渐使其接受并正视现实。医护人员应热情、耐心、服务周到,对患者给予同情、理解、关心、帮助,告诉患者不良的心理状态会降低机体的抵抗力,不利于疾病的康复。解除患者的紧张情绪,更好地配合治疗和护理。

(4)皮肤准备:对切除范围大、考虑植皮的患者,需要做好供皮区的皮肤准备。

(5)饮食:鼓励患者进食高蛋白、高能量、富含维生素的食物,为术后创面早日愈合创造条件。

2.术后护理要点

(1)按普通外科术后一般护理常规

(2)密切观察生命体征变化:包括体温、血压、脉搏、呼吸,观察并记录生命体征每 4h 一次。

(3)腋下负压引流管的护理:乳房切除后,皮瓣下常规放置负压引流管,以及时引流皮瓣下的渗液和积血,使皮瓣紧贴创面,避免坏死、感染,促进愈合。护理措施包括:①保持引流管通畅,勿使受压、扭曲、打折或脱出;每小时逆向挤压引流管,保持有效的负压。②观察引流液的颜色及引流量,发现问题及时处理。引流液量每天少于 20ml,创面与皮肤紧贴即可考虑拔除引流管,引流管拔除时间一般为术后 5～7d。③若发现局部积液、皮瓣不能紧贴胸壁且有波动感时,应及时报告医师,可在严格消毒后抽取积液并局部加压包扎。

(4)观察皮瓣颜色及创面愈合:手术部位用弹力绷带加压包扎,使皮瓣紧贴创面,松紧度适宜,以维持正常血供为宜。观察上肢远端血液循环,若患侧皮肤呈青紫色伴皮肤温度降低、脉搏不能扪及,提示腋部血管受压,应及时调整绷带的松紧度;若绷带松脱,应及时加压包扎。

(5)改善呼吸困难:胸部加压包扎使患者因胸部压迫而感到呼吸不畅。麻醉苏醒生命体征平稳后可改半卧位,嘱患者使用腹式呼吸和缩唇呼吸,以减轻胸部压力改善呼吸状况,必要时可给予持续低流量吸氧。

(6)患侧上肢的护理:患侧腋窝淋巴结切除后上肢淋巴液回流不畅、加压包扎、头静脉包扎、腋静脉栓塞、局部积液或感染等因素均可导致患侧上肢肿胀。预防措施包括:①术后禁忌经患侧上肢测血压、抽血、注射、输液等;②指导患者自我保护患侧上肢,平卧时用两垫枕抬高患侧上肢,下床活动时用吊带托扶,需他人扶持时只能扶健侧,以防腋窝皮瓣滑动而影响愈合;③按摩患侧上肢或进行握拳、屈、伸肘运动,以促进淋巴回流,如发生轻度或中度淋巴水肿,应抬高手臂休息,沿淋巴走向自下而上轻推以帮助淋巴回流,如发生重度淋巴水肿时,带弹力袖套(日带夜脱)、物理治疗;如手臂变红或异常硬,或水肿严重时应考虑有感染发生,及时通知医师处理;④指导患者上肢功能锻炼,减少或避免术后残疾。术后第 1 天即可下地活动,进行伸指、握拳、屈腕和屈肘等锻炼手、腕部及肘关节的功能;术后 3～5d,可进行肩部抬高运动,如手指爬墙运动、自行梳理头发等。但要注意逐渐递增幅度,量力而行。功能锻炼不能超前或滞后,防止过早活动影响伤口愈合,滞后锻炼影响肩关节功能的恢复。

(7)体位和饮食:患者术后全身麻醉清醒后取半卧位,有利于呼吸和引流。全身麻醉清醒后可正常进食。

【健康教育】

1.指导患者继续进行患侧上肢功能锻炼,如上肢旋转运动,扩胸运动等。避免负重,术后3个月内避免做劳累的活动,避免提、推、拉过重的物品,避免从事重体力劳动或较剧烈的体育活动。患者衣着不可过紧,以免影响血液循环。

2.指导患者定期复查,坚持服药。治疗完成后2～3年每3个月复查1次,以后半年1次,5年后可酌情每年复查1次如需服用他莫昔芬片(阿替洛尔),要遵医嘱持续服用3～5年,并告知患者他莫昔芬可抑制肿瘤细胞生长,不可擅自停药。观察药物治疗的不良反应,若患者出现食欲缺乏、外阴瘙痒、不规则子宫出血等严重不良反应,要及时就诊。

3.遵医嘱按时做放、化疗。放疗期间需要保持照射野皮肤的清洁、干燥,防止溃烂和感染,如发现放射性皮炎及时就诊。化疗期间需要定期复查血常规、肝功能,一旦出现骨髓抑制,需暂停放化疗。

4.指导改善自我形象:①鼓励患者佩戴义乳,佩戴义乳可减少因不相称姿势而导致的颈痛及肩臂疼痛,有助于纠正斜肩、保持平衡、预防颈椎倾斜、恢复良好体态,同时具有保护胸部的作用,并能增强自信心;②选择义乳以及如何佩戴须请专业人员指导,不宜过大或太重,一般在康复一年后佩戴;③对乳腺癌根治术者,术后3个月可行乳房再造术。但有肿瘤转移或乳腺炎者,严禁假体置入;④术后五年应避免妊娠,不要服用避孕药。

5.定期行乳腺自我检查,包括健侧和患侧(方法同乳房纤维腺瘤自查方法)每年X摄片检查1次,以便早期发现复发征象。乳腺癌患者的姐妹和女儿属发生乳腺癌的高危人群,应加强自查,定期体检。

6.加强营养,坚持运动,保持乐观情绪

应进低脂、高蛋白、富含维生素的均衡饮食,保持理想体重。选择一项适合自己并能终生坚持的有氧运动。研究表明均衡饮食、有氧运动及乐观情绪可增强人体免疫系统、有效减轻精神压力、改善睡眠、缓解由癌症及治疗引起的疲劳症状,增强人体的抗病能力。

第四章　胸部疾病患者的护理

第一节　胸部损伤患者的护理

根据胸膜腔是否与外界相通，胸部损伤分为闭合性胸部损伤和开放性胸部损伤；根据损伤暴力性质不同，胸部损伤又分为钝性伤和穿透伤。闭合性胸部损伤多由暴力挤压、冲撞或钝器打击胸部所致。轻者有胸壁软组织挫伤或(和)单纯肋骨骨折，重者可伴有胸腔内器官或血管损伤，导致气胸、血胸。开放性胸部损伤多由锐器或火器引起，多伴有胸腔内组织、器官的裂伤，可引起开放性气胸或血胸。器官组织裂伤所致的进行性出血是病情进展快、病人死亡的主要原因。

【病因与发病机制】

(一)肋骨骨折

肋骨骨折是最常见的胸部损伤，当暴力或钝器撞击胸部，使受伤部位的肋骨向内弯曲折断；胸部前后挤压的间接暴力使肋骨腋段向外弯曲折断。损伤为单根或多根肋骨骨折，亦可为同一肋骨在一处或多处骨折。第1～3肋骨粗短，且有锁骨、肩胛骨保护，不易发生骨折。第4～7肋骨长而薄且固定，最易骨折。第8～10肋前端肋软骨形成肋弓与胸骨相连，第11～12肋前端游离，弹性较大，均不易骨折。骨折断端刺破壁胸膜和肺组织，发生血胸、气胸和皮下气肿。多根、多处肋骨骨折将使局部胸壁失去完整肋骨的支撑而软化，出现反常呼吸运动，即吸气时软化区胸壁向内凹陷，呼气时向外凸出，又称连枷胸，严重影响气体交换。若软化区范围较大，呼吸时两侧胸膜腔压力不平衡，引起纵隔摆动，进一步影响气体交换和腔静脉血液回流，严重时可发生呼吸和循环功能衰竭。

(二)损伤性气胸

创伤后，由于肺组织及支气管的破裂，或因胸壁伤口穿破胸膜，外界空气进入胸膜腔，使胸膜腔积气，称为创伤性气胸。气胸可分为闭合性气胸、开放性气胸、张力性气胸三类。

1.闭合性气胸　受伤后伤口闭合，空气不再进出胸膜腔，胸膜腔内压力低于外界大气压。胸膜腔积气量决定患侧肺的萎陷程度。

2.开放性气胸　外界空气经胸壁的伤口或软组织缺损处，随呼吸自由进出胸膜腔。胸膜腔内压力接近于大气压，患侧肺萎陷，失去呼吸功能。两侧胸膜腔压力不等使纵隔向健侧移位，限制健侧肺的扩张。吸气时，健侧胸膜腔负压增大，纵隔向健侧移位，呼气时，健侧胸膜腔负压缩小，纵隔向患侧移位，导致纵隔随呼吸左右摆动，称为纵隔扑动。纵隔扑动影响静脉回心血流，引起循环障碍。同时，吸气时，健侧肺吸入了由患侧肺排出的含氧量低的气体；呼气时，健侧肺排出的含二氧化碳高的气体进入患侧肺，含氧量低的气体在两侧肺内重复交换，造成机体严重缺氧。

3.张力性气胸　张力性气胸又称高压性气胸，肺组织、支气管损伤处形成单向活瓣，吸气时活瓣开放，空气进入胸膜腔，呼气时活瓣关闭，气体不能排出胸膜腔，导致胸膜腔内压力高于大气压。患侧肺严重萎陷，纵隔明显向健侧移位，腔静脉回流障碍。胸膜腔内的高压气体可进入纵隔或胸壁软组织，形成纵隔气肿或面部、颈部、胸部的皮下气肿。

（三）损伤性血胸

胸部损伤引起胸膜腔积血称为损伤性血胸，与气胸同时存在，称为血气胸。胸膜腔积血来自于肺组织、心脏、心包、膈肌、胸内大血管及其分支、胸壁血管出血。血胸可压迫患侧肺，纵隔向健侧移位，健侧肺也受压，影响呼吸功能，同时腔静脉回流受阻，血容量丢失也会影响循环功能。持续大量出血所致的胸膜腔积血称为进行性血胸。胸膜腔内短期大量出血时，超过了心、肺、膈肌运动所产生的去纤维蛋白作用.胸膜腔内积血可发生凝固，形成凝固性血胸。凝血块机化后形成纤维组织，限制胸廓与肺的运动，影响呼吸功能，称为机化性血胸。细菌在积血中滋生繁殖，引起感染，形成脓胸。

【护理评估】

（一）肋骨骨折

1.健康史　评估病人胸部有无外伤史，受伤时间，受伤经过，以及现场情况等。

2.身体状况　肋骨骨折部位疼痛，深呼吸、咳嗽或变换体位时疼痛加剧。检查时局部淤血、肿胀、压痛、畸形，有时可触及骨擦感。当发生多根多处肋骨骨折时，伤侧胸壁出现反常呼吸运动、发绀、呼吸困难、血压下降，甚至休克。

3.心理-社会状况　病人伤情严重时，会有恐惧、紧张、烦躁等情绪反应。

4.辅助检查　胸部X线检查可显示肋骨骨折断裂线和断端错位，并发血气胸时可有肺受压及胸膜腔积气、积液征象。

5.治疗与反应　闭合性单处肋骨骨折采取止痛、固定胸廓、防治并发症的治疗措施。闭合性多根多处肋骨骨折应尽早行包扎固定或牵引固定，消除胸壁反常呼吸运动。开放性肋骨骨折行彻底清创内固定.并做胸膜腔引流术，应用抗菌药防治感染。

（二）损伤性气胸

1.健康史　评估病人胸部有无外伤史，致伤物的性质及受伤经过等。

2.身体状况

(1)闭合性气胸：胸膜腔少量积气，肺萎陷30%以下，病人可无临床表现。大量积气的病人有明显的呼吸困难、胸闷、胸痛等，体检发现患侧肋间隙饱满，呼吸动度降低，气管向健侧移位，叩诊呈鼓音，呼吸音减弱或消失。

(2)开放性气胸：病人有明显的呼吸困难、口唇发绀甚至休克。体检发现胸壁有伤口，呼吸时能听到空气进出伤口的“嘶嘶”样声音，患侧肋间隙饱满，心脏和气管向健侧移位，叩诊呈鼓音，呼吸音减弱或消失。

(3)张力性气胸:病人有严重的呼吸困难、口唇发绀、大汗淋漓、意识障碍。体检发现患侧胸廓隙饱满,气管明显移向健侧,颈静脉怒张,可触及皮下气肿,叩诊呈鼓音,呼吸音消失。

3.心理-社会状况　病人因意外创伤的打击,可产生紧张、恐惧、悲哀、绝望等心理变化,尤其张力性气胸病人因极度呼吸困难有濒死恐惧感。同时对治疗及预后产生担忧。

4.辅助检查　胸部X线检查可显示肺受压、胸膜腔积气、纵隔移位等情况,同时可有并发肋骨骨折、血胸的相应征象。

5.治疗与反应

(1)闭合性气胸:少量气胸无需治疗,1～2周自行吸收。大量气胸可行胸膜腔穿刺抽气或胸膜腔闭式引流术,同时给氧,用抗菌药预防感染。

(2)开放性气胸:现场封闭胸壁伤口,送达医院后按闭合性气胸进一步处理,补充血容量,纠正休克,清创、缝合胸壁伤口。疑有胸腔内器官损伤或进行性出血需行剖胸探查手术。

(3)张力性气胸:紧急穿刺排气减压,然后进一步处理应做胸膜腔闭式引流术,补充血容量,防治休克,吸氧,应用抗菌药物预防感染。持续漏气或进行性出血时可性剖胸探查手术。

(三)损伤性血胸

1.健康史　评估病人胸部有无外伤史以及受伤时间、姿势、致伤物的性质等。

2.身体状况　少量血胸(成人血胸量≤0.5L)病人可无明显症状,中量血胸(0.5～1.0L)或大量血胸(＞1.0L)病人会有不同程度的面色苍白、脉搏细速、血压下降等低血容量休克表现,并有呼吸急促、胸闷、胸痛等。体检可见患侧肋间隙饱满,气管向健侧移位,叩诊浊音,呼吸音减低或消失。

3.心理-社会状况　血胸病人因胸闷气急会有焦虑、紧张、烦躁等情绪反应,尤其是大量血胸出现呼吸困难及休克时,病人会有濒死恐惧的强烈反应。

4.辅助检查　胸部X线检查可显示胸膜腔积液征象,纵隔向健侧移位,血气胸时可见气液平面。胸穿可抽出不凝固血液。

5.治疗与反应　少量血胸可自行吸收,无需特殊处理,血量多时,尽早行胸穿抽血或胸膜腔闭式引流术。进行性血胸边抗休克边剖胸止血。凝固性血胸或机化性血胸,尽早剖胸清除血块或剖胸纤维组织剥除。近年来,随着内镜的临床应用,电视胸腔镜已用于凝固性血胸的处理,具有创伤小、疗效好、恢复快、费用低等优点。

【护理诊断及合作性问题】

1.急性疼痛　与胸部损伤有关。

2.低效性呼吸形态　与胸部损伤引起的疼痛、胸廓活动受限、肺受压有关。

3.恐惧　与严重胸部外伤和担心预后有关。

4.潜在并发症　呼吸衰竭、脓胸、休克。

【护理目标】

疼痛缓解或消失;恢复正常的呼吸功能;恐惧心理消除,能配合医护人员的治疗与护理。

【护理措施】

(一)急救护理

配合医生做好现场急救处理。①首先抢救生命,给予吸氧及建立静脉通道,防治休克。②

多根多处肋骨骨折:先用厚辅料覆盖胸壁软化区,然后用绷带加压包扎固定。③开放性气胸:用凡士林纱布与呼气末封闭伤口,并加厚敷料覆盖,然后用胶布或绷带包扎固定,使开放性气胸变为闭合性气胸。④张力性气胸:用一根粗针头在患侧锁骨中向第二肋间穿刺入胸膜腔,排气减压,并外接单向活瓣装置。

(二)一般护理

给予病人高蛋白、高维生素、高热量容易消化的食物,保证充足水分的摄入。告知病人注意休息,适当运动。病情稳定后取半卧位。

(三)病情观察

严密观察生命体征,观察呼吸频率、节律、幅度及缺氧症状,注意神志、瞳孔、腹部体征和四肢活动等情况的变化,及时发现多发性损伤和感染。病人若出现以下情况之一者,提示有进行性血胸,则应立即告知医生并配合做好剖胸止血术前准备。①持续脉搏加快、血压降低,或虽经补充血容量血压仍不稳定;②胸膜腔闭式引流出的血性引流物每小时超过 200mL,持续 3h;③血红蛋白量、红细胞计数和红细胞比容进行性降低;④胸穿抽出的血液很快凝固或血液凝固抽不出来,X 线检查显示胸部阴影持续扩大。

(四)保持呼吸道通畅

常规吸氧,鼓励和协助病人深呼吸和有效咳嗽排痰,及时清除呼吸道血液、呕吐物、异物。不能有效排痰或呼吸衰竭者,气管插管或气管切开吸氧、吸痰和辅助呼吸。

(五)减轻疼痛

肋骨骨折配合医生行胸带或宽胶布固定胸壁;遵医嘱用止痛剂或 2%利多卡因肋间神经阻滞或封闭骨折处;指导病人在咳嗽时双手按住患侧胸壁。

(六)预防感染

遵医嘱用抗菌药,严格无菌操作,保持胸膜腔闭式引流通畅。

(七)胸膜腔闭式引流

1.目的与适应证　引流的目的:①排出胸膜腔气体、液体;②恢复和保持胸膜腔负压,使肺复张;③平衡胸膜腔压力,预防纵隔移位。胸膜腔闭式引流主要用于气胸、血胸、脓胸和胸腔手术后的引流。

2.置管的位置、种类和方法　引流气体时在锁骨中线第 2 肋间插管,可选择质地较软、管径为 1cm 的塑料管;引流液体时在腋中线或腋后线的第 6～8 肋间插管,选择质地较硬、管径为 1.5～2cm 的硅胶或橡胶管。

置管时,病人取坐位或半卧位,消毒后在局部胸壁全层做局部浸润麻醉,切开皮肤,钝性分离肌层,沿肋骨上缘置入带侧孔的胸膜腔引流管,其外端经引流连接管连接于无菌引流瓶。缝合切口,固定引流管。

3.引流装置　传统的胸膜腔闭式引流装置有单瓶、双瓶及三瓶 3 种。目前临床广泛使用的是一次性的硅胶胸膜腔引流装置。

(1)单瓶水封闭式引流:由容量为 2000～3000mL 的广口瓶、安装长短 2 根玻璃管的橡胶瓶塞以及 1 根长约 100cm 的橡胶连接管组成。引流瓶中盛无菌生理盐水约 500mL,长玻璃管的上口连接橡胶连接管,下口插入液面以下 3～4cm,短玻璃管上口与外界相通,下口以穿出瓶塞为度。使用时长玻璃管的上口的橡胶连接管与病人胸膜腔引流管相连接。

(2)双瓶水封闭式引流：在单水封瓶旁连接一个密封的空引流瓶，在引流胸腔液体时水封下的密闭系统不受引流量的影响，便于观察引流液的性状、颜色和量。

(3)三瓶水封闭式引流：在双水封瓶的基础上增加一个负压调节瓶。负压调节瓶瓶塞上插有3根玻璃管，两根短管分别连接水封瓶和负压吸引，长管上端与大气相通，下端插入液面10～20cm。

4.护理要点

(1)正确连接管道，保持密封：正确连接引流装置，衔接紧密。水封瓶长玻璃管插入液面下3～4cm，并保持直立。胸膜腔引流管口周围用油纱布严密包盖。搬动病人或更换引流瓶时，应双重夹闭引流管。若引流管从胸膜腔脱出，应立即用手指捏闭伤口皮肤，消毒后用凡士林纱布封闭伤口，并通知医生进一步处理。

(2)妥善固定引流装置：用别针或胶布将引流连接管固定于床上。引流瓶应放置在低于胸膜腔引流口水平面60～100cm。搬运病人时，双钳夹闭引流管后将水封瓶放在病人的两腿之间。

(3)保持引流通畅：引流通畅时有气体或液体排出，或引流瓶长管中的水柱随呼吸上下波动。病情稳定后取半卧位，鼓励病人咳嗽和深呼吸。定时挤捏引流管，防止引流管折叠、扭曲、受压。若引流量过少或玻璃水住不动，应查看引流管是否堵塞，若堵塞，应由近端向远端挤捏引流管或用无菌等渗盐水冲洗。

(4)预防感染：每日更换引流瓶及引流连接管1次，严格无菌操作。保持胸膜腔引流口处的敷料干燥、清洁。水封瓶不可倒置、倾斜，不可高于胸部。

(5)观察并记录：观察并记录引流液的量、颜色和性状。开胸术后24h内引流出的血性液体不超过500mL，而且颜色逐渐变淡，量逐渐变少。若每小时持续性引流出200mL以上的血性液体，提示有胸腔内出血；若有大量气泡持续逸出，可能有肺裂伤或支气管胸膜瘘，应立即报告医生。

(6)拔管：引流管无气体逸出或引流量明显减少且颜色变淡，24h引流液少于50mL或脓液少于10mL，X线片显示肺膨胀良好，病人无呼吸困难，可拔出胸膜腔引流管。拔管时，先用血管钳夹紧胸膜腔导管，再将胸膜腔导管与引流装置分离，常规消毒后，拆除固定缝线，嘱病人深吸气后屏气，迅速拔管，拔管后立即用凡士林厚纱布覆盖，宽胶布封闭，胸带包扎。拔管后，还应注意观察病人是否有胸闷、呼吸困难，伤口渗血、渗液、漏气等，发现异常及时报告医生。

(八)心理护理

加强与病人和家属的沟通，解释各种症状的原因及预后，说明手术治疗和护理操作的必要性、安全性，关心、体贴、理解病人，取得病人的信任并使其积极配合治疗和护理。

【护理评价】

病人的疼痛是否缓解或消失；是否恢复了正常的呼吸功能；恐惧心理是否消除，是否能配合医护人员的治疗与护理。

【健康指导】

1.向病人解释说明胸穿、胸膜腔闭式引流等操作的目的及注意事项，以取得合作。

2.指导病人练习腹式呼吸及有效咳嗽，鼓励病人早期活动并说明其意义。

3.胸部损伤的病人若出现肺功能能下降或严重肺纤维化，嘱病人戒烟，避免刺激物的吸入。

4.告知病人肋骨骨折恢复期胸部仍有轻微疼痛，但不会影响患侧肩关键的功能锻炼。3个月后复查胸部X线检查。

5.出院后注意合理休息，加强营养。心肺损伤严重者需定期来院复诊。

第二节 脓胸患者的护理

脓胸是指脓性渗出液积聚于胸膜腔的化脓性感染。脓胸按病理发展过程分为急性脓胸、慢性脓胸；按致病菌的不同分为化脓性脓胸、结核性脓胸、特异病原性脓胸；按病变波及范围分为全脓胸、局限性脓胸。

【病因与发病机制】

(一)急性脓胸

致病菌多来自肺内感染病灶，常见的致病菌是金黄色葡萄球菌，其次是肺炎球菌、大肠杆菌等。致病菌进入胸膜腔途径如下。①直接由化脓病灶侵入或破入胸膜腔，或因手术、外伤污染胸膜腔而感染。②经淋巴途径，如膈下脓肿、肝脓肿、化脓性心包炎等。③血源性播散，脓毒症时致病菌可经血液循环进入胸膜腔。

感染侵犯胸膜后，胸膜充血、水肿、渗出。早期渗出液含白细胞和纤维蛋白，呈浆液性。病情加重后，脓细胞及纤维蛋白增多，渗出液呈脓性。随后纤维蛋白沉积在脏、壁胸膜表面形成纤维素膜。

(二)慢性脓胸

慢性脓胸多由急性脓胸就诊太晚或未及时治疗；急性脓胸处理不当；脓腔内有异物存留，使胸膜腔内感染难以控制；胸膜腔毗邻有慢性感染病灶；有特殊病原菌存在等原因引起。

随着病情发展，毛细血管及炎性细胞形成肉芽组织，纤维蛋白沉着在胸膜上机化形成致密的纤维板，构成脓腔壁，腔内有脓性沉淀物和肉芽组织。纤维板紧束肺组织，牵拉胸廓内陷，牵拉纵隔移向患侧，使肺的膨胀和胸廓的活动受限，从而影响呼吸功能。

【护理评估】

(一)健康史

评估病人胸部有无感染病灶、有无手术史、外伤史。

(二)身体状况

1.急性脓胸　常有高热、胸痛、气促、全身乏力、咳嗽、咳痰、胸闷等症状。体检患侧胸部语颤减弱，胸廓饱满，肋间隙增宽，叩诊浊音，脓气胸叩诊上部鼓音，下部浊音。听诊呼吸音减弱或消失。严重者出现发绀和休克。

2.慢性脓胸　有长期低热、食欲不振、消瘦、贫血、低蛋白血症等全身慢性感染中毒症状，有时还有胸部隐痛、气促、咳嗽、咳脓痰。体检患侧胸壁塌陷，气管向患侧移位，肋间隙变窄，呼吸运动受限，叩诊实音，呼吸音减弱或消失，脊柱侧弯，杵状指(趾)。

（三）辅助检查

1.急性脓胸　X线显示患侧胸膜腔有致密阴影。血白细胞计数及中性粒细胞比例增高。胸膜腔穿刺抽出脓液。

2.慢性脓胸　X线显示患侧胸膜腔有密度增高的阴影，患侧胸壁塌陷，气管移向患侧，肋间隙变窄，脊柱侧弯。血红蛋白、血细胞、血浆蛋白、白蛋白降低。

（四）治疗与反应

1.急性脓胸　应用抗菌药控制感染，去除病因，加强全身支持治疗，胸膜腔穿刺或胸膜腔闭式引流排除脓液。

2.慢性脓胸　改善全身情况，消除中毒症状，纠正营养不良，积极对因治疗，必要时手术治疗以消灭脓腔，促使肺复张，恢复肺功能。

【护理诊断及合作性问题】

1.低效性呼吸型态　与脓液压迫肺组织、纤维板束缚肺组织牵拉胸廓有关。

2.体温过高　与感染有关。

3.营养失调：低于机体需要量　与摄入不足、消耗增加有关。

【护理目标】

病人呼吸功能改善；体温恢复正常；营养状况改善。

【护理措施】

（一）一般护理

鼓励病人进食高蛋白、高热量、富含维生素的饮食，必要时少量多次输血，多饮水。病情稳定后，取半卧位，多做深呼吸，有效咳嗽、排痰。有支气管胸膜瘘者取患侧卧位，防止脓液流向健侧或引起窒息。高热者给予物理降温，必要时按医嘱用药。

（二）胸膜腔穿刺护理

每日或隔日1次做胸膜腔穿刺抽脓，并向胸膜腔内注入抗菌药。穿刺中及穿刺后注意观察病人的反应。

（三）手术后护理

胸廓成形术后，取术侧向下卧位，定时检查调整胸带。胸膜纤维板剥除术后.应严密观察生命体征及引流液的性质和量，以便及早发现出血。若有出血，按医嘱输血、用止血药，必要时做好再次剖胸止血准备。

【护理评价】

病人呼吸功能是否改善；体温是否恢复正常；营养状况是否改善。

【健康指导】

指导胸廓成形术后的病人.在生活、工作中采取躯干直立的姿势，坚持练习头部前后左右回转运动，练习上半身的前屈运动及左右弯曲运动。指导病人合理营养，注意休息。出院后循序渐进进行增加肺活量的锻炼。

第三节 胸部肿瘤患者的护理

一、食管癌病人的护理

食管癌是消化道常见的恶性肿瘤，多见于男性，发病年龄多在40岁以上。我国是世界上食管癌高发地区之一。

【病因与发病机制】

（一）病因与发病机制

病因尚不清楚。可能的致病因素如下。①不良生活习惯：长期饮烈性酒、吸烟，进食过快，吃的食物过热、过硬等。②化学因素：亚硝胺致癌性强，在高发区的膳食、饮水、酸菜中亚硝胺的含量高。③微量元素及维生素缺乏：食管癌高发区的调查显示，饮水、食物中的钼、锰、铁等微量元素含量低，维生素A、B_2、C等缺乏。④食管癌具有遗传易感性。⑤癌前病变：慢性食管炎、食管狭窄、食管白斑等。⑥生物因素：在某些高发区的粮食中、食管癌病人的上消化道中或切除的食管癌标本上，均能分离出多种真菌，其中某些真菌有致癌作用。

（二）病理

食管癌胸中段较多见，下段次之，上段较少。大多为鳞癌，食管癌的大体病理分型包括髓质型、蕈伞型、溃疡型、缩窄型，髓质型最常见，恶性程度高。食管癌转移主要经淋巴途径，血行转移发生较晚。

【护理评估】

（一）健康史

评估病人的家族史、饮食习惯、有无长期酗酒、吸烟史等。

（二）身体状况

病人早期症状不明显.在吞咽粗硬食物时有不适感，包括进食时有轻微的哽噎感，吞咽时食管内刺痛或隐痛感，胸骨后闷胀、隐痛、烧灼感。食物通过缓慢，并有停滞感或异物感。

中晚期食管癌的典型症状是进行性咽下困难，先是难咽干硬食物，继而半流质，最后水和唾液也不能咽下。病人逐渐出现消瘦、贫血、营养不良、脱水、声音嘶哑、呕血、食管气管瘘、进食时呛咳及肺部感染。肿瘤可压迫气管，造成咳嗽、呼吸困难、发热、咯血及肺部感染等。当癌肿侵蚀气管形成食管气管瘘；侵犯胸壁的肋间神经，引起持续性胸背部疼痛；侵犯喉返神经造成声嘶。此外，还可出现锁骨上淋巴结肿大、肝大、胸水等转移表现。

（三）心理-社会状况

食管癌是恶性肿瘤，病人对疾病的预后产生恐惧、焦虑心理；食管癌病人治疗效果不好，预后很差，也会出现悲哀、绝望等情绪反应。

（四）辅助检查

1.食管吞钡X线检查　了解食管黏膜的改变、充盈的缺损、龛影的形成、管腔的狭窄等改变。

2.脱落细胞学检查用带网气囊食管细胞采集器，做食管拉网检查脱落细胞，阳性率可达90%以上。

3.纤维食管镜检查　在直视下钳取活组织做病理组织学检查。

（五）治疗与反应

食管癌首选手术治疗。早、中期的病人做食管癌根治术，切除癌肿和上下5cm范围的食管及所属区域的淋巴结，以胃、结肠或空肠代食管。晚期病人，可做姑息性手术，如食管胃转流吻合术、食管腔内置管术、胃造瘘术置支架等。手术前后辅以放疗和化疗。

食管癌手术后可出现吻合口瘘、乳糜胸等并发症。

吻合口瘘是由于吻合口破裂所致，是最严重的并发症，也是引起死亡的主要原因。多发生于术后5～10天。病人出现呼吸困难、胸腔积液、全身中毒症状、休克、脓毒症。

乳糜胸是胸导管损伤所致。多发生于术后2～10天，少数病例发生于术后2～3周。早期胸膜腔内为淡血性或淡黄色液，进食后为白色乳状液体或小米饭汤样。病人出现胸闷、气急、心悸、血压下降，若不及时处理，病人可在短时间内由于水、电解质、脂肪、蛋白质、酶、抗体等的丢失而引起全身消耗、衰竭而死亡。

【护理诊断及合作性问题】

1.营养失调：低于机体需要量　与进食不足、呕吐及消耗增加有关。

2.体液不足　与吞咽困难、呕吐、水分摄入不足等有关。

3.潜在并发症　吻合口瘘、乳糜胸等。

【护理目标】

病人营养状况得到改善；体液维持平衡；及时预防和护理术后并发症。

【护理措施】

（一）手术前护理

术前常规做好营养支持、口腔护理、呼吸道准备及心理护理，并重点做好消化道准备。①餐后饮水，术前1周按医嘱口服抗生素溶液。②术前3天进流质饮食，术前1天禁食。③食管梗阻者，术前3天每晚用生理盐水100mL加抗生素经鼻胃管冲洗食管。④拟结肠或空肠代食管者，术前做好肠道准备。⑤手术日晨常规置胃管或十二指肠营养管。

（二）手术后护理

术后常规做好病情观察、呼吸道护理、胸膜腔闭式引流的护理、心理护理、胃肠减压护理、放疗和化疗护理，并重点做好饮食护理。①术后3～4天内，严格禁饮食。②术后3～4天，肛门排气，拔除胃管。拔管24h后，少量饮水。术后5～6天，给予少量流质饮食，每2小时给100mL，每天6次，如无异常，渐至全量。术后10天左右进半流质饮食，3周试进普食。③注意少食多餐，防止进食过多、过快，避免生、冷、硬食物。④留置十二指肠营养管者，在拔除胃管后，经营养管注入40℃左右的营养液，术后7～10天拔除营养管，经口进流质饮食。

（三）手术后并发症的护理

1.吻合口瘘　术后5～10天严密观察病人有无吻合口瘘的症状。一旦出现，应立即报告医生并做好护理措施。①禁饮食；②行胸膜腔闭式引流；③遵医嘱应用抗菌药及肠外营养支持;④必要时做好术前准备。

2.乳糜胸 一旦出现乳糜胸的表现,立即报告医生,做好以下护理措施。①胸膜腔闭式引流;②禁饮食,肠外营养支持;③输血及白蛋白;④行胸导管结扎术。

【护理评价】

病人营养状况是否得到改善;体液能否维持平衡;术后并发症能否及时得到预防和护理。

【健康指导】

1.嘱病人术后由少到多、由干到稀,逐渐增加食量,防止进食过多、过快,避免生、冷、硬、刺激性食物,质硬的药片碾碎后服用。

2.告知食管胃吻合术的病人,由于术后胃部上提入胸腔,肺部受压,因此进食后可能有胸闷、呼吸困难,应少食多餐,进食后2h勿平卧,睡眠时将枕头垫高。一般经1～2个月可缓解。

3.告知病人定期到医院复查。术后3周有咽下困难时,可能为吻合口狭窄,应及时复诊。

二、肺癌病人的护理

肺癌大多数起源于支气管黏膜上皮,故亦称为支气管肺癌。发病年龄多在40岁以上,男女之比为(3～5):1。在欧美某些国家和我国大城市中,肺癌已处于男性恶性肿瘤的首位。

【病因与发病机制】

(一)病因与发病机制

病因不完全明确。长期大量吸烟是肺癌的一个重要致病因素。某些工业部门和矿区职工,长期接触石棉、铬、镍、铜、锡、砷、放射性物质等致癌物质,肺癌的发病率较高。大气污染与肺癌的发病密切相关。人体内在因素如免疫状态、代谢活动、遗传因素、肺部慢性感染等对肺癌的发病有影响。

(二)病理

肺癌的分布是右肺多于左肺,上叶多于下叶。起源于主支气管、肺叶支气管,位置靠近肺门者称中心型肺癌。起源于肺段支气管以下,位置在肺的周围的称周围型肺癌。1998年7月国际肺癌研究协会与世界卫生组织对肺癌的病理类型作了修订,按细胞类型将肺癌分为9种,临床上常见的有鳞状细胞癌、小细胞癌、大细胞癌、腺癌。其中鳞癌最常见,小细胞癌恶性程度最高。肺癌的转移有直接扩散、淋巴转移、血行转移3条途径,淋巴转移是最常见的途径。

【护理评估】

(一)健康史

评估病人的个人生活史、职业史、其他相关病史。

(二)身体状况

肺癌症状取决于发生部位、大小、是否压迫邻近器官及有无转移。早期可无明显症状。癌肿增大后,常出现刺激性咳嗽(干咳),并有痰中带血,大量咯血很少见。癌肿引起支气管阻塞时,出现胸闷、气促、发热、胸痛、脓痰等症状。

晚期肺癌除了消瘦、贫血、营养不良、乏力等全身症状外,还可出现压迫、侵犯邻近器官、组织或转移症状,如膈肌麻痹、声音嘶哑、上腔静脉综合征、胸腔积液、气促、呼吸困难、剧烈胸痛、颈交感神经综合征(Horner 征)。此外,由于癌肿产生内分泌物质,出现非转移性肺外症状.如关节病综合征(杵状指、骨关节痛、骨膜增生)、男性乳腺增大、库欣综合征、重症肌无力、高钙血症等。

(三)心理-社会状况

肺癌是恶性肿瘤,病人对疾病的预后会产生恐惧、焦虑心理;同时,由于手术及其他治疗带来的不良反应和高额费用会使病人产生悲哀、绝望等情绪反应。

(四)辅助检查

1.X 线　块影轮廓不规则、边缘不清或呈分叶状、周围有毛刺,肿瘤中心液化坏死,可见偏心性空洞。如果有支气管梗阻,可出现肺不张。

2.CT、MRI　可发现微小病变,还可显示淋巴结转移情况和邻近器官受侵犯情况。

3.痰细胞学检查　肺癌表面脱落的癌细胞可随痰液咯出。伴有血痰的中心型肺癌,痰中找到癌细胞的机会更多。痰检查的准确率为 80%以上。

4.支气管镜检查　中心型肺癌诊断阳性率较高。可直视肿瘤,并可取活组织做病理切片检查,也可刷取肿瘤表面细胞或吸取支气管内分泌物进行检查。

(五)治疗与反应

手术治疗仍是肺癌最重要和最有效的治疗手段,但必须辅以放疗、化疗、中医中药治疗及免疫治疗等进行综合治疗以提高治疗效果。

1.手术治疗　肺切除术的范围,决定于病变的大小、部位。可根据病情施行肺叶切除术或一侧肺切除术。肺切除术后并发症有肺炎、肺不张、胸腔内出血、支气管胸膜瘘、心律失常等。

支气管胸膜瘘是肺切除术后较严重的并发症,多发生于术后 1 周。病人突然出现发热、呼吸急促、刺激性咳嗽,伴血痰或痰中带血,患侧出现液气胸的体征。若将亚甲蓝溶液注入胸膜腔,病人咳出带有蓝色的痰液即可确诊。

2.放射治疗　在各种类型的肺癌中,小细胞癌对放射治疗最敏感,鳞癌次之,腺癌对放疗敏感性最低。临床上常采用的是术后放疗,多在术后 1 个月进行。有些病例术前放疗可提高肺癌病灶的切除率。晚期肺癌可行姑息性放疗,以缓解症状。

3.化学治疗　与手术、放疗联合应用,可防止癌肿转移复发,提高治愈率。它也可单独应用于晚期肺癌,以缓解症状。对小细胞癌,疗效较好。

4.中医中药治疗及免疫治疗　可改善症状,激发和增强人体的免疫功能,延长寿命。

【护理诊断及合作性问题】

1.气体交换受损　与肺部病变、手术切除肺组织有关。

2.恐惧　与担心手术、预后等因素有关。

3.潜在并发症　肺炎、肺不张、胸腔内出血.支气管胸膜瘘、心律失常。

【护理目标】

恢复至正常的气体交换;减轻或消除恐惧;及时预防和护理术后并发症。

【护理措施】

(一)手术前护理

术前做好常规准备、营养支持及心理护理,并重点做好呼吸道管理。①术前 2 周戒烟。

②注意口腔卫生,有口腔慢性感染、口腔溃疡应给予治疗。③指导病人进行腹式深呼吸、有效咳嗽排痰练习。④伴有慢性支气管炎、肺内感染、肺气肿的病人,按医嘱用抗菌药、支气管扩张剂、祛痰剂,必要时吸痰、吸氧。呼吸功能失常的病人,根据病情应用机械通气。

(二)手术后护理

1.一般护理　病人全麻清醒、血压平稳后取半坐卧位,肺叶切除后可取侧卧位,全肺切除应避免完全侧卧位,防止纵隔移位和压迫健侧肺,可采取1/4侧卧位。按医嘱静脉输液,严格掌握输液速度和输液量,全肺切除者,24h补液量不超过2000mL,速度以每分钟20～30滴为宜。加强营养,给予高蛋白、高热量、丰富维生素饮食,必要时肠内或肠外营养。

2.观察病情　术后每15min测1次体温、脉搏、心率、呼吸、血压,病情稳定后改为0.5～1h测1次。同时观察病人的神志、面色、末梢循环情况。

3.呼吸道护理　这是术后护理的重点。保持呼吸道通畅,常规给予吸氧。术后24～48h内,每隔1～2h叫醒病人做深呼吸5～10次。同时鼓励并协助病人有效咳嗽、排痰,必要时行叩背排痰。痰液黏稠不易咳出者,可行雾化吸入,咳痰无力者可行鼻导管吸痰,必要时协助医生行支气管镜下吸痰或气管切开术。

4.胸膜腔闭式引流护理　按胸腔闭式引流常规护理。全肺切除后胸膜腔引流管一般呈钳闭状态,使术侧胸膜腔有一定量的积气积液,防止纵隔移位。根据胸膜腔内的压力酌情间断开放引流管,每次放液量不超过100mL,速度宜慢,以维持气管、纵隔居于中间位置。

5.指导功能锻炼　指导病人早期活动并进行患侧上肢功能锻炼。

6.手术后并发症的护理　一旦发生支气管胸膜瘘应立即报告医生,并协助进行胸膜腔闭式引流,按医嘱用抗菌药,必要时做好手术修补瘘口的准备。

7.心理护理　关心体贴病人,取得病人的信任,启发引导病人说出产生心里问题的原因,有针对性地进行心理护理,帮助病人树立战胜疾病的信心,积极配合治疗与护理。

【护理评价】

气体交换能否恢复正常;能否减轻或消除恐惧;术后并发症能否及时得到预防和护理。

【健康指导】

1.让病人认识到吸烟的危害,劝其戒烟。

2.改善工作环境,防止空气污染。

3.告知上肢康复锻炼的意义,让病人出院后继续坚持。

4.告知病人预防呼吸道感染的重要性。术后一段时间内避免出入公共场所或与呼吸道感染者接触,避免与烟雾、化学刺激物接触。

5.出院后定期复查。如出现伤口疼痛、剧烈咳嗽、咯血等症状,应及时返院复诊。

第五章　胃肠疾病患者的护理

第一节　腹外疝患者的护理

一、概论

机体内脏器官或组织离开其正常解剖部位，通过先天或后天形成的孔隙、薄弱点或缺损进入另一部位，称为疝，多见于腹部。腹部疝分为腹外疝和腹内疝，以腹外疝多见。腹外疝是由腹腔内脏器或组织连同壁腹膜，经腹壁孔隙或薄弱点向体表突出所形成，是最常见的外科疾病之一。腹内疝则是腹腔内脏器或组织在腹腔内进入某一间隙而形成，如小网膜孔疝。

【病因】

腹壁强度降低和腹内压增高是形成腹外疝的两个主要原因。

（一）腹壁强度降低

引起腹壁强度降低的原因有：①腹壁先天存在的一些薄弱部位，如精索或子宫圆韧带穿过腹股沟管、股动静脉穿过股管、脐血管穿过脐环以及腹白线发育不全；②腹壁受后天性因素的影响，如手术切口愈合不良、外伤、感染、腹壁神经损伤、年老、久病、肥胖、肌肉萎缩等。

（二）腹内压力增高

引起腹内压力增高的常见原因有：慢性咳嗽、便秘、排尿困难、大量腹水、妊娠、举重、婴儿经常啼哭等。正常人若腹壁强度正常，尽管有腹内压增高情况，也不致发生疝。

【病理生理】

典型的腹外疝是由疝环、疝囊、疝内容物和疝外被盖组成。疝囊是壁层腹膜经疝环向外突出的囊袋，由疝囊颈和疝囊体组成；疝囊颈是疝囊比较狭窄的部分，是疝环所在的部位，又称疝门，它是疝突向体表的门户，疝通常以疝门所在部位命名，如腹股沟疝、股疝、脐疝、切口疝等；疝内容物是进入疝囊的腹腔内脏器或组织，以小肠最为多见，大网膜次之，其他如盲肠、阑尾、乙状结肠、横结肠、膀胱等均可作为疝内容物进入疝囊，但较少见；疝外被盖是指疝囊以外的腹壁各层组织。

【临床分类】

(一)易复性疝

疝内容物很容易回纳入腹腔,称为易复性疝。

(二)难复性疝

疝内容物不能或不能完全回纳入腹腔内,称难复性疝。疝内容物反复突出,致疝囊颈受摩擦而损伤,并产生粘连是导致疝内容物不能回纳的常见原因。其内容物多数为大网膜。

(三)嵌顿性疝

疝门较小而腹内压骤然增高时,疝内容物可强行通过囊颈而进入疝囊,随后因囊颈的弹性回缩将内容物卡住,使其不能回纳,称为嵌顿性疝或箝闭性疝。其内容物如果是肠管,肠壁及其系膜可在疝门处受压,先是静脉回流受阻,导致肠壁淤血和水肿,肠壁颜色由正常的淡红逐渐转为暗红,囊内可有淡黄色渗液积聚;若能及时解除嵌顿,上述病变可恢复正常。

(四)绞窄性疝

嵌顿若不及时解除,肠管及其系膜受压程度不断加重可使动脉血流减少直至完全阻断,称为绞窄性疝。此时肠壁逐渐失去原有的光泽、弹性和蠕动能力,最终坏死变黑。疝囊内渗液变为淡红色或暗红色。若继发感染,疝囊内的渗液则为脓性。

嵌顿性疝和绞窄性疝实际上是一个病理过程的两个阶段,临床很难截然区分,所以在临床护理此类患者过程中,要注意密切观察。

二、腹股沟疝

腹股沟区是前外下腹壁的一个三角形区域,上界为髂前上棘至腹直肌外缘的水平线,下界为腹股沟韧带,内界为腹直肌外缘。发生在这个区域的腹外疝,即称为腹股沟疝。

腹股沟疝分为腹股沟斜疝和直疝两种。疝囊经过腹壁下动脉外侧的腹股沟管深环(内环)突出,向内、向下、向前斜行经过腹股沟管,再穿出腹股沟管浅环(皮下环),并可进入阴囊者,称为腹股沟斜疝。疝囊经腹壁下动脉内侧的直疝三角直接由后向前突出而形成的疝,为腹股沟直疝,其不经过内环,也不进入阴囊。斜疝是最多见的腹外疝。腹股沟疝男女发病的比例约为15∶1,右侧比左侧多见。

【解剖概要】

1.腹股沟区的解剖层次　由浅至深有:①皮肤、皮下组织和浅筋膜;②腹外斜肌;③腹内斜肌和腹横肌;④腹横筋膜;⑤腹膜外脂肪和腹膜壁层。

2.腹股沟管的解剖　腹股沟管位于腹前壁、腹股沟韧带内上方。成人腹股沟管长4～5cm。腹股沟管的内口即深环,外口即浅环。它们的大小一般可容一指尖。腹股沟管以内口为起点,由外上走向内下、由深向浅斜行。女性腹股沟管内有子宫圆韧带通过,男性则有精索通过。

3.直疝三角　直疝三角的外侧边是腹壁下动脉,内侧边为腹直肌外侧缘,底边为腹股沟韧带。此处腹壁缺乏完整的腹肌覆盖,且腹横筋膜又比周围部分薄,故易发生疝。腹股沟直疝即在此由后向前突出,故称直疝三角。

【发病机制】

腹股沟斜疝的发生有先天性和后天性因素之分。

1.先天性鞘突未闭　胚胎早期，随着睾丸逐渐下降，在未来的腹股沟深环处带动腹膜下移，并推动皮肤形成阴囊，下移的腹膜也形成一鞘突；婴儿出生后，若鞘突不闭锁或闭锁不完全，则与腹腔相通；当小儿啼哭、排便等使腹内压力增加时，肠管、大网膜等即可进入鞘突形成疝，鞘突成为疝囊。由于右侧睾丸下降比左侧略晚，鞘突闭锁也较迟，故右侧腹股沟斜疝较多见。

2.后天性腹壁薄弱或缺损　腹股沟疝都存在腹横筋膜不同程度的薄弱或缺损。此外，腹横肌和腹内斜肌发育不全对发病也起着重要作用。

3.腹股沟直疝　直疝三角处腹壁缺乏完整的腹肌覆盖，且腹横筋膜又比周围部分薄，故易发生疝。老年人由于肌肉组织的退行性变而更容易发生。

【临床表现】

（一）腹股沟斜疝

主要临床表现是腹股沟区有一突出的肿块。开始时肿块较小，局部仅有轻度坠胀感，此时诊断较为困难；当肿块明显，如斜疝穿过浅环进入阴囊时，诊断就比较容易。

1.易复性斜疝　腹股沟区有肿块和偶有胀痛。肿块常在站立、行走、咳嗽或劳动时出现，可降至阴囊或大阴唇。若平卧休息或用手将肿块向腹腔推送，肿块可消失。

2.难复性斜疝　疝块不能完全回纳。滑动性斜疝除了疝块不能完全回纳外，可伴有消化不良和便秘等症状，并以右侧腹股沟区多见。

3.嵌顿性疝　多发生于强力劳动或排便等腹内压骤增时。表现为疝块突然增大，伴有明显疼痛，平卧或用手推送不能使疝块回纳。疝块有明显触痛，紧张发硬。得不到及时处理时，可发展成绞窄性疝。

4.绞窄性疝　是嵌顿性疝的延续过程，临床表现更为严重。但如果发生肠襻坏死穿孔时，由于疝内压力突然下降，疼痛可暂时缓解。绞窄时间较长者，由于疝内容物发生感染，可侵及周围组织而引起疝外被盖的急性炎症，严重者可出现脓毒症。

（二）腹股沟直疝

当患者站立时，在腹股沟内侧端、耻骨结节外上方出现一半球形肿块，不伴有疼痛或其他症状，极少发生嵌顿。疝内容物常为小肠或大网膜。常见于老年体弱者。

【辅助检查】

1.透光试验　腹股沟斜疝透光试验阴性。

2.实验室检查　当疝内容物继发感染时，血常规检查白细胞计数和中性粒细胞比例升高。

3.X线检查　嵌顿性或绞窄性疝时，X线可见肠梗阻征象。

【诊断要点】

根据病史、临床表现，对此病做出诊断并不难，但应注意腹股沟斜疝和腹股沟直疝各自的特点并加以区别。还需与精索鞘膜积液、精索静脉曲张、睾丸鞘膜积液、交通性鞘膜积液、隐睾、急性肠梗阻等相鉴别。

【治疗要点】

腹股沟疝应尽早施行手术治疗。

(一)非手术治疗

1.半岁以下婴幼儿可暂不手术,因为婴幼儿腹肌可随躯体生长逐渐强壮,疝有自行消失的可能,可采用棉线束带或绷带压住腹股沟管深环,防止疝块突出。

2.伴有其他严重疾病而不能手术或年老体弱者,白天可在疝内容物回纳后,将医用疝带的软压垫顶住疝环,阻止疝块突出。长期使用疝带可反复摩擦疝囊颈致其增厚,增加疝嵌顿的机会,并且容易使疝囊与疝内容物发生粘连。

(二)手术治疗

手术治疗腹股沟疝是最有效的方法。

1.传统疝修补术

(1)疝囊高位结扎术:在内环水平,高位结扎切断疝囊,为单纯的疝囊切除。适用于:①婴幼儿或小儿。②绞窄性斜疝,因肠坏死而局部有严重感染,先选择疝囊高位结扎,待炎症消退后再择期进行修补手术。

(2)疝修补术:在疝囊高位结扎的基础上,加强或修补腹股沟管管壁或整个腹股沟薄弱区,是最常用的治疗方法。常用方法有:①加强腹股沟前壁,以 Ferguson 法常用;②修补或加强腹股沟后壁,常用 Bassini 法、Halsted 法、McVay 法和 Shouldice 法。

2.无张力疝修补术　近年来,强调无张力疝修补术。用人工合成纤维网片材料(聚四氟乙烯、Prolene、Mersilene、Marlex 网片及填充式材料等),在无张力的情况下进行疝修补术。该方法最大优点是创伤小、下床早、恢复快。但人工材料属体内异物,有潜在排异反应和感染。

3.经腹腔镜疝修补术　属于微创外科范畴,在腹腔镜下,于腹膜前间隙植入网片(TAPP 或 TEP),或将网片直接固定在腹膜上(IPOM),加强腹壁缺损处。该手术具有创伤小、痛苦少、恢复快、美观等优点,但其对技术设备要求较高。

4.嵌顿性和绞窄性疝的处理原则　嵌顿性疝具备下列条件是可先试行手法复位:①嵌顿时间发生在 3～4h 内,无明显局部压痛,无腹膜刺激征者;②年老体弱或伴有其他严重疾病而肠襻尚未绞窄坏死者。复位方法:使患者头低足高卧位,注射吗啡或哌替啶止痛镇静、松弛腹肌,然后用手托起阴囊缓慢地将疝内容物推向腹腔。手法复位后 24h 内必须严密观察腹部体征,若出现腹膜炎或肠梗阻的表现,即应尽早手术探查。

除上述情况外,嵌顿性疝和绞窄性疝原则上应紧急手术治疗,以防疝内容物坏死,同时解除伴发的肠梗阻。

【护理评估】

(一)术前评估

1.健康史　询问患者的职业,是否存在腹外疝的诱发因素;有无手术、切口感染史;有无慢性咳嗽、便秘、排尿困难(如良性前列腺增生、膀胱结石、包茎)、腹水等病史;女性患者注意询问其孕育史;患儿应注意询问是否经常啼哭。

2.目前身体状况　注意询问患者的局部不适症状,有无坠胀感,有无局部疼痛,有无肠梗阻的症状;检查疝块的部位、大小、质地、有无压痛、能否回纳,有无肠绞窄征象。评估有无因疝发生嵌顿或绞窄引起肠梗阻而导致的脱水或电解质紊乱的迹象。

3.心理、社会状况　询问患者有无因疝块出现而感到焦虑不安。了解患者对腹内压升高和腹外疝相关知识的掌握程度，了解对手术有无存在顾虑。

（二）术后评估

评估术后有无切口感染、阴囊水肿等并发症，是否仍然存在腹内压增高的因素。

【常见护理诊断/问题】

1.疼痛　与难复性疝、嵌顿性疝、绞窄性疝及手术创伤有关。

2.有感染的危险　与手术、术中使用人工合成材料有关。

3.体液不足　与疝发生嵌顿或绞窄后引起的机械性肠梗阻有关。

4.知识缺乏　缺乏预防腹内压升高的有关知识。

5.潜在并发症　术后切口感染、阴囊水肿。

【护理目标】

（1）患者疼痛减轻或消失。

（2）患者伤口愈合良好，没有感染发生。

（3）患者未发生水、电解质紊乱和酸碱失衡。

（4）患者能自述腹外疝发病的相关因素和预防复发的措施。

（5）并发症能得到预防、及时发现与处理。

【护理措施】

（一）非手术治疗的护理

（1）腹股沟斜疝患者采用医用疝带治疗时，应指导患者正确佩戴，以防疝带压迫错位而起不到作用，长期佩戴患者会有不舒适感，而产生厌烦情绪，应详细说明佩戴疝带的作用，耐心配合治疗和护理。腹股沟疝患儿采用棉束带压迫治疗时，应注意控制束带的松紧度，束带若被粪尿污染后应立即更换，以防发生皮炎。

（2）嵌顿性疝采用手法复位的患者，应密切观察其腹部情况，若腹痛不缓解或加重，甚至出现腹膜炎体征，应及时报告医生处理。

（二）手术前护理

1.心理护理　术前向患者及其家属解释腹外疝的病因和诱发因素、手术治疗的效果和手术治疗的必要性，稳定患者的情绪。

2.消除腹内压升高的因素　择期手术的患者如有咳嗽、便秘、排尿困难或腹水等症状时，应先处理后再行手术.否则会导致手术失败。积极治疗支气管炎、慢性前列腺炎等，吸烟者应在术前两周戒烟，注意保暖，防止感冒，多饮水，多吃富含纤维素的饮食，防止便秘。

3.严格备皮　目的是预防切口感染，防止疝复发。手术前手术区皮肤如有化脓性感染发生，应暂停手术。手术区剃毛时注意不可划伤皮肤，如有损伤应待伤口愈合、痂皮脱落后方可手术。

4.灌肠与排尿　术前晚给予灌肠，清除肠内容物，防止术后便秘和腹胀。进手术室前嘱患者排尿，必要时留置尿管保持膀胱空虚，防止术中误伤。

5.减轻或缓解疼痛 巨大疝的患者应卧床休息2～3d,减少活动,离床活动时应用疝带压住疝环口,避免发生嵌顿。如突发明显腹痛,伴有疝块突然增大,紧张发硬,不能回纳时,应高度警惕嵌顿疝的发生。

6.嵌顿性及绞窄性腹外疝术前护理 伴有肠梗阻的患者,术前常规禁食、胃肠减压、输液,纠正水、电解质和酸碱平衡失调,使用抗生素。

(三)手术后护理

1.体位与活动 术后平卧位3～5d,膝下垫软垫,髋关节微屈,松弛腹肌,减小腹内压和手术切口处张力,缓解伤口疼痛,利于切口的愈合。对于年老体弱、复发疝、绞窄性疝、巨大疝的患者卧床时间可适当延长,无张力修补术的患者术后可以提早离床活动。

2.饮食 术后6～12h可进流质,次日进软食或普食,应多食粗纤维食物,利于排便。行肠切除吻合术者术后应禁食,待肠蠕动恢复后方可进流质饮食,禁食期间,应继续补液和给予支持疗法,以维持体液平衡。

3.避免腹内压增高 术后注意保暖,防止受凉咳嗽,若有咳嗽,教患者用手掌按压伤口后再咳嗽。保持大、小便通畅,及时处理便秘或尿潴留。

4.预防阴囊水肿 由于阴囊比较松弛,位置较低,术后应使用丁字带或阴囊托托起阴囊,防止渗血、渗液积聚阴囊。

5.预防切口感染 切口感染是疝复发的主要原因之一。绞窄性疝行肠切除、肠吻合术时,术后遵医嘱使用抗菌药物,并注意保持伤口敷料干燥、清洁,避免大小便污染。术后注意观察体温和脉搏的变化,以及切口处有无红、肿、痛的表现。如有切口感染,应报告医生及时处理。

【护理评价】

(1)患者局部疼痛有无减轻或消失。

(2)患者伤口愈合是否良好,使用人工合成材料有无排异、感染现象。

(3)患者体液代谢是否维持平衡,或已发生的代谢紊乱是否纠正。

(4)患者能否正确描述预防腹内压升高的有关知识。

(5)有无发生阴囊水肿、切口感染;若发生,能否得到及时发现和处理。

【健康教育】

(1)向患者及家属指导腹外疝的相关知识,避免生活和工作中引起腹内压增高的因素。解释嵌顿疝发生的原因和表现,如有异常及时就诊。

(2)手术患者出院后,3个月内应避免重体力劳动或提举重物,逐渐增加活动量。平时生活要有规律,避免过度紧张和劳累。

(3)保持大便通畅,多饮水,多进食高纤维素的食物,养成每日定时排便的习惯。防止感冒,若有咳嗽应尽快治疗予以控制。积极治疗和预防各种能导致腹内压增高的疾病,防止疝的复发。

(4)疝如有复发,应及早诊治。

三、股疝

腹腔内的器官或组织通过股环、经股管向股部卵圆窝突出形成的疝，称为股疝。其发病率约占腹外疝的5%，多见于40岁以上妇女。

【股管解剖概要】

股管是一狭长的漏斗形间隙，长1～1.5cm，内含脂肪、疏松结缔组织和淋巴结。股管有上下两口。上口称股环，有股环隔膜覆盖，前缘为腹股沟韧带，后缘为耻骨梳韧带，内缘为腔隙韧带，外缘为股静脉。下口为卵圆窝，是股部深筋膜上的一个薄弱部分。大隐静脉在此处穿过卵圆窝进入股静脉。

【病因及发病机制】

腹内压增高时，腹内脏器推动对着股管的腹膜向下方移动，经股环向股管突出而形成股疝。疝内容物常为大网膜或小肠。股疝最容易嵌顿。股疝嵌顿后，可迅速发展为绞窄性疝。女性骨盆较宽广，联合肌腱和腔隙韧带比较薄弱，导致股管上口宽大松弛而容易发病。妊娠是腹内压增高引起股疝的主要原因。

【临床表现】

平时无症状，多是偶然发现，疝块在腹股沟韧带下方卵圆窝处形成一半球形的突起，往往不大。易复性股疝的症状较轻，患者常不在意，肥胖者因肿块不明显容易疏忽。股疝若发生嵌顿，除引起局部明显疼痛外，常出现较明显的急性机械性肠梗阻症状。

【治疗要点】

股疝容易嵌顿，可迅速发展为绞窄性。因此，股疝确诊后，应及时手术治疗。最常用的手术是McVay修补法，也可采用无张力疝修补术或经腹腔镜疝修补术。

四、其他腹外疝

（一）切口疝

切口疝是腹内器官或组织于腹壁手术切口处突出的疝。在各种腹部切口中，最常发生是经腹直肌切口突出的切口疝，其次为正中切口和旁正中切口。

腹部切口疝的主要症状是腹壁切口处出现肿块，通常在站立或用力时更为明显，平卧休息时缩小或消失。较大的切口疝腹部有牵扯感，常伴有食欲减退、恶心、便秘、腹部隐痛等表现。由于切口疝大多无完整疝囊，疝内容物易与腹膜外腹壁组织粘连而成为难复性疝。如果疝内容物为肠管，常可见肠型和肠蠕动波。切口疝很少发生嵌顿。

治疗原则上以手术治疗为主。对于较小的切口疝，手术切除原手术切口瘢痕，回纳疝内容物后在无张力的条件下拉拢疝环边缘，逐层缝合健康的腹壁组织。对于较大的切口疝，可用自体筋膜组织或合成纤维网片加以修补。

(二)脐疝

腹内脏器通过脐环突出形成的疝称脐疝。可分为婴儿型脐疝和成人型脐疝。以婴儿型脐疝多见,发病原因为脐环闭锁不全或脐部组织不够坚韧,在腹内压增高(经常啼哭或便秘)的情况下即可发生。成人脐疝是后天性的,较少见,多数为中年经产妇女。

婴儿型脐疝极少发生嵌顿和绞窄,多属易复性疝,多在婴儿啼哭时疝块脱出,安静时消失。在小儿2岁之前,除了嵌顿或穿破等紧急情况外,可采取非手术治疗。用硬币(外裹柔软棉布)加棉束带或绷带压迫脐环时,要经常检查,防止移位导致压迫无效。2岁后,若脐环直径还大于1.5cm,则行手术治疗。成人型脐疝由于疝环狭小,发生嵌顿或绞窄者较多,故应采取手术疗法。手术原则是切除疝囊、缝合疝环。

第二节　胃、十二指肠患者的护理

胃、十二指肠溃疡是男性青壮年常见疾病,本病特点是位于胃、十二指肠壁的局限性圆形或椭圆形的缺损,是发生在邻近幽门两侧的慢性溃疡,大部分患者经内科治疗就能痊愈,但仍有部分胃、十二指肠溃疡患者因急性穿孔、急性大出血、瘢痕性幽门梗阻、胃溃疡恶变等并发症需要外科手术治疗。

【临床表现】

1.胃、十二指肠溃疡急性穿孔

(1)腹痛:典型的急性穿孔表现为骤发性剧烈上腹痛,如刀割样或烧灼样,呈持续性或阵发性加重,很快波及全腹,但仍以上腹部为重;常伴有恶心、呕吐,面色苍白,出冷汗,四肢厥冷,呈一过性昏厥或休克。

(2)患者呈急性痛苦面容,被动体位,腹式呼吸减弱或消失。

(3)腹膜刺激征:腹肌紧张呈“木板样”强直,全腹有明显的压痛和反跳痛,以上腹最为明显。

(4)肝浊音界缩小或消失,移动性浊音阳性;肠鸣音减弱或消失。随着腹腔感染的加重,患者可出现发热、脉快,甚至肠麻痹、感染性休克。

(5)X线检查:多数患者膈下有游离气体;腹腔穿刺可抽出白色或黄色浑浊液体。

2.胃、十二指肠溃疡急性大出血

(1)呕血与黑便:突然大量呕血或排柏油样便是其主要症状。呕血前出现心慌、恶心;便血前多突然有便意。呕血或便血前后常有头晕、目眩、无力、心悸甚至昏厥。

(2)休克:若短时间内失血量超过800ml时,可出现休克,表现为面色苍白、出冷汗、脉搏细速、呼吸浅快、血压降低等。

(3)纤维胃镜检查可鉴别出血的原因和部位。

3.胃、十二指肠溃疡瘢痕性幽门梗阻

(1)早期进食后上腹不适、饱胀感及阵发性胃收缩痛,伴有暖气、恶心与呕吐,嗳气带有酸臭味。

(2)呕吐:为最为突出的症状,常发生在下午或夜间,呕吐物为宿食,含隔餐甚至隔日所进食物。呕吐量大,不含胆汁,有腐败酸臭味;梗阻严重者,有营养不良性消瘦、皮肤干燥等慢性消耗表现。

【评估要点】

1.一般情况

(1)了解患者年龄、性别、职业及饮食习惯。了解患者发病过程、治疗及用药情况,特别是非类固醇性抗炎药和皮质类固醇等药物。患者既往是否有溃疡病史及胃手术病史。

(2)评估患者情绪是否稳定,患者对疾病、术前各种检查、治疗和护理的配合情况;对疾病的认知程度;对术后治疗、护理的配合;对饮食、活动及有关康复等知识的掌握情况。

2.专科情况

(1)了解患者是否有恶心、呕吐、腹痛、腹胀等情况,了解腹痛的性质、程度、发作时间及有无诱因;注意呕吐物的性质、特征。呕吐与腹痛的关系,是否有便血、黑便;评估患者生命体征及其变化,对大出血、穿孔患者尤为重要。

(2)患者对手术的耐受力,如营养状态、重要脏器功能、有无伴发疾病及纠正情况。

(3)腹部检查:上腹隆起,有时可见胃型和蠕动波,手拍上腹可闻振水音。

(4)评估患者生命体征,胃肠减压引流液颜色、性质和量,切口愈合及患者术后恢复情况,有何不适,是否有并发症发生。

3.辅助检查　X线检查可见胃扩张,胃张力减低,排空迟缓;内镜检查可见胃内大量潴留的胃液和食物残渣。

【护理诊断】

1.组织灌注不足　与急性穿孔、大出血、幽门梗阻引起的失血、失液有关。

2.知识缺乏　缺乏术前准备及术后康复知识。

3.疼痛　与手术切口以及腹腔内残余炎症有关。

4.活动无耐力　与手术创伤、体质虚弱、伤口疼痛有关。

5.焦虑　与手术较大或病情较重,担心手术安全、治疗效果及预后有关。

6.潜在并发症　吻合口出血、梗阻,输入段、输出段梗阻,十二指肠残端瘘。

【护理措施】

1.术前护理

(1)心理护理:手术前要安慰患者,耐心解答患者的问题,消除患者的不良心理,增强对手术的信心。

(2)饮食:一般择期手术患者饮食宜少食多餐,给予高蛋白、高热量、高维生素等易消化无刺激的食物。

(3)患者营养状况较差者常伴有贫血,低蛋白血症,术前应予以纠正,注意补充血浆或全血。

(4)合并幽门梗阻者,注意纠正水、电解质紊乱及酸碱平衡失调,术前每晚用300～500ml温盐水洗胃,记录胃潴留量,以减轻胃黏膜水肿,有利于吻合口愈合。

(5)溃疡合并出血,术前应给予输液输血;合并穿孔者应禁食、补液,胃肠减压,另外,还要观察神志、生命体征、末梢循环及尿量情况。若有休克发生，在积极抗休克的同时，做好术前准备。

(6)术前1d为患者手术区备皮、皮试、配血，做好健康教育，如教会患者深呼吸、咳嗽、翻身、肢体活动方法等。术前1d进流质饮食，术前12h禁食、水。

(7)术日晨，放置胃管、尿管并妥善固定，按医嘱给术前用药；手术前协助患者取下义齿、眼镜、首饰及贵重物品，交给家属或为其妥善保管；将病历及术中所用的其他物品准备好，与接患者手术的人员交接一并带入手术室；回房之前要铺好麻醉床，备好吸氧装置(氧气湿化瓶及吸氧管)、综合心电监护仪等。

2.术后护理

(1)患者术毕由复苏室回病房后，值班护士应迅速协同医师将患者搬至病床上，立即监测生命体征并报告医师，妥善固定各引流管，必要时吸氧、心电监护。

(2)体位及活动：全麻患者取去枕平卧位，头偏向一侧，患者清醒且血压平稳后改半卧位。卧床期间，协助患者翻身，病情允许，如无禁忌，术日可活动四肢，术后第1d床上翻身或坐起做轻微活动，第2～3d视情况协助患者下床在床边活动，第4d可在室内活动。患者活动量应根据个体差异而定。

(3)病情观察

1)术后严密观察生命体征变化，根据病情1～2h监测1次或根据医嘱给予心电监护，待病情平稳后延长间隔时间。注意有无内出血、腹膜刺激征、腹腔脓肿等迹象，发现异常及时通知医师给予处理。

2)观察腹部及伤口情况，注意有无腹痛、腹胀，伤口敷料有无渗血、渗液，有异常要及时处理。

(4)禁食、胃肠减压：可减轻胃肠道张力，促进吻合口愈合。妥善固定，防止松动和脱出；保持引流通畅、持续有效，必要时可用少量生理盐水冲洗胃管，防止堵塞；密切观察胃液的性质和量，术后24h内可由胃管引流出血性液体或咖啡样液体100～300ml，如有较多鲜血，应警惕吻合口出血，需及时与医师联系并处理。胃肠减压一般放置48～72h，待病情好转，腹胀消失，肠鸣音恢复，肛门排气即可拔管。

(5)营养支持及抗生素的应用：禁食期间，根据医嘱给予肠外营养或肠内营养，加强护理，详细记录24h出入量，为合理补液提供依据，必要时输血、血浆或白蛋白；术后24～48h病情允许，拔除胃管后当日可给少量饮水，每次4～5汤匙，1～2h1次，第2d进半量流食，每次50～80ml。第3d进全量流食，每次100～150ml，进食后若无不适，第4d可进半流食，以稀饭为好，术后第10～14d可进软食。以后逐步过渡到普食。术后早期禁食牛奶及甜品，以免引起腹胀。同时应用抗生素预防感染。

(6)引流管的护理：妥善固定各引流管并保持各引流管通畅，防止受压、扭曲、堵塞，严密观察引流液颜色、性质及量，并详细记录。

(7)做好基础护理：禁食期间口腔护理、雾化吸入2次/d，会阴护理1次/d，每1～2h协助患者翻身拍背1次，预防并发症。

(8)术后并发症的护理

1)吻合口出血:胃大部切除术后,可有少许暗红色或咖啡色胃液自胃管抽出,一般24h以内不超出300ml,以后胃液颜色逐渐变浅变清,出血自行停止。若术后胃管不断吸出新鲜血液,24h仍不停止,则为术后出血。立即建立静脉通道,采用静脉给予药物止血、输血等措施,一般可控制。若无效需再次手术止血。

2)吻合口梗阻:患者表现为上腹部不适、恶心、呕吐及腹部胀满等,应即刻禁食,给予胃肠减压和补液等治疗,症状可缓解、消失。

3)空肠输入、输出段梗阻,十二指肠残端瘘:除空肠输入段单纯部分梗阻和输出段梗阻保守治疗可好转外,其他并发症需再次手术治疗。

4)倾倒综合征:患者自觉剑突下不适、心悸、乏力、出汗、头晕、恶心、呕吐以至虚脱,并有肠鸣音亢进和腹泻等,多在进食,特别是进甜的流质饮食时,如服用加糖的牛奶后10～20min发生。应嘱患者少食多餐,饭后平卧20～30min,饮食以高蛋白、高脂肪和低糖类为主。不吃过甜、过咸饮食,多数可在1年内自行减轻和消失。

【健康教育】

1.指导患者饮食应定时定量,少食多餐,营养丰富,以后可逐步过渡至正常人饮食。少食腌、熏食品,避免讲食过冷、过烫、过辣及油煎炸食物,切勿酗酒、吸烟。

2.胃大部切除术后1年内胃容量受限,宜少食多餐且营养丰富、易消化饮食,以后可逐步过渡至正常人饮食。

3.告知患者及家属有关手术后期可能出现的并发症表现和预防措施,定期随访如有不适及时就诊。

第三节 肠梗阻患者的护理

【解剖生理概要】

小肠分为十二指肠、空肠、回肠三部分。小肠的血液供应来自肠系膜上、下动脉。静脉的分布与动脉相似,最后集合成肠系膜上静脉,与脾静脉汇合成门静脉干。小肠是食物消化和吸收的主要部位。

【病因与发病机制】

肠内容物运行和通过障碍统称为肠梗阻,是常见的外科急腹症之一。按发病原因分为机械性肠梗阻、动力性肠梗阻、血运性肠梗阻。机械性肠梗阻最为常见,主要由肠道异物堵塞、肠管受压、肿瘤、肠套叠等肠壁疾病引起;动力性肠梗阻又可分为麻痹性肠梗阻和痉挛性肠梗阻两类;血运性肠梗阻是由于肠管血供障碍,发生缺血、坏死。按梗阻处肠管有无血运障碍分为单纯性肠梗阻和绞窄性肠梗阻。按梗阻部位分为高位(如空肠上段)和低位(如回肠末段和结肠)两种。根据梗阻的程度,又分为完全性肠梗阻和不完全性肠梗阻。按病程分为急性肠梗阻和慢性肠梗阻。

梗阻部位以上肠段蠕动增强、肠腔扩张、肠腔内积气和积液、肠壁充血水肿、血供受阻,发生坏死、穿孔。由于频繁呕吐和肠腔积液，血管通透性增强使血浆外渗，导致水分和电解质大量丢失，造成体液失衡。肠腔内细菌大量繁殖并产生大量毒素以及肠壁血运障碍致通透性增加，细菌和毒素可以透过肠壁引起腹腔内感染，经腹膜吸收引起全身性感染和中毒，甚至发生感染性休克。

【护理评估】

（一）健康史

评估病人的一般情况，发病前有无体位及饮食不当、饱餐后剧烈运动等诱因；有无腹部手术或外伤史，有无各种急慢性肠道疾病病史及个人卫生史等。

（二）身体状况

1.症状　肠梗阻的四大典型症状是腹痛、呕吐、腹胀和肛门排气、排便停止。

（1）腹痛：单纯性机械性肠梗阻表现为阵发性腹部绞痛；绞窄性肠梗阻表现为持续性疼痛，阵发性加剧；麻痹性肠梗阻腹痛特点为全腹持续性胀痛；肠扭转所致闭袢性肠梗阻多为突发性持续性腹部绞痛伴阵发性加剧。

（2）呕吐：呕吐与肠梗阻的部位、类型有关。肠梗阻早期，呕吐多为反射性，呕吐物以胃液及食物为主。高位肠梗阻呕吐出现早而频繁，呕吐物为胃及十二指肠内容物、胆汁等；低位肠梗阻呕吐出现晚，呕吐物为粪样物；绞窄性肠梗阻呕吐物为血性或棕褐色液体；麻痹性肠梗阻呕吐呈溢出性。

（3）腹胀：腹胀程度与梗阻部位有关，症状发生时间较腹痛和呕吐略迟。高位肠梗阻腹胀程度轻，低位肠梗阻腹胀明显。

（4）肛门排气、排便停止：完全性肠梗阻出现肛门停止排气、排便。但高位完全性肠梗阻早期，可因梗阻部位以下肠内有粪便和气体残存，仍存在排气、排便。绞窄性肠梗阻如肠套叠、肠系膜血管栓塞或血栓形成可排出血性黏液样便。

2.体征

（1）腹部体征

①视诊：腹式呼吸减弱或消失。单纯机械性肠梗阻常可见肠型及肠蠕动波，腹痛发作时更明显。肠扭转可见不对称性腹胀；麻痹性肠梗阻腹胀明显，呈全腹部均匀性膨胀。

②触诊：单纯性肠梗阻腹壁软，可有轻度压痛；绞窄性肠梗阻有腹膜刺激征、压痛性包块（绞窄的肠袢）；蛔虫性肠梗阻常在腹中部扪及条索状团块。

③叩诊：呈鼓音。绞窄性肠梗阻腹腔有渗液时，叩诊有移动性浊音；麻痹性肠梗阻全腹呈鼓音。

④听诊：机械性肠梗阻时肠鸣音亢进，有气过水声或金属音。麻痹性肠梗阻肠鸣音减弱或消失。

（2）全身表现：单纯性肠梗阻早期可无全身表现，梗阻晚期或绞窄性肠梗阻者，可有脱水、代谢性酸中毒体征，甚至体温升高、呼吸浅快、脉搏细速、血压下降等中毒和休克征象。

（三）心理-社会状况

评估病人对疾病的认知程度，有无接受手术治疗的心理准备。了解病人的家庭、社会支持情况。

(四)辅助检查

1.X 线检查 机械性肠梗阻,腹部立位或侧卧透视、摄片可见多个气液平面及胀气肠袢;绞窄性肠梗阻可见孤立的胀气肠袢。

2.实验室检查

(1)血常规:肠梗阻病人出现脱水、血液浓缩时可出现血红蛋白含量、红细胞比容及尿比重升高。绞窄性肠梗阻多有白细胞计数及中性粒细胞比例的升高。

(2)血气分析及血生化检查:血气分析、血清电解质检查,有助于水、电解质及酸碱平衡失调的判断。

(五)治疗要点与反应

肠梗阻的治疗原则是尽快解除梗阻,纠正全身生理紊乱,防止感染,预防并发症。

1.非手术疗法 禁食、胃肠减压;纠正水、电解质和酸碱平衡失调,必要时可输血浆或全血;及时使用抗生素防治感染;解痉、止痛。

2.手术治疗 适用于各种绞窄性肠梗阻、肿瘤及先天性肠道畸形引起的肠梗阻及非手术疗法不能缓解的肠梗阻。常用的手术方式有肠粘连松解术、肠套叠或肠扭转复位术、肠切除吻合术、肠短路吻合术、肠造口或肠外置术等。

(六)几种常见的机械性肠梗阻

1.粘连性肠梗阻 粘连性肠梗阻是肠粘连或肠管被粘连带压迫所致的肠梗阻,较为常见,多为单纯性不完全性肠梗阻,主要是由于腹部手术、炎症、创伤、出血、异物等所致。多数病人采用非手术疗法可缓解,如非手术治疗无效或发生绞窄性肠梗阻时,应及时手术治疗。

2.蛔虫性肠梗阻 由于蛔虫聚集成团并刺激肠管痉挛致肠腔堵塞,多见于 2~10 岁儿童,常见诱因为驱虫不当。主要表现为阵发性脐周疼痛,伴呕吐,腹胀不明显。腹部可扪及条索状团块。单纯性蛔虫堵塞多采取非手术治疗,如无效或并发肠扭转、腹膜炎,应行手术治疗。

3.肠扭转 肠扭转是指一段肠管沿其系膜长轴旋转而形成的闭袢性肠梗阻,常发生在小肠,其次是乙状结肠。①小肠扭转:多见于青壮年,常在饱餐后立即进行剧烈运动时发病,主要表现为突发腹部绞痛,呈持续性伴阵发性加剧,呕吐频繁,腹胀不明显。②乙状结肠扭转:多见于老年人,常有便秘史,主要表现为腹部绞痛,明显腹胀,呕吐不明显,X 线钡剂灌肠可见“鸟嘴状”阴影。肠扭转可在短时间内发生绞窄、坏死,一经诊断,急诊手术治疗。

4.肠套叠 肠套叠是指一段肠管套入与其相连的肠管内,好发于 2 岁以下的婴幼儿,以回结肠型最多见。典型表现为阵发性腹痛、果酱样血便和腊肠样肿块(多位于右上腹)。X 线空气或钡剂灌肠可见“杯口状”或“弹簧状”阴影。早期肠套叠可试行空气灌肠复位。无效者或病程超过 48h,疑有肠坏死或肠穿孔者,行手术治疗。

【护理诊断及合作性问题】

1.急性疼痛 与肠蠕动增强或肠壁缺血有关。

2.体液不足 与频繁呕吐、肠腔内大量积液及胃肠减压有关。

3.潜在并发症 肠坏死、肠穿孔、急性腹膜炎、休克、多器官功能衰竭等。

【护理目标】

使病人腹痛得到缓解;体液得到补充;并发症得到有效预防。

【护理措施】

(一)心理护理

向病人介绍治疗的方法及意义,消除病人的焦虑和恐惧心理,鼓励病人及家属配合治疗。

(二)非手术疗法及手术前护理

1.一般护理

(1)饮食:禁食,梗阻解除后根据病情可进少量流质饮食,再逐步过渡到普通饮食。

(2)休息与体位:卧床休息,无休克、生命体征稳定者取半卧位。

2.病情观察　非手术疗法期间应密切观察病人生命体征、腹部症状和体征,辅助检查的结果。准确记录24h出入液量,高度警惕绞窄性肠梗阻的发生。出现下列情况者高度怀疑发生绞窄性肠梗阻的可能:①起病急,腹痛持续而固定,呕吐早而频繁。②腹膜刺激征明显,体温升高、脉搏增快、血白细胞计数升高。③病情发展快,感染中毒症状重,休克出现早或难纠正。④腹胀不对称,腹部触及压痛包块。⑤移动性浊音或气腹征阳性。⑥呕吐物、胃肠减压物、肛门排泄物或腹腔穿刺物为血性。⑦X线显示孤立、胀大的肠袢,不因时间推移而发生位置的改变,或出现假肿瘤样阴影。

3.治疗配合

(1)胃肠减压:清除肠内的积气、积液,有效缓解腹胀、腹痛。胃肠减压期间保持引流管通畅,若抽出血性液体,应高度怀疑发生绞窄性肠梗阻。

(2)维持水、电解质及酸碱平衡:遵医嘱输液,合理安排输液的种类和量。

(3)防治感染:遵医嘱应用抗生素。

(4)解痉止痛:单纯性肠梗阻可肌内注射阿托品以减轻腹痛,禁用吗啡类止痛剂,以免掩盖病情。

(三)手术后护理

1.卧位　病情平稳后取半卧位。

2.禁食、胃肠减压　术后禁食,通过静脉输液补充营养。当肛门排气后,即可拔除胃管,并逐步恢复饮食。

3.病情观察　观察生命体征、腹部症状和体征的变化、伤口敷料及引流管情况,及早发现术后腹腔感染、切口感染等并发症。

4.预防感染　遵医嘱应用抗菌药。

5.早期活动　术后应鼓励病人早期活动,以利于肠蠕动功能恢复,防止肠粘连。

【护理评价】

病人腹痛是否减轻和缓解;体液丢失是否得到纠正;出血是否得到有效控制;循环血容量是否得到补充;并发症是否得到预防。

【健康指导】

摄入营养丰富、易消化的食物,少食刺激性强的食物。注意饮食及个人卫生,饭前、便后洗手,不吃不洁食品。饭后忌剧烈活动。加强自我监测,若出现腹痛,腹胀、呕吐等不适,及时就诊。

第四节 急性阑尾炎患者的护理

【概述】

阑尾位于右髂窝部,外形呈蚯蚓状,长5～10cm,直径0.5～0.7cm。阑尾起源于盲肠根部,其体表投影约在脐与右髂前上棘连线中外1/3交界处,该点称为麦氏点,是阑尾手术切口的标记点。绝大多数阑尾属腹膜内器官。阑尾为一管状器官,管腔容积仅0.1ml,远端为盲端,近端开口于盲肠,位于回盲瓣下方2～3cm处。阑尾系膜为两层腹膜包绕阑尾形成的一个三角形皱襞,其内含有血管、淋巴管和神经。

阑尾的组织结构与结肠相似,阑尾黏膜由结肠上皮构成。黏膜上皮细胞能分泌少量黏液,黏膜和黏膜下层含有丰富的淋巴组织,是阑尾感染常沿黏膜下层扩散的原因。此外,阑尾黏膜深部有嗜银细胞,是发生阑尾炎癌变的组织学基础。

急性阑尾炎是临床最常见的外科急腹症,可发生于任何年龄,以青壮年最多见,老年人和婴儿较少。急性阑尾炎是各种原因引起的阑尾急性感染。其原因可由阑尾管腔梗阻、细菌感染引起。常见的致病菌为大肠埃希菌、肠球菌和厌氧菌。临床分为单纯性、化脓性、坏疽穿孔性阑尾炎及阑尾周围脓肿四种。阑尾一旦发炎,如果得不到及时治疗,会危及生命。

【病因及病理分型】

1.病因 阑尾管腔梗阻,阑尾管腔细,开口狭小,弯曲成弧形,易于梗阻。淋巴结增生占60%,粪石占35%,异物、炎性狭窄、食物残渣、蛔虫、肿瘤等少见。管腔阻塞后,阑尾黏膜分泌黏液积聚,腔内压力上升,血供发生障碍,使阑尾炎症加剧。

2.病理分型

(1)单纯性阑尾炎:阑尾轻度肿胀,浆膜表面充血,失去正常光泽并有少量纤维素性渗出物,各层组织均有充血、水肿和中性多核白细胞浸润,以黏膜和黏膜下层最为显著,黏膜上可出现小的溃疡,腔内可有少量炎性渗出液。

(2)化脓性阑尾炎:又称蜂窝织炎性阑尾炎。阑尾明显肿胀,浆膜面高度充血,并有脓性和纤维素性渗出物附着。各层组织除充血、水肿和大量中性粒细胞浸润外,常有壁间小脓肿,黏膜面可有溃疡和坏死,腔内常有积脓。腹腔内有少量浑浊渗液。

(3)坏疽性阑尾炎及穿孔:阑尾管壁已完全或部分坏死,外观呈暗紫色或黑色,表面及其周围有大量脓性、纤维素性渗出物,阑尾腔内积脓。如为嵌顿梗阻,则嵌顿远端坏死;如炎症或阑尾系膜血管血栓形成,则整个阑尾坏死,并为大网膜包裹。2/3病例可见穿孔,细菌和脓液通过坏死区或穿孔进入腹腔。

3.急性阑尾炎的转归

(1)炎症消退:单纯性阑尾炎在黏膜尚未形成溃疡前,及时药物治疗可能使炎症消退而不遗留病理改变。早期化脓性阑尾炎如经治疗即使炎症消退,也将是瘢痕性愈合,致阑尾腔变狭窄、壁增厚,阑尾发生扭曲,易复发。

(2)炎症局限化:化脓或坏疽、穿孔后,阑尾被大网膜包裹形成阑尾周围脓肿或炎性包块,炎症被局限化、如脓液不多,可被逐渐吸收。

(3)炎症扩散:如机体防御功能差,或未予及时治疗,炎症扩散而致阑尾化脓、坏疽穿孔乃至弥散性腹膜炎,化脓性肝门静脉炎等,极少数患者细菌栓子可随血流进入门静脉在肝内形成脓肿,出现严重的脓毒血症,伴有高热、黄疸、肝大及感染性休克。

【临床表现】

1.症状

(1)腹痛:多起于脐周和上腹部,开始疼痛不甚严重,位置不固定,呈阵发性,这是阑尾阻塞后,管腔扩张和管壁肌收缩引起的内脏神经反射性疼痛。数小时后,腹痛转移并固定在右下腹部疼痛呈持续性加重,这是阑尾炎症侵及浆膜,壁腹膜受到刺激引起的体神经定位疼痛,70%~80%的急性阑尾炎具有这种典型的转移性腹痛特点,但也有一部分病例发病开始即出现右下腹疼痛。

不同位置的阑尾炎,其腹痛部位也有区别,如盲肠后位阑尾炎痛在右侧腰部;盆腔位阑尾炎痛在耻骨上区,肝下区阑尾炎可引起右上腹痛;极少数左侧腹部阑尾炎出现左下腹痛。

不同病理类型阑尾炎的腹痛亦有差异,如单纯性阑尾炎是轻度隐痛;化脓性呈阵发性胀痛和剧痛;坏疽性呈持续性剧烈腹痛,穿孔性阑尾炎因阑尾管腔压力骤减,腹痛可暂时减轻,但出现腹膜炎后,腹痛又会持续加剧。

(2)胃肠道症状:恶心、呕吐最常见。早期呕吐多为反射性,常发生在腹痛的高发期,晚期呕吐则与腹膜炎有关。1/3 的患者有便秘或腹泻症状,腹痛早期排便次数增多,可能是肠蠕动增强的结果。盆腔位阑尾炎时,炎症刺激直肠和膀胱,引起排便里急后重和排尿疼痛,并发腹膜炎、肠麻痹,则出现腹胀和持续性呕吐。

(3)全身症状:初期有乏力、头痛。炎症加重时可有发热等全身中毒症状,体温多在 37.5~39℃。化脓性、坏疽性阑尾炎或腹膜炎时可出现畏寒、高热,体温可达 39~40℃或以上。肝门静脉炎时可出现寒战、高热和轻度黄疸。

2.体征

(1)强迫体位:患者就诊时常见弯腰行走,且往往以手按在右下腹部。在床上平卧时,其右髋关节呈屈曲位。

(2)右下腹压痛:是急性阑尾炎常见的重要体征,压痛点通常在麦氏点,可随阑尾位置变异而改变,但压痛点始终在一个位置上。病变早期腹痛尚未转移至右下腹时,压痛已固定于右下腹部。当炎症扩散到阑尾以外时,压痛范围也随之扩大,但仍以阑尾部位压痛最为明显。

(3)腹膜刺激征象:有腹肌紧张、反跳痛(Blumberg 征)和肠鸣音减弱或消失等,这是壁腹膜受到炎症刺激的一种防御反应,常提示阑尾炎已发展到化脓、坏疽或穿孔的阶段。但小儿、老年人、孕妇、肥胖、虚弱患者或盲肠后位阑尾炎时,腹膜刺激征象可不明显。

(4)其他体征

1)结肠充气试验(Rovsing 征):用一手压住左下腹部降结肠部,再用另一手反复压迫近侧结肠部,结肠内积气即可传至盲肠和阑尾部位,引起右下腹痛感者为阳性。

2)腰大肌试验(Psoas 征):左侧卧位后将右下肢向后过伸,引起右下腹痛者为阳性,说明阑尾位置过深或在盲肠后位靠近腰大肌处。

3)闭孔内肌试验(Obturator 征):仰卧位,将右髋和右膝均屈曲 90°,病侧右股向内旋转,如引起右下腹疼痛者为阳性,提示阑尾位置较低,靠近闭孔内。

4)直肠指检:当阑尾位于盆腔或炎症已波及盆腔时,直肠指检有直肠右前方的触痛。如发生盆腔脓肿时,可触及痛性肿块。

5)腹部包块:阑尾周围脓肿形成时,右下腹可触到有触痛的包块。早期(尤其阑尾腔有梗阻时)可出现右下腹皮肤感觉过敏现象,范围相当于第 10～12 胸髓节段神经支配区,位于右髂嵴最高点、右耻骨棘及脐构成的三角区,也称 Sheren 三角,它并不因阑尾位置不同而改变。如阑尾坏疽穿孔,则该三角区皮肤感觉过敏现象消失。

3.辅助检查

(1)血常规检查:多数急性阑尾炎患者的白细胞计数及中性粒细胞比例增高,但升高不明显不能否定诊断,应反复检查,如逐渐升高,则有诊断价值。

(2)尿常规检查:尿检一般无阳性发现,但盲肠后位阑尾炎可刺激邻近的右输尿管,尿中可出现少量红细胞和白细胞。

(3)粪常规检查:盆位阑尾炎和穿孔性阑尾炎合并盆腔脓肿时,粪便中也可发现红细胞。

(4)X 线检查:胸腹透视列为常规。急性阑尾炎在腹部 X 线平片上也可出现阳性结果:5%～6%的患者右下腹阑尾炎部位可见一块或数块结石阴影,1.4%的病变阑尾腔内有积气。急性阑尾炎合并弥漫性腹膜炎时,为除外溃疡穿孔、急性绞肠梗阻等,立位腹部 X 线平片是必要的,如出现膈下游离气体,阑尾炎基本上可以排除。

(5)腹部 B 超检查:病程较长者,应行右下腹 B 超检查,了解是否有炎性包块存在。在决定对阑尾脓肿切开引流时,B 超可提供脓肿的具体部位、深度及大小,便于选择切口。

【治疗原则】

1.急性阑尾炎一经确诊,应尽早手术切除阑尾。因早期手术既安全、简单,又可减少近期或远期并发症的发生。如发展到阑尾化脓坏疽或穿孔时,手术操作困难且术后并发症显著增加。即使非手术治疗可使急性炎症消退,日后有 3/4 的患者还会复发。

2.非手术治疗仅适用于不同意手术的单纯性阑尾炎,急性阑尾炎的诊断尚未确定,以及发病已超过 72h 或已形成炎性肿块等有手术禁忌证者。主要措施包括选择有效的抗生素和补液治疗等。

【护理】

1.评估

(1)健康史及相关因素

1)一般情况:患者的年龄、性别、职业、婚姻状况、文化程度、营养状况等,尤其注意与现患疾病相关的病史和药物应用情况及过敏史、手术史、家族史、遗传病史和女性患者生育史等。

2)发病特点:患者是否有明显的腹部包块,有无腹痛,腹痛的特点,有无压痛、反跳痛,是否伴有发热。

(2)身体状况

1)局部:疼痛位置、特点等。

2)全身:重要脏器功能状况。

3)辅助检查:包括特殊检查及有关手术耐受性检查的结果。

2.护理要点及护理措施

(1)术前护理措施

1)按普通外科疾病术前一般护理常规。

2)全面评估患者:包括健康史及其相关因素、身体状况、生命体征,以及神志、精神状态、行动能力等。

3)心理护理:通过交流和沟通,了解患者及其家属情绪和心理变化,采取诱导方法逐渐使其接受并正视现实;医护人员应热情、耐心、服务周到,对患者给予同情、理解、关心、帮助,告诉患者不良的心理状态会降低机体的抵抗力,不利于疾病的康复。解除患者的紧张情绪,以便更好地配合治疗和护理。

4)术前护理:备皮,上至乳头连线,下至耻骨联合,两侧至腋后线,并剃去阴毛。腹腔镜手术时应清洁肚脐。

5)术前指导:嘱患者保持情绪稳定,避免过度紧张焦虑,备皮后洗头、洗澡、更衣,准备好术后需要的各种物品,通知患者立即禁食水,术前取下义齿,贵重物品交由家属保管等。

(2)术后护理

1)按普通外科术后一般护理常规。

2)患者术后清醒返回病房后,取去枕平卧位,头偏向一侧;麻醉完全清醒后,可取半卧位,以利于伤口引流及减轻疼痛。麻醉清醒后鼓励患者早期下床活动,以促进肠蠕动,预防肠粘连。

3)术后6h内持续低流量吸氧。

4)病情观察:术后密切观察患者血压、脉搏等变化,注意观察患者的主诉,及时发现可能发生的内出血。

5)密切观察伤口有无渗血,一旦发现,应观察出血量、速度、血压、脉搏;有无呼吸困难等征象,及时报告医师,及时进行处理。除药物止血外,必要时准备手术止血。

6)引流管的护理:急性化脓性阑尾炎或阑尾炎合并穿孔的患者,术后需留置腹腔引流管,活动、翻身时要避免引流管打折、受压、扭曲、脱出等。保持引流通畅,定时挤压引流管,避免因引流不畅而造成感染,如腹腔引流管引流出血性液应每日更换引流袋以防感染。

7)引流液的观察:术后引流液的观察是重点,每日记录和观察引流液的颜色、性质和量,如在短时间内引流出大量血性液体,应警惕发生继发性大出血的可能,同时密切观察血压和脉搏的变化,发现异常及时报告医师给予处理。

8)并发症的观察和护理

腹腔出血:术后6h内每30min测生命体征一次,如病情平稳后改4～6h测一次,如患者出现烦躁不安,面色苍白,需立即报告医生,做好紧急处理准备。

切口感染:术后3～5d每日测量生命体征4次,同时密切观察伤口情况,协助医师定时换药并注意无菌原则。

【健康教育】

1.保持心情舒畅,注意劳逸结合,生活有规律,适量运动,勿过度劳累。

2.饮食注意少量多餐,避免辛辣刺激食物的摄入,禁止吸烟、饮酒。

3.注意保暖,避免感冒。

4.保持伤口清洁,待伤口完全愈合后洗澡。

5.给予有关疾病、手术及康复知识的指导。

6.定期门诊复查,如有腹痛、发热,及时就诊。

第五节　直肠肛管良性疾病患者的护理

一、解剖生理概要

结肠包括盲肠、升结肠、横结肠、降结肠、乙状结肠。结肠的主要功能是吸收水分、葡萄糖和电解质.储存和转运粪便。

直肠上接乙状结肠,下接肛管。直肠具有排便、吸收和分泌功能,可吸收少量的水、盐、葡萄糖和一部分药物,也能分泌黏液以利于排便。

肛管长 3～4cm,其黏膜皱襞呈柱状称肛柱,肛柱下湍间凹陷是肛窦,其边缘称肛瓣,肛瓣与肛柱下端相互连成环绕肛管一周的齿状线,齿状线上下黏膜覆盖,其血供及神经支配均不同。在黏膜下有丰富的静脉丛,下端有内、外括约肌环绕。肛管外括约肌深部、肛提肌、肛管内括约肌和直肠纵肌纤维共同组成肛管直肠环,具有括约肛门、控制排便的功能。

常见的直肠肛管良性疾病有痔、肛裂、直肠肛管周围脓肿、肛瘘等。

二、病因及发病机制

1.肛裂　肛裂是指肛管皮肤全层裂开形成的小溃疡。它是一种常见的肛管疾病,多见于青、中年人,好发于肛管后正中线。大多数肛裂形成的直接原因是长期便秘、粪便干结引起的排便时机械性创伤。肛裂可分急性肛裂和慢性肛裂。急性肛裂是指新近发生的肛裂,裂口边缘整齐,底红,无瘢痕形成;慢性肛裂因反复发作,底深不整齐,质硬,裂口边缘增厚纤维化,底部肉芽组织苍白。溃疡裂隙上端的肛门瓣、肛乳头水肿可形成乳头肥大;溃疡裂隙下端皮肤因炎症、水肿及静脉、淋巴回流受阻,形成袋状的赘生物突出于肛门之外,称为“前哨痔”。溃疡裂隙、肛乳头肥大和“前哨痔”,合称为肛裂三联征。

2.直肠肛管周围脓肿　直肠肛管周围脓肿是指直肠肛管周围软组织间隙的急性化脓性感染,并形成脓肿。绝大部分直肠肛管周围脓肿由肛窦炎、肛腺感染引起,也可继发于肛周的软组织感染、肛裂、损伤、内痔、药物注射等。直肠肛管周围间隙为疏松结缔组织,感染极易蔓延、扩散。感染向上可达直肠周围形成骨盆直肠间隙脓肿;向下达肛周皮下形成肛门周围脓肿;向外穿过括约肌,形成坐骨肛管间隙脓肿。若未及时有效处理,可形成肛瘘。脓肿是直肠肛管周围炎症的急性期表现,而肛瘘则为慢性期表现。

3.肛瘘　肛瘘为肛门周围的肉芽肿性管道，有内口、瘘管和外口三部分组成，是常见的直肠肛管疾病之一，多见于青壮年男性。绝大多数肛瘘由直肠肛管周围脓肿发展而来，可由脓肿自行溃破或切开引流后处理不当形成，少数是结核分枝杆菌感染或由损伤引起；按瘘管位置高低分为：①低位肛瘘：瘘管位于肛门外括约肌深部以下。②高位肛瘘：在肛门外括约肌深部以上。按瘘管、瘘口数量分为：①单纯性肛瘘：只有一个瘘口和瘘管。②复杂性肛瘘：有多个瘘口和瘘管。

4.痔　痔是最常见的肛肠疾病，是直肠下端黏膜下和肛管皮肤下的静脉丛扩张、迂曲所形成的静脉团。痔的形成与腹内压增高、进食刺激性食物、肛周感染等因素有关。

根据痔所在部位的不同分为内痔、外痔和混合痔。①内痔：由直肠上静脉丛扩张、迂曲而成的静脉团块，位于齿状线上方，表面覆盖直肠黏膜，好发于截石位3、7、11点处。②外痔：由直肠下静脉丛扩张、迂曲而成的静脉团块，位于齿状线下方，表面覆盖肛管皮肤。外痔常于用力排便时发生皮下静脉丛破裂而形成血栓性外痔。③混合痔：直肠上、下静脉丛互相吻合扩张、迂曲、融合而形成的静脉团块，兼有内痔和外痔的表现。

三、护理

(一)肛裂

【护理评估】

1.健康史　询问病人是否有长期便秘史，了解病人的饮食习惯。

2.身体状况

(1)疼痛：为主要症状，表现为排便时及排便后肛门出现剧痛。排便时由于粪便冲击和扩张肛管产生剧烈的疼痛；便后由于肛门括约肌痉挛性收缩，再度出现持续时间更长的剧痛。因疼痛有两次高峰，故又称“马鞍型”疼痛。

(2)便秘：肛裂形成后病人由于惧怕疼痛而不敢排便，排便次数减少导致便秘，而便秘又使肛裂加重，形成恶性循环。

(3)出血：由于排便时粪便擦伤溃疡面或撑开肛管撕拉裂开，创面常有少量出血。其主要表现为粪块表面带血或手纸染血。

3.心理-社会状况　由于疼痛和便血，病人产生焦虑和恐惧心理。

4.辅助检查　已确诊为肛裂者，不宜行直肠指检或肛镜检查。肛门视诊可发现肛管后方正中线有一个单发的纵行的梭形裂开或溃疡。

5.治疗要点与反应

(1)非手术治疗：原则是解除括约肌痉挛、止痛、软化大便，促进局部愈合。治疗措施：①温水或1∶5000高锰酸钾溶液坐浴。②口服缓泻剂或液状石蜡润肠通便。③扩肛疗法：局麻下用手指扩张肛管，解除括约肌痉挛，达到止痛目的。

(2)手术治疗：主要适用于经久不愈、保守治疗无效且症状较重者。手术治疗方法如下：①肛裂切除术，疗效较好，但愈合较慢；②肛管内括约肌切断术，缓解疼痛效果较好，治愈率高，但手术不当可导致肛门失禁。

【护理诊断及合作性问题】

1.急性疼痛　与肛管病变、手术创伤有关。

2.便秘　与饮水或纤维素摄入量不足、惧怕排便时疼痛、身体活动少有关。

3.潜在并发症　尿潴留、肛门失禁、出血、感染等。

【护理目标】

减轻或缓解病人疼痛；恢复正常排便；病人有无并发症发生。

【护理措施】

1.一般护理

(1)调节饮食：多饮水，多吃蔬菜、水果及富含纤维素的食物；忌饮酒，少食辛辣食物。

(2)保持大便通畅：养成定时排便习惯，避免排便时间过长。必要时可服缓泻剂或液状石蜡。

(3)肛门坐浴：坐浴具有清洁肛门、改善局部血液循环、促进炎症吸收、缓解括约肌痉挛、减轻疼痛的作用。可采用温水或 1∶5000 高锰酸钾溶液坐浴，水温 40～43℃，每日 2～3 次.每次 20～30min。

(4)直肠肛管检查配合与护理

1)检查体位：①侧卧位：多取左侧卧位，此体位适用于年老体弱的病人。②膝胸位：临床上最常用，适用于较短时间的检查。③截石位：常用于手术治疗。④蹲位：适用于检查内痔脱出或直肠脱垂者。

2)检查方法：①视诊：用双手分开病人臀部，观察肛门及周围皮肤，注意有无裂口、瘘管，肛门外有无肿物脱出。②直肠指诊：检查直肠肛管壁有无肿块、触痛，肛门有无狭窄，退出手指后注意指套有无黏液血迹。③内镜检查：观察肛门内肛窦、肛乳头及直肠黏膜的颜色，注意有无内痔、息肉等，肛门狭窄、肛周急性感染、肛裂者及妇女月经期不作内镜检查。

3)检查记录：先写明何种体位，再用时钟定位法记录病变的部位。如：膝胸位时肛门前方正中 6 点，后方正中 12 点；截石位时定位点与此相反。

2.手术前护理　按一般外科手术前常规护理。每晚坐浴，清洁肛门、会阴部。手术前应排空大便.必要时手术当日早晨清洁灌肠，以减少肠道内粪便。

3.手术后护理

(1)一般护理：具体如下。

1)饮食：术后 2～3 天内进少渣半流质饮食。

2)体位：平卧位或侧卧位，臀部垫气圈，以防伤口受压引起疼痛。

3)保持大便通畅：直肠肛管手术后一般不必限制排便，要保持大便通畅，术后 3 天未排便者，可口服液状石蜡或缓泻剂，但禁忌灌肠。

(2)病情观察：应注意敷料染血情况，以及血压、脉搏变化。术后出血是最常见的并发症。注意观察有无肛门失禁、切口感染等其他并发症。

(3)治疗配合：具体如下。

1)止痛：肛管术后因括约肌痉挛，或肛管内敷料填塞过紧引起伤口疼痛。可按医嘱给予止痛剂，必要时松解填塞物。

2)伤口护理:直肠肛管手术后,伤口多数敞开不缝合,需每日换药。每次排便后或更换敷料前用1∶5000高锰酸钾溶液坐浴。

3)并发症的护理:①尿潴留:病人术后常因手术、麻醉、疼痛等引起尿潴留。可用诱导、下腹部按摩、热敷等方法处理,多能自行排尿。若无效,应予导尿。若因肛管内填塞敷料引起尿潴留,应及时松解填塞敷料。②肛门失禁:手术如切断肛管直肠环,可造成肛门失禁,粪便外流可造成局部皮肤的糜烂,应保持肛周皮肤的清洁、干燥,可在局部皮肤涂氧化锌软膏减少刺激以保护皮肤。

4.心理护理 直肠肛管疾病反复发作导致的疼痛和便血或身体上散发出的异味,给病人生活和工作带来痛苦和不适,从而使病人产生焦虑和恐惧心理,应给病人讲解疾病治疗的方法,及时消除其焦虑和恐惧心理。

【护理评价】

病人肛周的疼痛是否缓解或减轻;便秘是否得到有效控制;有无并发症发生。

【健康指导】

直肠肛管疾病治愈后,如不注意自我保健,仍有复发的可能。病人平时应多饮水、多吃粗纤维食物。戒烟酒,避免辛辣、刺激性食物。保持大便通畅,养成每日定时排便习惯。每天坚持适量的体育运动。

(二)直肠肛管周围脓肿

【护理评估】

1.健康史 询问病人是否有肛缘瘙痒、刺痛、流出分泌物等表现,了解病人有无肛周软组织感染、损伤、内痔、肛裂、药物注射等病史。

2.身体状况

(1)肛门周围脓肿:最常见。以局部症状为主,主要表现为肛周持续性跳动性疼痛,病变处明显红肿,有硬结和压痛,脓肿形成后有波动感。全身感染症状不明显。

(2)坐骨直肠间隙脓肿:较常见。初期局部症状不明显,以全身感染症状为主.如寒战、乏力、食欲不振等。肛门局部从持续性胀痛加重为显著性跳痛,可有排尿困难和里急后重。直肠指检时患侧有深压痛,甚至波动感。如不及时切开,脓肿破溃可形成肛瘘。

(3)骨盆直肠间隙脓肿:较少见。位置较深,全身感染中毒症状更为明显,如寒战、发热、全身不适等;局部有直肠刺激症状和膀胱刺激症状。直肠指检可扪及肿胀及压痛,可有波动感。诊断主要靠穿刺抽脓。

3.心理-社会状况 肛周疼痛可使病人产生焦虑心理。

4.辅助检查

(1)直肠指检:直肠肛管周围脓肿有重要意义。病变部位表浅时可触及压痛性包块,甚至有波动感;深部脓肿则可有患侧深压痛,有时可扪及局部隆起。

(2)实验室检查:可见白细胞计数和中性粒细胞比例增高。

(3)诊断性穿刺:局部穿刺抽到脓液则可确诊。

5.治疗要点与反应 及早使用抗生素,局部热敷、理疗或温水坐浴,口服缓泻剂或液状蜡以减轻排便时疼痛。如已形成脓肿应及时切开引流。

【护理诊断及合作性问题】

1.急性疼痛　与炎症刺激和手术有关。

2.体温过高　与毒素吸收有关。

3.潜在并发症　肛瘘。

【护理目标】

使病人的疼痛减轻或缓解;体温恢复正常;无肛瘘发生。

【护理措施】

1.一般护理　卧床休息,给予高蛋白、高能量、高维生素、高纤维饮食,少食辛辣刺激性食物,多饮水,保持大便通畅。局部热敷理疗、肛门坐浴,促进炎症吸收。

2.对症处理　疼痛者,给予穿刺抽脓,降低脓腔内压力,缓解疼痛。高热者,给予物理降温,或遵医嘱给予药物降温。

3.治疗配合

(1)抗生素使用:遵医嘱使用有效抗生素,注意药物的配伍禁忌和毒副作用。

(2)切口护理:切开引流术后,保持切口清洁干燥,及时换药。

4.肛门坐浴　以减轻疼痛,促进炎症吸收。

【护理评价】

病人的疼痛是否减轻或缓解;体温是否恢复正常。

【健康指导】

病人平时应多饮水、多吃粗纤维食物。戒烟酒,避免辛辣刺激性食物。保持大便通畅,养成每日定时排便习惯。每天坚持适量的体育运动。

(三)肛瘘

【护理评估】

1.健康史　询问病人有无肛门及周围组织损伤的病史,了解有无结核杆菌感染。

2.身体状况　外口流出少量的脓性、血性、黏液性分泌物为主要症状。较大的高位肛瘘常有粪便及气体排出。当外口堵塞或假性愈合时,脓液不能排出,可出现直肠肛管周围脓肿症状,随脓肿破溃,脓液流出后,症状可缓解。肛周皮肤可见单个或多个瘘口,呈红色乳头状隆起,挤压时有少许脓液排出。

3.心理-社会状况　因有粪便流出,常有臭味,病人有自卑感。

4.辅助检查

(1)肛门视诊:可见肛周皮肤有突起或凹陷的外口,挤压有少许脓液流出。

(2)直肠指检:可触及条索状瘘管。

5.治疗要点与反应　肛瘘不能自愈,须手术治疗。常用的术式如下:①瘘管切开术或瘘管切除术:适用于低位肛瘘。②挂线疗法:适用于高位单纯性肛瘘的治疗或高位复杂性肛瘘的辅助治疗。将橡皮筋穿入瘘管内,然后收紧、结扎橡皮筋,使被结扎组织受压坏死,起到慢性切割作用,将瘘管切开;瘘管在慢性切开的过程中,底部肉芽组织逐渐生长修复,可以防止发生肛门失禁。

【护理诊断及合作性问题】

1.急性疼痛　与炎症刺激和手术有关。

2.体温过高　与毒素吸收有关。

3.潜在并发症　肛门失禁。

【护理目标】

使病人的疼痛减轻或缓解;体温恢复正常;无肛瘘发生。

【护理措施】

1.手术前护理

(1)体位与饮食:采取自由体位。给予高蛋白、高能量、高维生素饮食。少食辛辣刺激性食物,多饮水。

(2)肠道准备:术前3天,给予流质饮食,减少粪便形成,保持大便通畅;使用肠道不吸收的抗生素,减少术后感染;术前一天晚和术晨分别进行清洁灌肠;术晨禁饮食。

(3)抗感染:遵医嘱使用抗生素,注意配伍禁忌和毒副作用。

(4)保持局部清洁:勤洗患处,及时换药,保持局部清洁干燥。

(5)其他护理:做好术前准备,如进行血常规、尿常规、粪常规三大常规检查等。

2.术后护理

(1)体位与饮食:卧床休息,减少出血和疼痛,3天后起床活动。给予高蛋白、高能量、高维生素、易消化、易吸收的食物,多饮水,减少粪便形成,保持大便通畅。

(2)抗感染:术后继续遵医嘱使用抗生素,防治切口感染。

(3)病情观察:观察切口有无出血,有无红、肿、热、痛等感染迹象,有无大便失禁。如有异常及时报告医生进行处理。

(4)切口护理:及时换药,保持切口清洁干燥;每天便后,清洗肛门,温水坐浴,以减轻疼痛,防治切口感染。

3.心理护理　与病人及家属进行有效沟通,解释手术的必要性和重要性,使病人和家属能更好地配合治疗和护理操作。

【护理评价】

疼痛是否缓解;体位是否恢复正常:有无并发症发生。

【健康指导】

加强锻炼,增强机体抵抗力。及时治疗肛周脓肿,防止肛瘘发生。多食蔬菜和水果,保持大便通畅,少食辛辣刺激性食物。

(四)痔

【护理评估】

1.健康史　了解病人有无长期饮酒、好食辛辣等刺激性食物的习惯,有无长期使腹内压增高的因素,如长期的坐与站立或便秘、前列腺增生、腹水、妊娠和盆腔肿瘤等。

2.身体状况

(1)内痔:主要表现是无痛性便血和痔核脱出。临床上按病情轻重可分为三期,如表5-1所示。

表 5-1　内痔各期身体状况

分期	身体状况
Ⅰ期	便时无痛性出血或便后滴血，便后出血可自行停止，无痔核脱出
Ⅱ期	便时出血，量大甚至喷射而出，便时痔核脱出，便后自行回纳
Ⅲ期	偶有便血，站立、便秘等腹内压增高时痔核脱出，需用手回纳，当脱出的痔核被嵌顿时，可引起局部剧烈疼痛，嵌顿痔核可发生坏死和感染

(2)外痔：主要表现为肛门不适、潮湿，有时伴局部瘙痒。当发生血栓性外痔时，局部出现剧烈疼痛，肛门外可见暗紫色圆形肿物，触痛明显。

(3)混合痔：同时兼有内痔和外痔的临床特点。

3.心理-社会状况　病程长，出血、疼痛等反复发作，影响生活和工作，病人有焦虑和恐惧感。

4.辅助检查　采取肛门视诊、直肠指检、肛门镜检查。一般首先做肛门视诊，Ⅰ期、Ⅱ期内痔直肠指检不能触及，肛门镜检可见暗红色、质软半球形肿物，Ⅲ期内痔病人蹲位，可有痔块突出。外痔可见肛缘皮肤肿胀，有暗紫色圆形硬结，有触痛。

5.治疗要点与反应　无症状的痔无需治疗，有症状痔的治疗目标是减轻及消除症状而非根治，首选非手术治疗。

(1)非手术治疗：具体如下。

1)一般治疗：适用于痔初期。教会病人养成良好的饮食和排便习惯，多摄入粗纤维食物，多饮水，忌酒及刺激性食物，保持大便通畅。便后热水坐浴改善局部血液循环。肛管内应用抗生素，促进炎症吸收。血栓形成时，先局部热敷、外用消炎止痛药，无效再手术。嵌顿性痔及早手法回纳。

2)注射疗法：适用于Ⅰ～Ⅱ期内痔。注射硬化剂(如5%鱼肝油酸钠、5%二盐酸奎宁注射液等)于黏膜下痔血管周围，产生无菌性炎症反应，黏膜下组织、静脉丛纤维化，使痔萎缩而愈，治疗效果较好。

3)胶圈套扎法：适用于各期内痔，利用橡皮圈的弹性套扎痔核(亦可用粗丝线结扎)，使其缺血、坏死、脱落，而达到治疗目的。

4)冷冻疗法：用液态氮造成痔核冻伤、坏死脱落而治愈。适用内痔出血不止，年老体弱不宜手术者。

(2)手术治疗：适用于Ⅱ～Ⅲ期内痔，发生血栓、嵌顿等并发症的痔及以外痔为主的混合痔。方法有痔单纯切除术、激光切除痔核、血栓性外痔剥离术。

【护理诊断及合作性问题】

1.急性疼痛　与外痔血栓形成、手术创伤等有关。

2.便秘　与饮水或纤维素摄入量不足，惧怕排便时疼痛、身体活动少有关。

3.潜在并发症　尿潴留、出血、感染等。

【护理目标】

使病人的肛周疼痛缓解或减轻；便秘得到有效控制；无并发症发生。

【护理措施】

1.一般护理

(1)调节饮食:多饮水,多吃蔬菜、水果及富含纤维素的食物;忌饮酒,少食辛辣食物。

(2)保持大便通畅:养成定时排便习惯,避免排便时间过长。必要时可服缓泻剂或液状石蜡。

(3)肛门坐浴:此法具有清洁肛门、改善局部血液循环、促进炎症吸收、缓解括约肌痉挛、减轻疼痛的作用。

(4)局部用药:如局部使用马应龙痔疮膏。

2.手术前护理　按一般外科手术前常规护理。每晚坐浴,清洁肛门、会阴部。手术前应排空大便,必要时手术当日早晨清洁灌肠,减少肠道内粪便。

3.手术后护理

(1)一般护理:术后2～3天内进少渣半流质饮食。平卧位或侧卧位,臀部垫气圈,以防伤口受压引起疼痛。术后保持大便通畅,术后3天未排便者。可口服液状石蜡或缓泻剂,但禁忌灌肠。

(2)病情观察:注意血压、脉搏变化,局部有无渗血。术后出血是最常见的并发症。观察有无尿潴留、切口感染等其他并发症。

4.治疗配合

(1)止痛:肛管术后因括约肌痉挛,或肛管内敷料填塞过紧引起伤口疼痛。可按医嘱给予止痛剂,必要时松解填塞物。

(2)伤口护理:直肠肛管手术后.伤口多数敞开不缝合,需每日换药。每次排便后或更换敷料前用1∶5000高锰酸钾溶液坐浴。

(3)尿潴留的护理:病人术后常因手术、麻醉、疼痛等引起尿潴留。可用诱导、下腹部按摩、热敷等方法处理,多能自行排尿;若无效,应予导尿。若因肛管内填塞敷料引起尿潴留,应及时松解填塞敷料。

四、心理护理

直肠肛管疾病反复发作给病人生活和工作带来痛苦和不适,使其产生焦虑和恐惧心理,故应给病人讲解疾病治疗的方法,及时消除其焦虑和恐惧心理。

【护理评价】

病人的肛周疼痛是否缓解或减轻;便秘是否得到有效控制;有无并发症发生。

【健康指导】

注意自我保健,平时应多饮水、多吃粗纤维饮食。戒烟酒,避免辛辣刺激性食物。保持大便通畅,养成每日定时排便习惯。每天坚持适量的体育运动。

第六节 结、直肠癌患者的护理

【概述】

结肠、直肠癌是胃肠道常见的恶性肿瘤，好发于40～60岁。在我国的大肠癌发病中，以直肠癌为第一位，占56%～70%，其余依次为乙状结肠、盲肠、升结肠、降结肠和横结肠。男女发病比例为(1～2)∶1。

【病因与发病机制】

直肠癌多见于男性，发病年龄多在40岁以上，但20岁左右年轻人也有所见。常见部位为腹膜反折线以下的直肠壶腹部，2/3病变位于此段，直肠指检多可触及。目前认为与结直肠癌发生的有关因素有：①局部慢性炎性病变，如溃疡性结肠炎、日本血吸虫病等；②致癌物质，主要是指高蛋白饮食引起胆酸分泌增加，后者被肠内厌氧菌分解为不饱和的多环烃；③腺瘤，这是目前最引人注目的因素，尤其直肠是腺瘤常见所在，也是癌肿常见部位。

绝大多数的结肠、直肠癌是腺癌。大体形态特征可分为三类：①肿块型，肿瘤向肠腔内突出，多为菜花状，浸润较表浅。其生长较慢，转移较迟，恶性程度低，预后较好。②溃疡型，多见，占50%以上，肿瘤向肠壁深层生长，并向四周浸润，早期可有溃疡，易出血、感染或穿孔。转移较早，恶性程度高。③浸润型，肿瘤沿肠壁浸润，致肠腔狭窄与梗阻。转移早，预后差。

【临床表现】

（一）症状

1.结肠癌

(1)排便习惯与粪便性状的改变：常为最早出现的症状。多表现为排便次数增加、腹泻、便秘，粪中带血、脓或黏液。

(2)腹痛：也是早期症状之一，常为定位不确切的持续性隐痛，或仅为腹部不适或腹胀感。出现肠梗阻时则腹痛加重或为阵发性绞痛。

(3)腹部肿块：多为瘤体本身，有时可能为梗阻近侧肠腔内的积粪。肿块大多坚硬，呈结节状。

(4)肠梗阻症状：一般属结肠癌的晚期症状，主要表现是腹胀和便秘，腹部胀痛或阵发性绞痛。当发生完全梗阻时，症状加剧。

(5)全身症状：由于慢性失血、癌肿溃烂、感染、毒素吸收等，患者可出现贫血、消瘦、乏力、低热等。

2.直肠癌　直肠癌早期无明显症状，即使有少量出血，肉眼也不易觉察到，到癌肿发展为溃疡或感染时才出现症状。

(1)直肠刺激症状：排便不适、排便不尽感，便前肛门下坠感，便意频繁、腹泻、里急后重。

(2)癌肿破溃感染症状：排便时大便表面带血及黏液，感染严重时出现脓血便，大便次数增多。

(3)肠狭窄症状:癌肿突入肠壁造成肠管狭窄,初时使大便变形、变细,癌肿造成肠管部分梗阻后,有腹胀、阵发性腹痛、肠鸣音亢进,大便困难。

(二)辅助检查

1.直肠指检　简单易行,不需要任何设备,比较准确可靠,是诊断直肠癌的最主要的方法。

2.内镜检查　直肠镜、结肠镜检查可发现直肠、结肠病变的部位与程度,同时可在直视下取活组织做病理检查,是诊断结肠、直肠内病变最有效,且可靠的检查方法,绝大多数早期病变或通过内镜检查发现。

3.钡剂灌肠或气钡双重造影检查　可确定病变部位和范围,气钡双重造影可发现较小病灶。

4.B超或CT　主要用于发现癌肿有无肝转移及肿瘤与邻近脏器的关系。

5.血清癌胚抗原(CEA)　约半数结肠、直肠癌患者血清CEA升高。CEA还可作为结肠、直肠癌手术后的随访指标,如术后CEA降低,以后又升高,应考虑癌肿复发。

6.其他检查　直肠下段癌肿较大时,女患者应做阴道双合诊,男患者需做膀胱镜检查,了解癌肿范围。

【治疗原则】

1.手术治疗:结肠、直肠癌一经确诊,应尽早行根治性切除术,手术可分为开腹手术和腹腔镜手术。

2.放疗与化疗:作为辅助治疗有一定效果。

3.免疫治疗。

【护理】

1.评估

(1)健康史及相关因素:包括家族中有无发病者,初步判断肿瘤的发生时间,有无对生活质量的影响,发病特点。

(2)一般情况:患者的年龄、性别、职业、婚姻状况、营养状况等,尤其注意与现患疾病相关的病史和药物应用情况及过敏史、手术史、家族史、遗传病史和女性患者生育史等。

2.护理措施

(1)术前护理措施

①按普通外科疾病术前护理常规。

②全面评估患者:包括健康史及其相关因素、身体状况、生命体征,以及神志、精神状态、行动能力等。

③心理护理:护理人员应了解患者的心理状况,有计划地向患者介绍有关疾病的治疗、手术方式及结肠造口术的知识,增强患者对治疗的信心,使患者能更好地配合手术治疗及护理。同时也应取得患者家属的配合和支持。

④维持足够的营养:结肠、直肠癌患者由于长期的食欲下降、腹泻及癌肿的慢性消耗,手术前的营养状况欠佳。术后患者需有足够的营养进行组织修补、维持基础代谢。因此术前须纠正贫血和低蛋白血症,提高患者对手术的耐受力,利于术后康复。应尽量多给予高蛋白、高热量、高维生素、易消化的少渣饮食,如因胃肠道准备需要限制饮食,可由静脉补充。

⑤做好术前准备：协助患者做好术前相关检查工作，如影像学检查、心电图检查、胸片、血液检查、尿便检查等；备皮；肠道准备。a.控制饮食.术前2～3d进流质饮食，有肠梗阻症状者，应禁食补液。b.给患者口服泻药，术前1日中午12:00及晚间19:00分别嘱患者口服50%硫酸镁50ml，服药后半小时内饮温开水1500～2000ml。如果在睡前大便尚未排净，应进行清洁灌肠。c.术前口服肠道不吸收抗生素。

⑥做好术前指导：嘱患者保持情绪稳定，避免过度紧张焦虑，备皮后洗头、洗澡、更衣，准备好术后需要的各种物品如一次性尿垫、痰杯等，术前晚22:00以后禁食水，术晨取下义齿，贵重物品交由家属保管等。

(2)术后护理措施

①按普通外科术后护理常规及全麻手术后护理常规护理。

②体位：术后取去枕平卧位，头偏向一侧，6h后病情稳定，可改为半卧位，以利呼吸和腹腔引流。

③严密观察病情变化

a.观察生命体征：术后每30min测脉搏、血压、呼吸1次。病情稳定后改为每4h测1次。

b.局部出血情况：由于肠癌手术范围大，渗血多，若有止血不全、缝线脱落等，均可引起术后出血。术后应观察腹部引流液及骶尾引流液的颜色、性状和量，同时要观察腹部及会阴部创面敷料，如局部渗出较多需及时处理。

④饮食：应禁食、静脉补液，至肛门排气或结肠造口开放后进流质，1周后改为半流质，2周左右方可进普食，且选择易消化的少渣饮食。

⑤应用抗生素：由于肿瘤患者抵抗力下降，结肠、直肠癌手术创面暴露时间长，术后可能发生切口或腹腔感染，为防止感染常应使用有效的抗生素。

⑥术后尿潴留的观察与护理：直肠癌根治术易损伤骶部神经或造成膀胱后倾，可致尿潴留，故术后均需放置导尿管。术后5～7d起开始训练膀胱舒缩功能，即夹闭导尿管2～3h开放1次，并观察患者尿意和排尿量是否正常，如基本恢复正常，术后10d左右可拔除尿管。

⑦会阴部切口的护理：由于Miles手术范围大，会阴部残腔大，术后渗血渗液易潴留残腔引起局部感染，应采取措施加以预防。a.保持切口外层敷料的清洁干燥，如被污染或被血液渗湿，应及时更换。亦可根据全身情况，于术后7～10d起用1∶5000高锰酸钾溶液温水坐浴，每天2次。b.保持骶尾引流管通畅，防止引流管堵塞、弯曲、折叠；观察记录引流液的量和性质；骶尾引流管一般在术后7d引流量减少时可逐渐向外拔出。拔除引流管后，要填塞纱条，防止伤口封闭，形成无效腔。

⑧结肠造口的护理：结肠造口是将近端结固定于腹壁外，粪便由此排出体外，故又称人工肛门。护理包括以下几种。

a.结肠造口一般于术后2～3d待肠蠕动恢复后开放。造口开放前注意肠段有无回缩、出血、坏死等情况，因造口的结肠张力过大、缝合不严、血供障碍等，均可导致上述情况。

b.保护腹部切口：造口开放后早期，粪便稀薄，次数多，因此患者取左侧卧位，应用塑料薄膜将腹部切口与造口隔开，目的是防止流出的稀薄粪便污染腹部切口，导致切口感染。

c.保护肠造口四周皮肤：造口开放后连接人工肛门袋，早期，粪便稀薄，不断流出，对腹壁皮肤刺激大，极易引起皮肤糜烂，应彻底清洗造口周围皮肤，并在瘘口周围皮肤处涂以皮肤保护剂(如：复方氧化锌软膏、溃烂粉等)。

d.并发症的观察与护理：造口坏死、感染：观察造口血液循环情况，有无出现肠黏膜颜色变暗、发紫、发黑等异常。造口狭窄：为预防造口狭窄，术后1周开始用手指扩张造口，每周2次，每次5～10min，持续3个月。每次操作时手指套上涂上液状石蜡，沿肠腔方向逐渐深入，动作宜轻柔，忌用暴力，以免损伤造口或肠管。便秘：患者术后1周后，应锻炼定时排便。当进食后3～4d未排便或因粪块堵塞发生便秘，可插入导尿管，一般不超过10cm，常用液状石蜡或肥皂水灌肠，但注意压力不能过大，以防肠道穿孔。

【健康教育】

1.疾病复发的观察：遵医嘱正确应用抗癌药，定期复查。

2.造口术后康复护理

(1)衣着：以柔软、舒适、宽松为原则，不需要制作特别的衣服，适度弹性的腰带并不会伤害造口，也不妨碍肠道的功能，不要引起造口受压。

(2)饮食：原则上不需忌口，只需均衡饮食即可。多食些新鲜水果蔬菜，保持大便通畅。进食时尽量做到干湿分开，以便使粪便成形，同时可增加饮用酸牛奶以调节肠造口菌群，起到调节肠功能的作用。不易消化、产气较多或有刺激性的食物尽量避免食用，如糯米类的粽子、汤圆，带壳类的瓜子、花生、绿豆等，啤酒、可乐，引起异味的食物如辣椒、咖喱、洋葱等。就餐时，应细嚼慢咽，尝试新品种的食物时应逐渐增加，以免引起腹泻。对尿路造口者，饮食中要特别注意食物的酸碱性。

(3)工作：一般造口患者术后半年即可恢复原有的工作，而且无需担心造口影响正常工作，只要避免过重的体力劳动，注意劳逸结合。

(4)沐浴：造口者一旦伤口愈合就能享受沐浴的乐趣，水对造口没有害处。以淋浴方式清洁身体及造口，最好选用无香精的中性沐浴液。若戴着造口袋沐浴，可选用防水胶布贴在造口袋底盘的四周，浴毕揭去胶布即可。

(5)运动：为了保持身体健康及生理功能，可维持适度的运动，如游泳、跑步等。游泳时可选用迷你造口袋或使用造口栓，要避免碰撞类的运动，如拳击、篮球等。运动时加造口腹带约束效果更好。

(6)坚持定期复查，2年之内3个月复查1次，2～5年每半年复查，发现问题及时就诊。

第七节　胃肠疾病常见手术护理

一、胃大部切除术

【应用解剖】

1.胃大部分位于左季肋区，小部分位于上腹区，它的形态随个体的年龄、性别和体型而异，可呈钩形、三角形或靴形。

2.胃分为胃底、胃体和幽门3部分。与食管相连的部分称贲门，贲门左上方膨出部分为胃底，在胃小弯作为分界标志的角切迹的右方为幽门部。

3.胃的左下部前面为腹前壁，右上前面为肝左叶覆盖，左前面为膈肌覆盖。胃后面与胰腺、左肾和横结肠系膜等毗邻。

4.胃壁分4层，由里向外为：黏膜层、黏膜下层、肌层、浆膜层。

5.胃的血液供应极为丰富，主要来源于腹腔动脉干。沿大、小弯各有1条血管弓。

6.胃的神经来自交感神经及副交感神经系统。

【手术适应证】

1.胃及十二指肠溃疡。

2.胃多发性息肉、胃黏膜脱垂并大出血、胃结核。

3.远端胃癌、胃中部局限癌。

【麻醉方式、手术体位与切口】

1.连续硬脊膜外隙阻滞麻醉或全身麻醉。

2.患者取平卧位。行上腹正中或右侧旁正中切口，先做小切口探查，如可行根治性切除，再延长切口2～3cm。

【器械、敷料与物品准备】

1.器械　胃肠手术器械。

2.敷料　剖腹包、剖腹外加、剖腹盆。

3.物品　一次性无菌手术用品(手套、手术贴膜、吸引器皮管、可吸收缝线)，标本盆。

4.特殊物品　100mm切割闭合器、55mm切割闭合器或60mm切割闭合器。

【手术步骤及配合要点】

1.探查　开腹之后首先探查肝、胆、胰等脏器有无病变，然后探查胃及十二指肠情况。探查时可先分离切断脾下极的大网膜，7号丝线结扎，以免牵拉时撕裂脾脏。

2.游离　随后先游离胃大弯侧，后小弯侧，小出血点电凝止血，大出血点1号丝线缝扎止血，有条件时可直接使用立夹锁，一次性完成7mm以下血管的切割与闭合。

3.游离切断十二指肠　将胃牵向左上方，分离十二指肠球部长约2cm，防止损伤胃十二指肠动脉。用一把敷料钳夹近端、十二指肠钳夹远端，夹住十二指肠，并在两钳之间切断(也可直接用55mm或60mm切割闭合器切割及闭合)，安尔碘、盐水棉球依次消毒残端，近端干纱布包裹。

4.关闭十二指肠残端　常用的有Mayo法、两层间断缝合法及双层荷包缝合法。Mayo法是用丝线宽松绕钳连续缝合十二指肠残端(7号丝线)，残端上下角各置一针浆肌层(4号丝线)缝合并打结，绕钳缝合完毕后，退出十二指肠钳拉紧缝线与上述浆肌层缝合线打结，残端两角各做一丝线半荷包缝合，在荷包线之间加缝数针浆肌层缝合，将十二指肠残端内翻包埋。

5.切胃　在预定切除部分的胃大弯侧夹一小胃钳，紧靠该钳右侧夹一把大胃钳，两钳之间切断胃。小弯侧用7号丝线连续缝合关闭，再用1号丝线间断加强浆肌层，或100mm切割闭合器直接切断缝合。

6.胃肠道重建　将距 Treiz 韧带 8～12cm 处空肠经横结肠前或横结肠后提至胃大弯侧，吻合口缝合时可先于两端各 6×14# 圆针缝一牵引线，间断浆肌层缝合后，2-0# 或 3-0# 可吸收线连续缝合。第二个吻合口为空肠侧侧吻合，一般使用 3-0# 可吸收线做连续缝合。

7.冲洗、关腹　冲洗腹腔，检查出血情况及吻合口，逐层关闭腹腔。

【手术护理重点】

1.切开胃壁前应准备好吸引器，以免胃内容物流入腹腔，造成污染。

2.在做恶性肿瘤手术过程中，注意无瘤操作。

二、全胃切除术

【应用解剖】

同"胃大部切除术"。

【手术适应证】

1.胃体癌、胃窦癌已侵及胃体者。

2.全胃癌。

3.皮革样胃癌。

4.多发性胃癌。

5.残胃癌。

【麻醉方式、手术体位与切口】

气管内插管全身麻醉。患者取平卧位，背部剑突上 1～2cm 处垫一长方形橡皮枕(70cm×20cm×15cm)。行上腹部正中切口或左上腹旁正中切口。

【器械、敷料与物品准备】

1.器械　全胃器械、备取肋骨器械。

2.敷料　剖腹包、剖腹外加、剖腹盆。

3.物品　一次性无菌手术用品(手套、手术贴膜、吸引器皮管、可吸收缝线)，体位垫，标本盆。

4.特殊物品　25mm 消化道圆形吻合器、55mm 或 60mm 直线型切割闭合器、荷包钳、3-0# 荷包线、3-0# 可吸收缝合线、可吸收关腹线等。

【手术步骤及配合要点】

1.开腹、探查　探查腹腔内脏器，确定手术方式。

2.游离、切断　游离胃下、中段，切除大网膜及胃结肠韧带均用 7 号丝线结扎。清除各淋巴结。游离十二指肠上段，切断，闭锁，方法同胃大部切除术的步骤。电刀切断肝左三角韧带，清除贲门右淋巴结。

3.游离、切断食管　清除贲门左、胃上部大弯侧淋巴结。将食管拉下 5～6cm，于贲门切迹上 3cm 处夹 1 把心耳钳或荷包钳，此钳下再夹 1 把大直角钳，两钳之间剪断食管。自荷包钳置入荷包线做荷包缝合，荷包缝合完毕，置入吻合器蘑菇头，并收紧荷包线，小蚊式钳固定于切口旁敷料上。

4.消化道重建　全胃切除后，于空肠近端距 Treiz 韧带 15～20cm 处切断空肠，在空肠远侧端放入吻合器，吻合器与蘑菇头对合准确无误后激发，停留 30s 后取出吻合器，长持、1 号丝线加固浆肌层，再于食管空肠吻合口 50～60cm 做端侧吻合，1 号丝线间断缝合，3-0# 可吸收缝线连续全层缝合。

5.冲洗、关腹　冲洗腹腔，检查是否出血及吻合口情况，逐层关闭腹腔。

【手术护理重点】

1.多数患者属恶性肿瘤患者，因此在术中要注意加强对患者的心理护理。

2.根据情况选择 25mm 直或弯形圆头吻合器，要加强对贵重器械的使用和保管。

3.各种标本要标志清晰，不同部位淋巴结分袋放置，及时送检。

4.凡是与胃、肠、食管腔内接触过的器械、敷料一律放入弯盘内，防止污染手术区。

三、小肠部分切除术

【应用解剖】

1.小肠是食物消化和吸收的主要场所，上起幽门，下接盲肠，成人小肠的全长为 5～7m。

2.小肠分十二指肠、空肠与回肠 3 部分。

【手术适应证】

1.小肠的广泛性损伤或多数穿孔不宜修补。

2.绞窄性小肠梗阻或小肠系膜血管栓塞，已发生肠坏死。

3.小肠局部炎性改变，局限性肠炎，肠结核，小肠溃疡穿孔。

4.小肠及其系膜上的良性及恶性肿瘤。

5.各种胸部、腹部或泌尿外科手术需要利用小肠作为移植或转流手术者。

6.小肠的先天畸形，如小肠闭锁与狭窄。

【麻醉方式、手术体位与切口】

连续硬脊膜外隙阻滞麻醉或全身麻醉。患者取平卧位。行左侧或侧旁正中切口或腹直肌切口。

【器械、敷料与物品准备】

1.器械　胃肠器械。

2.敷料　剖腹包、剖腹外加、剖腹盆。

3.物品　一次性无菌手术用品（手套、手术贴膜、吸引器皮管、可吸收缝线），标本盆。

【手术步骤及配合要点】

1.开腹探查，观察腹腔内有无液体，液体的性状、量和颜色，并及时记录，提醒麻醉医生及手术医生。

2.找到病变肠管后，确定切除范围，将要切除的肠管提出腹腔外，周围以盐水纱布垫隔开，在预定切除范围V形切开肠系膜。

3.处理肠系膜及血管。提起预切除肠管，辨认肠系膜血管，在预切除线的无血管区呈扇形剪开肠系膜，分离肠系膜血管，分别钳夹用4#或7#丝线结扎，或使用立夹锁切割闭合，最后切断小肠系膜。

4.钳夹、切除病变肠管。在小肠预定切断处，分别以1把敷料钳和1把肠钳（健侧肠管）夹闭两端肠管。断端用碘伏纱球消毒。

5.根据手术需要及手术医师的习惯，采用各种方式进行小肠吻合，常用方法有端端吻合、侧侧吻合及端侧吻合。用1号丝线缝合肠系膜裂孔。

6.冲洗腹腔，检查出血及吻合口情况。

【手术护理重点】

1.分离肠系膜血管时，及时调整灯光，保持手术野视线清晰，保证肠系膜血液循环良好。

2.保证输血、输液通道畅通，随时观察患者血压变化，调整输液、输血速度。

3.切口保护好，以防肠内容物污染，肠内容物多时及时用吸引器吸净，并反复多次消毒，认真冲洗腹腔。

四、右半结肠切除术

【应用解剖】

1.结肠起自盲肠，连于直肠，包括升结肠、横结肠、降结肠、乙状结肠，成人长度平均150cm（120～200cm）。

2.结肠的动脉来自肠系膜上动脉分出的中结肠动脉右侧支、右结肠动脉和回肠动脉。

3.结肠的大部分固定于腹后壁，排列酷似英文字母M，将小肠包围在内。

【手术适应证】

1.盲肠癌及升结肠癌或结肠肝曲癌。

2.回盲部结核，慢性回盲部套叠，盲肠扭转，回盲部慢性炎症性肉芽肿。

3.右侧结肠多发性息肉病，外伤，复杂粪瘘。

4.阑尾类癌。

【麻醉方式、手术体位与切口】

气管内插管全身麻醉。患者平卧位，右侧背部腰下垫一小橡皮方垫（30cm×20cm×15cm）。取正中切口，右侧绕脐。

【器械、敷料与物品准备】

1.器械　胃肠器械。

2.敷料　剖腹包，剖腹外加，剖腹盆。

3.物品　一次性无菌手术用品（手套、手术贴膜、吸引器皮管、可吸收缝线），体位垫，标本盆。

【手术步骤及配合要点】

1.开腹探查腹腔,确定病变部位及切除范围。

2.确定切除范围后,提起横结肠及末端回肠,用湿纱布结扎横结肠与回肠末端,闭锁肠腔,以防脱落的肿瘤细胞在肠腔内向上、下扩散。

3.游离结肠肝曲及升结肠,电凝止血或丝线结扎。将盲肠及升结肠牵向左侧,沿结肠外侧自髂窝至结肠肝曲切开后腹膜,将升结肠从腹后壁游离。

4.将右侧结肠提至腹壁切口外,在预定切除线上,各夹 1 把敷料钳,离该血管钳 5cm 处的健侧肠管上再各夹 1 把肠钳。切除回肠末端、盲肠、升结肠、右半横结肠,连同系膜、右半部大网膜、腹膜后脂肪及淋巴组织一并切除,安尔碘、盐水棉球消毒残端。

5.回肠、横结肠对端吻合,1 号丝线间断缝合,并将横结肠系膜与回肠系膜关闭。

6.用蒸馏水反复冲洗腹腔后再次止血,一般不放置引流。检查出血及吻合口情况。将回肠缝合固定于腹后壁创面上。逐层关闭腹腔。

【手术护理重点】

1.保护好切口,防止肠内容物流入腹腔,污染手术切口及腹腔内。

2.注意消毒棉球的充分准备,及时消毒肠腔。

3.后腹膜打开者,注意关闭时清点纱布,以免遗留于腹腔。

五、直肠癌根治术

【应用解剖】

1.直肠位于小骨盆腔的后部,骶骨的前方。其上端在第 3 骶椎平面与乙状结肠相接,向下沿第 4～5 骶椎和尾骨前面下行,穿过盆膈移行于肛管,全长 10～14cm。

2.在盆腔腹膜反折的上方,直肠壁由浆膜层、肌层、黏膜下层及黏膜层构成。

【手术适应证】

1.手术分为两种类型,即经腹、会阴直肠癌根治术(Miles 术)和直肠前切除低位吻合术(Dixon 术)。

2.位于齿状线以上 7～8cm 内的直肠癌,适用于 Miles 术。

3.直肠与乙状结肠交界处癌,癌肿下缘离齿状线 12cm 以上,适用于 Dixon 术。

【麻醉方式、手术体位与切口】

气管内插管全身麻醉。手术体位采用头低足高膀胱截石位。Miles 术采用左下腹旁正中切口、会阴切口;Dixon 术采用左下腹旁正中切口。

【器械、敷料与物品准备】

1.器械　直肠膀胱器械、会阴器械。

2.敷料　剖腹包、剖腹外加、剖腹盆、直肠癌外加、手术盘。

3.物品　一次性无菌手术用品(手套、手术贴膜、吸引器皮管、可吸收缝线、引流管),体位垫,腿架,标本盆。

4.其他 Dixon 手术需要 33mm 或 31mm 圆形吻合器、Contour 弧形切割吻合器和钉仓。

【手术步骤及配合要点】

1.Miles 术

(1)开腹常规探查腹腔及盆腔。湿吸水巾包裹小肠,充分显露盆腔。游离乙状结肠,提起乙状结肠,切开其左侧腹膜,将乙状结肠膜从后腹壁游离,防止损伤输尿管。

(2)分离直肠后侧和前侧,周围血管分别用大弯钳夹、7 号丝线结扎止血。进一步游离直肠的两侧,切断侧韧带,大弯钳夹切断,7 号丝线缝扎。两侧韧带切断后,直肠在盆腔部分游离结束,再转向结肠造口。

(3)会阴部手术可由另一手术组同时进行,重新消毒会阴部,7 号丝线荷包缝合闭锁肛门。

(4)环绕肛门行梭形切口。在尾骨前切断尾骨直肠韧带,7 号丝线缝扎。分离两侧肛提肌,向前牵拉肛管,横行切开骶前筋膜,将已经游离切断的乙状结肠及直肠从骶前拉出,再分离直肠前方,防止尿道的损伤。

(5)直肠切除后,冲洗腹腔,使冲洗液从会阴流出,然后彻底止血,电凝止血或 4 号丝线缝扎止血。会阴切口放置引流管。

(6)上、下两组医师同时关闭两个切口。

2.Dixon 术

(1)腹腔内手术前面步骤同 Miles 术,分离完直肠两侧韧带后,分别用大直角钳和心耳钳(健侧肠管)夹闭直肠,切断(也可直接使用 Contour 弧形切割吻合器和钉仓一次性完成切割与缝合),乙状结肠分别用肠钳(健侧肠管)和敷料钳夹闭,切断.安尔碘、盐水纱球消毒。

(2)会阴组医师使用吻合器将结肠与残留直肠端端吻合。

(3)冲洗腹腔及盆腔,检查出血及吻合口,放置腹腔引流,先关闭后腹膜,再逐层关闭腹腔。

【手术护理重点】

1.由于手术体位特殊,既要保证手术顺利进行,又要防止由于体位放置不当引起神经、血管损伤。

2.使用电刀负极板时一定要按操作规程,防止灼伤。

3.手术分两个组,两个无菌器械台在清点器械时一定要分清,防止发生混淆,造成器械或纱布遗留于腹腔。

六、阑尾切除术

【应用解剖】

1.阑尾是一盲管,其根部位于盲肠末端 3 条结肠带交汇处,体表投影为麦氏点(髂前上棘与脐连线的中外 1/3 处)。一端与盲肠相通,长 5～7cm,管腔较窄。阑尾基底部位于盲肠内后壁,一般在右髂窝内,但可随盲肠移动而改变位置,高可至肝下,而其基底部不变。

2.阑尾尖端游离,位置不固定,可伸向任何方向,常见的有盲肠后位、盲肠下位、盲肠外侧位及回肠前位或后位。

3.供应阑尾的动脉是起源于回结肠动脉的终末分支，一旦血供受阻，极易发生阑尾坏疽。

4.阑尾静脉经回结肠静脉、肠系膜上静脉流至门静脉，因此在阑尾炎症化脓时可引起门静脉炎或肝脓肿。

5.阑尾的神经由肠系膜上的动脉周围的交感神经丛支配，因此阑尾炎发病特点是中上腹或脐周的牵涉性疼痛。

【手术适应证】

1.急性化脓性或坏疽性阑尾炎。

2.急性阑尾穿孔并发腹膜炎。

3.阑尾脓肿。

4.慢性复发性阑尾炎。

5.妊娠期急性阑尾炎、小儿及老年人的急性阑尾炎，应尽早手术切除，以免发生穿孔。

【麻醉方式、手术体位与切口】

蛛网膜下腔与硬脊膜外腔联合麻醉。患者平卧位，行右下腹麦氏切口或右下腹探查切口。

【器械、敷料与物品准备】

1.器械　阑疝器械。

2.敷料　剖腹包、剖腹外加、剖腹盆。

3.物品　一次性无菌手术用品（手套、手术贴膜、吸引器皮管、可吸收缝线、引流管），标本盆。

【手术步骤及配合要点】

1.切开皮肤、皮下组织、腹外斜肌腱膜、腹膜，找到阑尾。用环钳夹住阑尾末端部系膜，用阑尾钳夹住阑尾末端部系膜，将其提出切口外。

2.在阑尾根部的无血管区，用弯血管钳戳一小孔，用两把弯血管钳通过小孔夹住系膜和阑尾血管，两钳之间剪断，1 号或 4 号丝线结扎，直至阑尾系膜根部全部游离。

3.在阑尾根部做一荷包缝合，6×14 圆针、4 号线，用血管钳夹住阑尾根部，再用 7 号缝线结扎，线头用蚊式钳夹住，在距离结扎线 0.3～0.5cm 处夹一血管钳，在靠近钳子下缘处将阑尾切断，用苯酚、乙醇、盐水棉球依次处理阑尾残端后，将残端翻入盲肠内，收紧荷包线结扎，再用邻近系膜组织覆盖。

4.切口处理及引流。①单纯阑尾炎可一期缝合切口；②阑尾穿孔污染较严重者，放置引流于腹腔外，腹壁各层只做疏松缝合，以利引流；③腹腔内已有脓液或阑尾周围脓肿切开后，无论切除与否，均做腹腔引流。

5.检查腹腔有无活动性出血、异物，清点器械、纱布后，逐层缝合切口。

【手术护理重点】

1.在阑尾切除前准备好苯酚、乙醇、盐水棉球，苯酚不要太多，以免灼伤其他组织。

2.凡与阑尾及残端接触过的器械、敷料等一律放入弯盘内，防止污染手术区。

七、疝环充填式无张力疝修补术

【应用解剖】

1.腹股沟区的解剖层次由浅而深,依次分为皮肤、皮下组织和浅筋膜。

2.腹外斜肌在髂前上棘与脐之间连线以下移行为腱膜,即腹外斜肌腱膜。

3.腹内斜肌和腹横肌。腹内斜肌在此区起自腹股沟韧带的外侧1/2。腹横肌起自腹股沟韧带外侧1/3,在精索内后侧与腹外斜肌融合而成腹股沟镰。

【手术适应证】

1.腹股沟斜疝。

2.腹股沟直疝。

【麻醉方式、手术体位与切口】

连续硬脊膜外阻滞麻醉或全身麻醉。患者取平卧位。行腹股沟经腹外斜肌切口。

【器械、敷料与物品准备】

1.器械　阑疝器械。

2.敷料　手术包、剖腹外加、剖腹盆。

3.特殊物品　Bard Mesh Perfix Plug。

【手术步骤及配合要点】

1.切开皮肤、皮下脂肪、腹外斜肌腱膜。

2.游离疝囊,显露精索及腹股沟内环口,将疝囊推入腹腔。

3.使用一个锥形网塞置入疝环,四周用7号丝线缝合于联合腱及腹股沟韧带上。

4.再用一成型补片置于精索后以加强腹股沟管后壁。

5.冲洗,逐层关闭腹外斜肌腱膜、皮下脂肪、皮肤。

【手术护理重点】

1.严格核对,术前提醒手术医生对手术切口用勾线笔进行标记,以防铺单后左右侧混淆。切皮前由主刀医生、巡回护士及麻醉医生再次核对,确保手术切口正确。

2.会阴部消毒严禁使用安尔碘或乙醇等刺激性消毒液,以防患者不适,可采用碘伏消毒。

3.疝修补术为一类手术切口,术中应严格遵守无菌操作,以防切口感染,导致手术失败。

第六章　肝、胆、胰疾病患者的护理

第一节　门静脉高压患者的护理

门静脉高压症的治疗有以下趋势：①倾向于采用药物内镜硬化剂注射和套扎的方法。如发生出血，仍尽可能采用非手术治疗，一般不采用急诊手术。实在不能止血时，则采用 TIPS。②预防性手术是否采用应根据患者肝功能状况、食管静脉曲张严重程度、有无"红色征"等决定。③手术方式，西方多主张做门腔端侧分流术、远端脾肾分流术，我国多主张实施贲门周围血管离断术。

传统手术仍然有其存在的价值。其主要适应证是非手术治疗无效而肝功能良好的出血患者。至于手术采用分流还是断流，抑或是分断流联合手术，仍然存在分歧，但对拟行手术的患者，在选择术式时，应避免采用影响肝门部解剖的手术，以免给以后有可能实行的肝移植留下技术上的困难。

肝硬化病理生理变化的复杂性，肝门静脉压力个体调控的区别，侧支代偿能力的差异，使肝硬化患者出血时，出现不同的代偿状态，门静脉高压症的治疗应该遵循个体化的原则，有出血史的患者、血流动力学代偿充分者，选择分流术较好，代偿不充分者以选用断流术为宜。

一、预防性治疗

所谓预防性治疗是指食管胃底静脉有曲张但未发生过破裂出血，为了防止日后发生破裂出血而做的治疗。这是因为食管胃底曲张静脉一旦发生破裂出血往往来势凶猛，病死率高，我国 20 世纪 50 年代首次出血的病死率高达 60%，近年来由于止血药物和非手术止血方法的进步，首次出血的病死率已降至 20%以下，但仍面临较大的死亡威胁，出血本身及出血对硬化肝脏的打击是主要死亡原因。预防性治疗的意义就在于避免这部分患者面临死亡的威胁。另一方面，并非所有食管胃底静脉曲张的患者都会发生破裂出血，据统计，发生破裂出血者不足 2/3，1/3 以上患者并不发生出血，后一部分患者实际上不需要做预防出血的治疗。因此，临床上并非对每例门静脉高压症合并食管胃底曲张静脉者做预防性治疗，而是选择出血可能性较大者。当门静脉压力超过 3.73kPa($38cmH_2O$)或门体压力梯度＞1.60kPa($16cmH_2O$)，食管胃底曲张静脉容易发生破裂出血。在没有做门静脉测压的病例，临床上一般根据胃镜所见曲张静脉的程度和颜色判断出血的可能性大小。根据2008年中华医学会消化学分会发布的文献(共识)提出的一级预防即预防食管胃底曲张静脉破裂首次出血治疗指征为胃镜下确定中、重度食管和胃底静脉曲张:静脉曲张呈蛇形迂曲隆起且有红色征或曲张静脉曲张呈串珠状、结节或瘤状(不论是否有红色征),应做预防性治疗。预防性治疗药物,如非选择性β受体阻滞药普萘洛尔、纳多洛尔推为首选,可降低出血率45%,合用硝酸酯类药物,有望取得更好的疗效。近年提出的病因治疗也值得重视,对病毒性肝炎导致的肝硬化抗病毒治疗可减轻肝纤维化,降低门脉压力,从而起到预防静脉曲张发生或出血的作用。此外,主要预防性措施包括内镜治疗、经颈静脉肝内门体分流术(TIPS)和手术治疗。

(一)内镜治疗

内镜治疗包括经内镜食管曲张静脉栓塞疗法(EVS)和经内镜食管曲张静脉结扎术(EVL),类似于痔的硬化疗法和套扎。

1.EVS　有曲张静脉旁和静脉内注射硬化剂两种方法,前者是通过造成静脉周围化学炎症使血管硬化而阻断血流,后者则主要是通过静脉血管内形成血栓而止血。二者各有其优缺点,目前一般主张静脉内与静脉外注射相结合。通常使用的硬化剂有:乙醇胺油酸酯、乙氧硬化醇、十四烃基硫酸钠、α-氰基丙烯醇酯(TH胶)、鱼肝油酸钠和无水乙醇等,以1%的乙氧硬化醇、组胺等疗效较好而副作用较少。疗程:1~3次治疗后直至静脉曲张消失。每次治疗间隔2周,1个月后复查胃镜。并发症包括胸痛、发热、食管溃疡及狭窄、胃黏膜损害及出血。由于EVS的并发症如组胺导致的异位栓塞等较严重,近年来有被EVL取代的趋势。

2.EVL　在胃镜头端安装结扎器,当胃镜寻找到曲张静脉后,启动吸引器通过负压将其吸入结扎器的内套管腔内,拉动导丝使套在内套管上的橡皮圈脱落并束缚于曲张静脉的基部,完成EVL。该法由美国Stiegmann和Goff医生先报道,由于安全性高、并发症少,目前临床运用越来越普遍,对于预防性或有过出血的约70%的患者经过重复治疗可使曲张的静脉闭塞。由于未闭塞的曲张静脉可发生再出血,EVL与EVS联合运用可提高疗效。EVL的并发症主要为胸骨后隐痛不适和短暂的吞咽困难;与EVS相比,食管狭窄、穿孔、发热等并发症明显减少。另外,EVL可加重门静脉高压性胃黏膜病变。

(二)TIPS

经颈静脉肝内门体分流术(TIPS)的基本方法是运用放射介入技术经颈静脉插入特制的同轴套针至肝静脉,在肝内向门静脉穿刺建立肝静脉-门静脉间通道,扩张此通道后置入金属支架,形成肝内门-体静脉分流道。rIPS具有创伤小、并发症少、适应证广、近期疗效好等优点,TIPS后即时门静脉压可下降50%~60%,食管、胃底静脉曲张完全消失者占60%~75%,曲张程度明显减轻者占15%~25%,术前有腹水的病例80%于术后3~4周内腹水消退。但TIPS的中远期疗效不够满意,主要原因是肝内分流道由于血栓形成或内膜增生导致的狭窄闭塞,其半年和1年发生率分别达45%和70%。另外,TIPS术后有一定的肝性脑病发生率,TIPS可加重门静脉和全身血流高动力状态。目前临床上多应用于Child C级,突发上消化道大出血,保守治疗无效,又不具有外科手术条件的病例可达到抢救生命并为接受肝移植创造条件。

（三）预防性手术治疗

鉴于并非所有门静脉高压症合并食管胃底静脉曲张者均会发生破裂出血以及即使发生破裂出血也大多可经非手术治疗获得止血，目前国外多数学者不主张对没有出血史的患者做预防性手术治疗，欧美国家已很少有关于预防性手术的报道。而国内多数学者认为，预防性手术是可取的，曾有对照研究显示行预防性手术治疗的患者其远期生存率显著高于非手术治疗者；据国内的一项调查，预防性手术一直占择期手术的 1/3，而且随着内镜检查的广泛应用，近年来这一比例有所增加。目前认为预防性手术的指证应为：①重度食管胃底静脉曲张，特别是有红色征者；②中度食管胃底静脉曲张伴严重脾功能亢进者；③中度以上食管胃底静脉曲张合并肝癌行肝切除者。预防性手术治疗的术式以断流术为主，国内资料断流术与分流术之比为 7∶1；在断流术中又以贲门周围血管离断术为首选。

二、手术治疗

食管胃底曲张静脉破裂出血的急诊治疗以非手术治疗为主。随着药物治疗的进步和急诊内镜治疗的开展，目前非手术治疗的止血率已得到明显提高，需要急诊手术止血者已较少。急诊治疗除补充血容量抗休克特别是初始的复苏和保护呼吸道防止吸入等常规治疗外，待循环稳定后尽早实施以下止血措施。

（一）药物止血

1.常规止血药物　包括酚磺乙胺、氨甲苯酸、维生素 K_1、巴曲酶、凝血酶原复合物、纤维蛋白原及局部止血药物凝血酶、去甲肾上腺素液等，临床上根据具体病例加以选用。

2.加压素及其衍生物　血管加压素可通过收缩内脏动脉而减少门静脉血流量，尤其是胃冠状静脉血流减少而使出血停止，它可控制约 60％的出血，但对防止再出血和改善生存率没有帮助，目前仍然是国内临床上第一线止血药物，用法和剂量为：5％的葡萄糖液 500ml 中加入加压素 10～30μg，以 0.2～0.4μg/min 做持续静脉滴注，持续 12～24 小时后停药或减半量再维持 8～12 小时。加压素的即时止血率为 50％～70％，但停药后再出血率可达 30％～50％，故只能作为暂时止血措施。加压素也可使全身血管收缩而引起一系列并发症，尤其是心、脑并发症，因此，部分患者不能耐受加压素治疗。三甘氨酰赖氨酸加压素为加压素的人工合成衍生物，在体内经氨基肽酶作用而转化为具有活性的加压素，具有较长的生存半衰期（10 小时，而加压素仅为 15min），临床上每 6 小时静脉推注 2mg，即时止血率可达 70％，同时对肾功能有保护作用。

3.生长抑素及其类似物　生长抑素商品名为施他宁，为一种 14 肽激素，主要由胃肠道及胰腺 D 细胞产生，半衰期为 2～4min。生长抑素降低门静脉压力的机制主要是通过兴奋 α 受体使腹腔内脏小动脉收缩而使门静脉血流量减少，也有研究认为生长抑素是通过抑制血管活性肠肽、降钙素基因相关肽以及 P-物质和氧化亚氮的合成而使门静脉血流量减少，从而降低门静脉压力。自 1978 年用于临床以来，已被广泛用于治疗食管胃底曲张静脉破裂出血，急诊止血率达 70％～80％。由于疗效肯定、副作用少，不少学者主张该药取代加压素成为一线药物。目前临床上常用的是人工合成的8肽生长抑素类似物奥曲肽，它是一种环化的8肽结构，其中4个氨基酸在排列上与天然生长抑素相同，故具有其生物活性。奥曲肽的最大优点是半寿期长(90分钟)，且皮下、肌内、静脉均可注射，临床应用方便。奥曲肽首齐0.1mg静注，以后以25μg/h静滴维持，直至出血停止；也可每8小时皮下注射0.1mg。

(二)双气囊三腔管压迫止血

食管胃底曲张静脉破裂出血在经上述药物治疗后仍不能止血，可行气囊填塞。所用气囊有双腔单囊管、双气囊三腔管和四腔二囊管等，国内以双气囊三腔管较为常用。

1.使用方法

(1)向气囊充气检查气囊膨胀是否均匀，并置于水下检查气囊是否漏气。

(2)三腔管涂石蜡后经患者鼻孔插入胃内(50～60cm，至抽得胃内容物为止)，向胃气囊充气约200ml，将导管往外拔直至有阻力不能再被拔出为止，用滑轮装置以500g重物作牵引。

(3)在胃气囊充填压迫后仍有出血者，立即向食管气囊充气(100～150ml，40～5.3kPa)。

2.使用时注意事项

(1)双气囊三腔管压迫可引起患者严重不适，插管前应做好解释工作，以取得患者配合，并于鼻咽部喷洒少许0.5%～1%丁卡因溶液。

(2)将患者头部偏于一侧，注意吸出咽喉部分泌物，以免发生吸入性肺炎。

(3)监测气囊压力，并及时补充气体。

(4)严密观察，慎防气囊上滑堵塞咽喉而造成窒息。

(5)三腔管压迫24小时后开始放气，先放食管气囊后放胃气囊，观察12～2小时，如确已止血则拔除导管。

(6)若三腔管放置超过24小时，则每隔6h放气10～3分钟，总放置时间不宜超过3～5天。

双气囊三腔管压迫止血的效果与出血的部位、放置技术及气囊质量有关，文献报道即时止血率在44%～90%，但拔管后再出率也高达20%～50%，因此，该方法不能作为单一的治疗方法，仅可作为一种暂时的止血措施；且双气囊三腔管压迫对患者造成较大不适，故近年来在有条件的医院，部分病例已为急诊内镜止血所取代。

(三)急诊内镜止血

经上述治疗仍不能止血者可行急诊内镜止血，经验显示，在活动性出血时只需粗略观察靶静脉轮廓便可完成套扎操作，在上述方法获得暂时止血后也可经内镜做进一步止血处理。综合国内外文献报道结果，EVS和EVL的急诊止血成功率均在90%以上，在急性出血得到控制后一般还需多次重复EVS或EVL治疗。经内镜止血的另一个优点是还可对胃、十二指肠黏膜做全面检查，以对出血原因做出更为准确的诊断，因为部分门静脉高压症患者的上消化道出血是来自门静脉高压性胃黏膜病变或消化性溃疡。

(四)TIPS止血

在上述方法不能止血或止血后再出血的部分病例可TIPS止血，据报道TIPS急诊止血率可达88%～100%。

（五）手术止血

在非手术治疗无法控制出血的情况下可考虑行急诊手术止血。但患者在大出血时往往情况较差，尤其是出血对肝功能的损害较大，如再加上手术打击，患者术后容易发生肝功能衰竭而死亡，目前国内急诊手术死亡率在20%左右，与20世纪60、70年代相仿。由于急诊手术死亡率居高不下，大多数学者对急诊手术持否定态度，认为应尽量避免在急性大出血时手术。据国内一项调查资料显示，急诊手术与择期手术的比例已从20世纪60、70年代的1∶5降至90年代的1∶9。对急诊手术的术式选择目前已基本达成共识，宜采用手术简单、创伤小的贲门周围血管离断术。

三、护理评估

（一）健康史

了解病人有无慢性肝炎、肝硬化、血吸虫病史，有无长期大量饮酒史。

（二）身体状况

1.脾大、脾功能亢进　在门静脉高压早期即可有脾大，伴有程度不同的脾功能亢进。

2.呕血和黑便　食管下段及胃底曲张静脉突然破裂发生急性大出血，病人会呕吐鲜红色血液或排出柏油样便，甚至很快形成休克；由于肝功能损害致凝血功能障碍，脾功能亢进致血小板减少，因此出血常不易自行停止；大出血同时可引起肝组织严重缺氧，易发生肝性脑病。

3.腹水　腹水形成较多时病人表现为腹部膨胀，腹部能叩出移动性浊音。

4.其他　常有消化吸收功能障碍或营养不良的表现，鼻与牙龈出血等全身出血倾向，还可有黄疸、蜘蛛痣、腹壁静脉曲张等。

（三）心理-社会状况

1.病人对突然大量出血是否感到紧张、恐惧。

2.病人有否因长时间、反复发病，工作和生活受到影响而感到焦虑不安和悲观失望。

3.家庭成员能否提供足够的心理和经济支持。

4.病人及家属对门脉高压症的治疗、预防再出血的知识的了解程度。

（四）辅助检查

1.常规检查　脾功能亢进时，全血细胞计数减少，白细胞计数降至3×10^9/L以下，血小板计数减至$(70\sim80)\times10^9$/L以下。

2.肝功能检查　肝功能检查常表现为血浆白蛋白水平降低而球蛋白增高，白、球蛋白比例倒置，凝血酶原时间延长。肝炎后肝硬化病人的血清转氨酶和血胆红素增高较血吸虫性肝硬化者明显。

3.影像学检查

(1)B超检查：可了解肝脏和脾脏的形态、大小，有无腹水及门静脉扩张。

(2)食管吞钡X线检查：可发现食管和胃底静脉曲张的征象。在食管为钡剂充盈时，曲张的静脉使食管黏膜呈虫蚀状改变；排空时，则表现为蚯蚓样或串珠状负影。

(3)腹腔动脉(静脉相)或肝静脉造影：可确定门静脉受阻部位及侧支回流情况。

(五)治疗

以内科综合治疗为重点,但若发生食管、胃底曲张静脉破裂引起的上消化道大出血,严重脾大伴明显的脾功能亢进及由肝硬化引起的顽固性腹水,常需利用外科手术治疗。手术方式有如下几种。

1.门体分流术　通过手术将门静脉系统和腔静脉连接起来,使压力较高的门静脉系统血液直接分流到腔静脉中,从而降低门静脉系统的压力。门体分流术存在的主要问题是门静脉系统向肝血流减少,会加重肝功能损害,未经肝处理的门静脉系统血液直接流入体循环,易致肝性脑病。

2.断流术　通过阻断门-奇静脉间反常血流达到止血目的。

3.脾切除术　对严重脾大合并脾功能亢进者应作脾切除。脾切除术对于肝功能较好的晚期血吸虫性肝硬化病人疗效较好。但脾切除后血小板迅速增高,有静脉血栓形成的危险。

4.顽固性腹水的手术处理　对于终末期肝硬化门静脉高压的病人,唯一有效的治疗方法是肝移植,即替换了病肝,又使门静脉系统血流动力学恢复正常。但目前临床尚难推广。其他方式还有腹腔-颈静脉转流术。

四、护理诊断及合作性问题

1.体液不足　与上消化道大量出血有关。

2.体液过多(腹水)　与肝功能损害致低蛋白血症、血浆胶体渗透压降低及醛固酮分泌增加有关。

3.营养失调:低于机体需要量　与肝功能损害、营养素摄入不足、消化吸收障碍有关。

4.潜在并发症　上消化道大出血、术后出血、肝性脑病、静脉血栓形成。

5.知识缺乏　缺乏预防上消化道出血的有关知识。

五、护理目标

1.预防病人出现出血、肝性脑病、静脉血栓等并发症。

2.病人的体液不足得到改善。

3.病人的腹水减少,体液平衡能得到维持。

4.病人肝功能和营养状况得到改善。

5.病人能正确描述预防再出血的有关知识。

六、护理措施

1.心理护理　门静脉高压病人因长期患病对战胜疾病的信心不足,一旦并发急性大出血,会极度焦虑、恐惧。因此在积极治疗的同时,应做好病人的心理护理,减轻病人的焦虑,稳定其情绪,使之能配合各项治疗和护理。

2.预防上消化道出血

(1)休息与活动：合理休息与适当活动，避免过于劳累，一旦出现头晕、心慌和出汗等不适，立即卧床休息。

(2)饮食：避免进食粗糙、带骨、带渣及辛辣食物；饮食不宜过热，以免损伤食管黏膜而诱发上消化道出血。

(3)避免引起腹内压升高的因素：如剧烈咳嗽、打喷嚏、便秘、用力排便等，以免引起腹内压升高诱发曲张静脉破裂出血。

3.减少腹水形成或积聚

(1)注意休息：尽量取平卧位，以增加肝、肾血流灌注。若有下肢水肿，可抬高患侧肢体减轻水肿。

(2)限制液体和钠的摄入：每日钠摄入量限制在500～800mg(氯化钠1.2～2.0g)内，输入液量约为1000mL。少食含钠高的食物，如咸肉、酱菜、酱油、罐头等。

(3)测量腹围和体重：每天测腹围一次，每周测体重一次。标记腹围测量部位，每次在同一时间、同一体位和同一部位测量。

(4)按医嘱使用利尿剂：如氨苯喋啶，同时记录每日出入液量，并观察有无低钾血症、低钠血症。

4.改善营养状况，保护肝脏

(1)加强营养调理：肝功能尚好者，宜给予高蛋白、高热量、高维生素、低脂饮食；肝功能严重受损者，补充支链氨基酸，限制芳香族氨基酸的摄入。

(2)纠正贫血、改善凝血功能：贫血严重或凝血功能障碍者可输注新鲜血和肌内注射维生素K，改善凝血功能。血浆白蛋白低下者，可静脉输入白蛋白等。

(3)保护肝脏：遵医嘱给予肌苷、乙酰辅酶A等保肝药物，避免使用红霉素、巴比妥类、盐酸氯丙嗪等有损肝脏的药物。

5.急性出血期的护理

(1)一般护理：①绝对卧床休息；②心理护理；③口腔护理。

(2)恢复血量：迅速建立静脉通路，输血、输液，恢复血容量，保证心、脑、肝、肾等重要器官的血流灌注，避免不可逆性损伤。宜输新鲜血，因其含氨量低、凝血因子多，有利于止血及预防肝性脑病。

(3)止血：①局部灌洗：用冰盐水或冰盐水加血管收缩剂(如肾上腺素)，作胃内灌洗。因低温可使胃黏膜血管收缩，减少血流量，从而达到止血目的。②药物止血：遵医嘱应用止血药，并观察其效果。③严密观察病情：监测血压、脉搏、每小时尿量及中心静脉压的变化，注意有无水、电解质及酸碱平衡失调。

(4)对放置三腔管者做好置管后的护理：三腔管压迫止血是食管-胃底静脉大出血的有效止血方法之一。

6.分流术前准备　除以上护理措施外，术前2～3日口服肠道不吸收的抗生素，以减少肠道氨的产生，预防术后肝性脑病；术前1日晚做清洁灌肠，避免术后因肠胀气而致血管吻合口受压；脾-肾分流术前要明确肾功能是否正常。

7.术后护理

(1)病情观察:①密切观察病人神志、血压、脉搏变化;②胃肠减压引流和腹腔引流液的性状与量,若引流出新鲜血液量较多,应考虑是否发生内出血。

(2)保护肝脏:缺氧可加重肝功能损害,因此术后应予吸氧;禁用或少用吗啡、巴比妥类、盐酸氯丙嗪等对肝功能有损害的药物。

(3)卧位与活动:分流术后48h内,病人取平卧位或15°低坡卧位,2～3日后改半卧位;避免过多活动,翻身时动作要轻柔;手术后不宜过早下床活动,一般需卧床1周,以防血管吻合口破裂出血。

(4)饮食:指导病人从流质饮食开始逐步过渡到正常饮食,保证热量供给。分流术后病人应限制蛋白质和肉类摄入,忌食粗糙和过热食物;禁烟、禁酒。

8.观察和预防并发症

(1)肝性脑病:分流术后部分门静脉血未经肝脏解毒而直接进入体循环,因其血氨含量高,加上术前肝功能已有不同程度受损及手术对肝功能的损害等,术后易诱发肝性脑病。若发现病人有神志淡漠、嗜睡、谵妄,应立即通知医生;遵医嘱测定血氨浓度,对症使用谷氨酸钾、钠,降低血氨水平;限制蛋白质的摄入,减少血氨的产生;忌用肥皂水灌肠,减少血氨的吸收。

(2)静脉血栓形成:脾切除后血小板迅速增高,有诱发静脉血栓形成的危险。术后2周内每日或隔日复查一次血小板,若超过$600\times10^9/L$,立即通知医生,协助抗凝治疗。应注意使用抗凝药物前后的凝血时间变化。脾切除术后不用维生素K和其他止血药物,以防血栓形成。

七、护理评价

1.病人焦虑情绪是否得到解除,能否积极配合治疗和护理。

2.病人营养状况是否得到改善。

3.病人是否有出血、肝性脑病、感染或静脉血栓形成等并发症,若有上述情况,能否得到及时的治疗。

4.病人对预防上消化道出血的知识是否了解。

八、健康指导

1.保持心情舒畅,避免情绪波动而诱发出血。

2.指导病人合理安排活动强度,避免劳累和较重体力活动。

3.避免引起腹内压增高的因素,如咳嗽、打喷嚏、用力排便等,以诱发曲张静脉破裂而出血。

4.注意自我保护,用软牙刷刷牙,避免牙龈出血;防外伤。

第二节　原发性肝癌患者的护理

原发性肝癌为原发于肝脏的恶性上皮细胞肿瘤，主要包括肝细胞癌（HCC）、肝内胆管癌以及肝细胞和肝内胆管混合癌，在我国90%以上为HCC，其他两型各占不到5%。原发性肝癌是死亡率很高的常见癌症，可发生于任何年龄段，以40～49岁为最多见，男性多于女性，男女之比为2∶1～5∶1。

【病因与发病机制】

1.病因　HCC是原发性肝癌的主要组成部分，其病因尚未完全清晰，可能与多种因素的综合作用有关。

（1）病毒性肝炎：原发性肝癌患者中约有1/3有慢性肝炎史，主要为乙型和丙型肝炎。乙型肝炎病毒（HBV）和丙型肝炎病毒（HCV）是造成肝硬化和HCC的最重要的病因。在我国以HBV感染为主，西方则以HCV感染为主。HCV与HBV合并感染者，肝癌相对危险性呈叠加作用。HBV感染与肝内胆管癌关系不大。

（2）黄曲霉毒素：世界卫生组织国际癌症研究所（ISRC）认为黄曲霉毒素B1（AFB1）是人类致癌剂。AFB1主要存在于霉变的玉米或花生，其摄入量与肝癌死亡率成正比。

（3）饮水污染：我国肝癌高发的农村地区与饮水污染有密切关系。污染严重的塘水或宅沟水中含水藻毒素，如微囊藻毒素，是一种强的促癌因素；AFB1与微囊藻毒素联合作用为肝癌的重要病因之一。但饮水污染可能还包括诸多其他致癌、促发物质。

（4）烟酒：吸烟、饮酒与HBsAg阴性肝癌有关，且有协同作用。

（5）其他因素：肝癌的发生还与遗传、口服避孕药、有机氯类农药、亚硝胺类、糖尿病及华支睾吸虫感染等有关。

2.发病机制　肝癌的发病机制尚不明确。正常肝细胞在各种致癌因素的长期作用下，加上遗传易感性，可导致肝细胞遗传特异性的改变，这种改变的积累导致癌前病变，并发展为早期癌，进一步发展为侵袭性癌。

【病理】

1.分型　原发性肝癌按大体形态分为块状型（包括单块状、融合块状、多块状）、结节型（包括单结节、融合结节、多结节）、弥漫型和小癌型。根据癌肿生长方式可分为：膨胀型、浸润型、混合型、弥漫型、特殊型。

2.转移　包括血行转移、淋巴转移、种植转移三种，其中以血型转移多见，如侵犯肝内门静脉导致肝内播散，肝内血行转移发生最早、也最常见；侵犯肝静脉可播散至肺及全身，其次为骨、肾上腺、主动脉旁淋巴结等。淋巴转移最早见于肝门淋巴结。肝癌结节破裂可出现腹膜种植。

【临床表现】

1.症状　原发性肝癌患者起病较隐匿，早期多无任何临床症状和体征，通常5cm以下的小肝癌无症状，为亚临床肝癌，一般通过体检发现。一旦出现症状而就诊者病程多已进入中晚期，患者主要表现有：

(1)肝区疼痛：多呈持续性胀痛或钝痛。当肝表面的癌节结破裂时，可突然出现剧痛和急腹症的表现，如出血量大，还会引起晕厥或休克。

(2)全身症状：进行性消瘦，乏力，营养不良等，重者出现恶病质。发热，一般为低热，偶达39℃以上，呈持续性或午后低热或弛张型高热。

(3)胃肠道症状：可有食欲减退，恶心、呕吐及腹泻等。

(4)转移灶症状：胸腔转移时可出现咳嗽、咯血、气短，颅内转移可有头痛、呕吐和神经定位体征等。

2.体征

(1)肝肿大：呈进行性发展，质地坚硬，表面可扪及大小不等的结节或巨块，常有压痛。

(2)黄疸：为晚期表现，多因肿瘤压迫肝胆管、肝功能损害或胆管癌栓引起。

(3)肝硬化征象：脾肿大、腹水、静脉侧支循环建立、肝掌、蜘蛛痣等。

3.并发症

(1)肝性脑病：为肝癌终末期的严重并发症，占死亡原因的34.9%，消化道出血、大量利尿或高蛋白饮食等是常见的诱因。

(2)消化道出血：占死亡原因的15.1%，合并肝硬化或门静脉、肝静脉癌栓者，可因门静脉高压而引起食管、胃底静脉曲张破裂，发生呕血和/(或)黑便。晚期还可因胃肠道黏膜糜烂、凝血功能障碍而导致广泛出血。

(3)肝癌结节破裂出血：发生率9%～14%。肝癌组织坏死、液化可致自发破裂或因外力而破裂。若局限于肝包膜下，可有急骤疼痛；若破入腹腔可引起急性腹痛及腹膜刺激征。严重者可致出血性休克或死亡。

(4)继发感染：因癌肿长期消耗、机体抵抗力下降，尤其是放射治疗、化学治疗导致白细胞减少，患者易并发肺炎、肠道感染、自发性腹膜炎、真菌感染等。

【辅助检查】

1.肿瘤标志物的检测　肿瘤标志物是癌细胞产生释放的某种物质，常以抗原、酶、激素、代谢产物的形式存在于肿瘤细胞内或患者体液中，根据其生化或免疫特性可以识别或诊断肿瘤。

(1)甲胎蛋白(AFP)：是肝癌特异性最强的标志物，通常正常值20μg/L，我国肝癌患者60%～70%高于正常值。AFP仅次于病理学诊断，是早期诊断的重要方法之一，也是反映病情变化和治疗效果的敏感指标，并有助于检出临床期复发与转移。

(2)异常凝血酶原(APT)：肝癌的另一个特征性标志物，以≥250μg/L为诊断标准。采用改良酶免疫法测定，肝癌患者检测阳性率达81%，<2cm肝癌患者阳性率为62%。

(3)γ-谷氨酰转肽酶同工酶Ⅱ(γGT-Ⅱ)：在原发性和转移性肝癌的阳性率可提高到90%，特异性达97%，在小肝癌中阳性率为79%。

(4)血清岩藻糖苷酶(AFU)：诊断原发性肝癌阳性率为70%～80%，但肝硬化、慢性肝炎的假阳性较高。

2.其他实验室检查

(1)肝功能：包括胆红素、白/球蛋白、丙氨酸氨基转移酶(ALT)：γ-谷氨酰转肽酶同工酶(γGT)、凝血酶原时间等。

(2)病毒标志物与免疫学检查。

3.超声显像　超声显像是肝癌最常用的非侵入性影像学检查方法，可明确肝癌的位置、数目、卫星结节、肝内血管癌栓、与肝内血管关系以及肝硬化情况，并可用于引导穿刺活检或瘤内无水乙醇注射。彩色多普勒超声和超声造影有助于了解血供情况。

4.CT　CT是目前常规性检查手段，有助于提供较全面的信息，如肿瘤大小、部位、数目、瘤内出血与坏死。

5.MRI　包括：①平扫：SET_1、T_2和质子加权图等常规序列。②增强扫描：常规增强扫描为SET_1加权图+Gd-DTPA增强；动态增强扫描为梯度回波快速序列扫描+Gd-DTPA增强。后者效果更好。

6.其他　如超声显像引导下的肝穿活检可获得病理诊断。

【诊断要点】

肝癌的早期诊断主要依赖于AFP和超声显像的检查，特别是对肝癌高危人群的定期筛查。临床诊断应根据临床症状、体征，包括肝癌的临床表现与肝外转移灶并排除转移性肝癌；结合AFP、APT等肿瘤标志物的检测结果及影像学资料等进行诊断，病理活检结果有助于明确诊断。

【治疗要点】

早期肝癌应尽量采取手术切除，对不能切除的大肝癌，应采用多模式的综合治疗。

1.手术治疗　原发性肝癌目前最好的根治方法是手术治疗，诊断明确者应争取尽早手术。手术指征：①诊断明确或高度怀疑肝癌，而无远处转移者。②肝功能代偿，无肝炎明显活动征象，无明显黄疸和腹水者。③肝癌结节破裂而肿瘤有可能切除者。④无严重心、肺、肾和血液系统疾病，非年老体弱患者。若剖腹探查肿瘤已不适宜于切除，术中选择肝动脉插管进行局部化学药物灌注或肝血管阻断术，也可以将二者结合，治疗效果优于全身治疗。有条件可以进行肝移植。

2.局部治疗

(1)经导管动脉内化疗栓塞(TACE)：是通过碘化油栓塞供应肿瘤的动脉，并作化疗的局部灌注，适用于肝功能尚可而非晚期、不能切除的肝癌，尤其是多结节者。可明显提高患者的3年生存率。TACE存在的问题主要是残癌，且TACE可促进残癌与血管内皮增殖，激活HBV病毒复制，合并常规化疗还可能损肝。

(2)经皮瘤内无水乙醇注射(PEI)：是通过无水乙醇使肿瘤凝固性坏死的治疗方法，适用于不能切除的较小肝癌。

(3)频射(RF)：为经超声导引的一种局部热疗，适用于不能切除的较小肝癌。

(4)放射疗法：近年来放疗由于精确定位，尤其是三维适形放疗，可达到更集中对肿瘤的杀伤，对肝癌的治疗已由姑息走向治愈。但放疗同样存在诱导血管内皮生长因子(VEGF)、增强残癌侵袭性的问题。

不同局部治疗方法合并应用的效果优于单一应用，如 RF＋PEI，TACE＋放疗等。

3.全身化疗　常用的全身化疗剂为 5-氟尿嘧啶（5-FU）及其衍生物（氟苷、喃氟啶、氟铁龙、希罗达）、顺铂（DDP）、丝裂霉素、阿霉素类等药物。适用于有远处转移的肝癌且患者一般情况好、使部分不能切除肝癌转变为可切除肝癌。一般采用这些药物组成联合化疗方案。

4.生物及免疫治疗　生物分子靶向治疗是针对表皮生长因子受体（EGFR）等靶点，对不能切除肝癌的治疗方式，如针对血管内皮生长因子受体以及 Raf 激酶的多靶点药物索拉菲尼。免疫治疗一般在肝癌切除术后应用，可降低术后的复发率，一般多与其他有效的抗肿瘤方法合用，如用干扰素、肿瘤坏死因子（TNF）、白细胞介素 2（IL-2）进行治疗。

5.中医治疗　配合手术、化疗和放疗使用，以改善症状，调动机体免疫功能，减少不良反应，从而提高疗效。

6.并发症的治疗　并发症的治疗如上消化道出血、肝性脑病、感染等，参阅有关章节。

【护理要点】

1.病情观察

（1）注意观察疼痛发作的时间，疼痛的部位、性质、程度，疼痛伴随的症状，如有无恶心、呕吐等，若患者突发剧烈腹痛，应考虑癌结节破裂出血，应立即报告医生进行紧急处理。

（2）观察患者的意识状态、体温、脉搏、呼吸、血压，询问有无发热，咽痛、咳嗽、腹泻、排尿异常等不适。

（3）观察患者有无呕血、黑便和出血倾向，若患者出现呕血、黑便，则按肝硬化出血和消化性溃疡出血处理和护理。

2.一般护理

（1）患者注意休息，适当活动，避免疲劳，做好防寒保暖，以免复感外邪。保持环境安静、整洁，化疗患者病室每日定时紫外线消毒。

（2）做好患者皮肤、口腔护理，注意会阴部及肛门部的清洁，减少感染机会；出现呼吸道、肠道、泌尿道等部位感染时应遵医嘱及时用药控制；各项医疗护理操作严格按无菌原则进行操作，防止交叉感染。

3.饮食护理　保证足够营养物质摄入，增强机体抵抗力，禁食霉变食物，戒烟戒酒，减少对肝脏的损害。有恶心、呕吐时，服用止吐剂后少量进食，少量多餐，尽量增加摄入量。如有肝性脑病倾向，应减少蛋白质摄入。进食少者遵医嘱静脉补充营养物质。

4.对症护理

（1）疼痛：①对急性疼痛的患者，迅速找出疼痛原因，若为癌结节破裂出血，应在通知医生的同时立即建立静脉通路，遵医嘱予以补液、输血、止痛、止血等治疗；做好患者的情绪安抚护理，减轻其紧张恐惧。②对慢性疼痛的患者根据医嘱采取镇痛措施。

（2）腹水。

（3）TACE 护理：①术前护理：给患者解释有关治疗的必要性、方法、步骤及效果，减轻患者对治疗的疑虑，配合手术治疗；做好各项术前常规检查和碘过敏试验、普鲁卡因试验；术前 6h 禁食禁水，术前 30min 遵医嘱应用镇静剂。②术中护理：准备好各种抢救用品和药物，稳定患者情绪。注射造影剂时，密切观察患者有无心慌、胸闷、恶心、皮疹等过敏症状，监测血压的变化：有恶心、呕吐患者，应头偏向一侧；口边垫污物盘，指导患者做深呼吸，并遵医嘱应用止吐药物。③术后护理：由于肝动脉供血量突然减少，患者可产生栓塞后综合征，出现发热、腹痛、恶心、呕吐、肝功能异常、血清白蛋白降低等改变。应做好相应护理：a.穿刺部位压迫止血15min再加压包扎，沙袋压迫6h，保持穿刺侧肢体伸直24h，并观察穿刺部位有无血肿及渗血；b.密切观察患者病情变化，注意局部有无出血，观察体温变化，高热患者应及时采取降温措施，避免机体消耗量增加；c.术后禁食2～3天后予以流质饮食，注意少量多餐，以减少恶心、呕吐，同时避免因食物的消化吸收过程消耗门静脉含氧量；d.鼓励患者深呼吸，指导有效排痰，预防肺部感染，必要时吸氧，以提高血氧分压，利于肝细胞的代谢；e.栓塞术1周后，因肝缺血，影响肝糖元储存和蛋白质的合成，应根据医嘱静脉输入白蛋白，适量补充葡萄糖溶液。

5.用药护理　遵医嘱应用抗肿瘤的化学药物，注意观察药物的疗效、副作用等，如胃肠道反应、骨髓抑制等；鼓励患者保持积极的态度，配合并坚持完成化疗。对有恶心呕吐的患者遵医嘱应用甲氧氯普胺等止吐药。

6.心理护理

(1)关心、体贴患者，多与患者交谈，了解其心理动态和生活需求，尽可能提供帮助；并提供合适的环境，便于患者说出内心感受，耐心倾听并表示理解和同情。

(2)尊重患者，适当给予患者自主权，对所进行的检查、治疗和护理说明目的、要求和可能出现的副作用，并取得患者配合；鼓励患者，让患者参与治疗和护理，发挥其主观能动性和增强与疾病做斗争的信心。

(3)对情绪低落、消极的患者，应避免各种医源性不良刺激；鼓励家庭成员多陪伴患者，减轻患者的恐惧感并稳定患者的情绪。对已了解自己病情且较乐观的患者，应教给有关的治疗知识，使患者处于最佳的心理状态，增强机体的免疫力。

7.健康教育

(1)积极宣传和普及肝癌的预防知识，定期对肝癌高发区人群进行普查，以预防肝癌发生和早期诊治肝癌。如注意饮食和饮水卫生，做好粮食保管，防霉去毒，保护水源，防止污染。应用乙型和丙型病毒性肝炎疫苗，预防病毒性肝炎和肝硬化。

(2)向患者和家属介绍肝癌的有关知识和并发症的识别，以便随时发现病情变化，及时就诊。定期复查，动态观察病情变化。

(3)建立积极的生活方式，有条件者多参加社会性抗癌组织活动，增强精神支持力量，以提高机体抗肿瘤功能。

(4)坚持有规律的生活，避免劳累，以减少肝糖元的分解，保护残存的肝细胞功能，并减少乳酸和血氨的产生。按医嘱服药，忌服对肝脏有损害的药物。

第三节　肝脓肿患者的护理

肝受感染后形成的脓肿，称为肝脓肿，属于继发感染性疾病。一般根据病原菌的不同分为细菌性肝脓肿和阿米巴性肝脓肿。临床上细菌性肝脓肿较多见，现阿米巴性肝脓肿罕见。

一、细菌性肝脓肿

【概述】

细菌性肝脓肿系指由化脓性细菌侵入肝脏引起的继发性感染，故亦称为化脓性肝脓肿。最常见致病菌为大肠埃希菌和金黄色葡萄球菌，其次为链球菌、类杆菌属等。

全身性细菌感染，特别是腹腔内感染时，细菌侵入肝脏，当患者抵抗力低时，可发生肝脓肿。细菌可经下列途径进入肝脏。①胆道：胆管结石并发化脓性胆管炎时，细菌可经胆道逆行入肝脏。②血行播散：在肝外任何器官的细菌性感染病灶，均可因脓毒血症造成血行播散，而发生本病。

开放性肝脏损伤时，细菌直接经伤口侵入肝脏，引起感染形成脓肿。

【临床表现】

1.寒战和高热：是最常见的早期症状，体温可高达 39～40℃，一般为稽留热或弛张热，伴多汗，脉率增快。

2.肝区疼痛：多数患者出现肝区持续性胀痛或钝痛，有时可伴有右肩牵涉痛或胸痛。

3.消化道及全身症状：患者有乏力、食欲减退、恶心、呕吐；少数患者可有腹泻、腹胀及难以止住的呃逆等症状。

4.体征最常见为肝区压痛和肝大，右下胸部和肝区有叩击痛。

5.并发症表现：腹膜炎、膈下脓肿，剧烈胸痛，寒战、高热，患侧胸壁凹陷性水肿；心力衰竭休克。发生心包积液，严重者导致心脏压塞。少数肝脓肿可穿破血管壁引起上消化道大出血。

6.辅助检查

(1)实验室检查：血白细胞计数增高，中性粒细胞可高达 90%以上，肝功能检查可见轻度异常。

(2)X 线检查示：肝阴影增大，右膈肌抬高和活动受限。

(3)B 型超声检查：能分辨肝内直径 2cm 的液性病灶，并明确其部位和大小。

(4)放射性核素扫描、CT、MRI 和肝动脉造影对诊断肝脓肿有帮助。

7.诊断性肝穿刺：必要时可在肝区压痛最剧处或在超声探测引导下施行诊断性穿刺，抽出脓液即可证实。

【治疗原则】

1.*非手术治疗*　适用于急性期尚未局限的肝脓肿和多发性小脓肿。

(1)支持治疗：积极提供支持治疗，包括肠内、外营养支持。

(2)应用抗菌药：大剂量、联合应用抗菌药。

(3)经皮肝穿刺脓肿置管引流术。

(4)中医中药治疗。

2.*手术治疗*

(1)脓肿切开引流术：适用于较大的脓肿。

(2)肝叶切除术：适用于慢性厚壁肝脓肿切开引流术后长期不愈或肝内胆管结石合并左外

叶多发性肝脓肿且该肝叶功能丧失者。

【护理评估】

1.健康史及相关因素 初步判断脓肿的发生时间，有无对生活质量的影响，发病特点。

(1)一般情况：患者的年龄、性别、职业、婚姻状况、营养状况等，尤其注意与现患疾病相关的病史和药物应用情况及过敏史、手术史、家族史、遗传病史和女性患者生育史等。

(2)发病特点：患者有无寒战和高热，上腹部疼痛、疼痛程度，消化道及全身症状。

(3)相关因素：有无胆道病史，有无胆道感染史。

2.身体状况

(1)局部：明确脓肿的位置、大小，肝区疼痛的程度，寒战、高热的发生的频率。

(2)全身：重要脏器心、肺、肝、肾等功能状况。

【护理要点及措施】

1.术前护理要点及措施

(1)按肝胆外科疾病术前护理常规。

(2)全面评估患者：包括健康史及其相关因素、身体状况、生命体征以及神志、精神状态、行动能力等。

(3)心理护理：通过交流和沟通，了解患者及其家属情绪和心理变化，采取诱导方法逐渐使其接受并正视现实；医护人员应热情、耐心、服务周到，对患者给予同情、理解、关心、帮助，告诉患者不良的心理状态会降低机体的抵抗力，不利于疾病的康复。解除患者的紧张情绪，更好地配合治疗和护理。

(4)饮食护理：指导患者进食高蛋白、高糖类、高维生素、低脂肪的普通饮食或半流饮食。必要时提供营养支持或补充蛋白等。

(5)高热护理：患者持续高热时，做好物理降温，按高热护理常规进行护理，并遵医嘱及时补充水、电解质，使水、电解质、酸碱保持平衡。

2.术后护理要点及措施

(1)按肝胆外科术后护理常规及肝叶切除术后护理常规。

(2)病情观察：全身中毒症状严重者，应密切观察患者神志、体温、脉搏、呼吸、血压，有无感染性休克症状，一旦出现及时报告医师进行处理。

(3)高热护理：患者持续高热时，做好物理降温，按高热护理常规进行护理，并遵医嘱及时补充水、电解质，使水、电解质、酸碱保持平衡。饮食护理：给予高热量、高维生素易消化的饮食。

(4)抗生素治疗：应密切观察药物的疗效及不良反应。

(5)手术引流护理：应保持引流管通畅，观察并记录引流液的性质、脓液的黏稠度、有无坏死组织，并以生理盐水冲洗脓腔，注入对细菌敏感的抗生素。

【健康教育】

1.出院前向患者及家属详细介绍出院后有关事项，并将有关资料交给患者或家属，告知患者出院1个月复诊，以后建议每3～6个月复查1次。

2.告诫患者术后注意劳逸结合，避免过度劳累，适当进行户外活动及轻度体育锻炼，如散步、下棋、打太极拳等户外活动,以增强体质,预防感冒,忌烟酒,尽量避免到人多的公共场所。

3.保持心情舒畅和充足的睡眠,每晚持续睡眠应达到6～8h。

4.告诫患者如有异常情况应及时来院就诊。

5.饮食指导:高热量、高蛋白、高维生素、低脂肪、易消化的食品,少吃动物脂肪、动物内脏、油炸、辛辣食品,饮食规律,注意食物搭配,合理营养。

6.保护肝功能,忌用对肝功能有损害的药物。

7.告诫患者如有异常情况应及时来院就诊。

8.亲属指导:患者亲属要关心患者,经常陪伴患者参加户外活动。多交流了解患者的思想状况,让患者及时了解外面发生的事情。应让患者保持良好的心境,忌生气。

二、阿米巴肝脓肿

【概述】

阿米巴性肝脓肿是肠道阿米巴病最常见的并发症,是阿米巴原虫从结肠破溃处随门静脉血液进入肝脏,引起感染而并发阿米巴肝脓肿。

【临床表现】

1.情绪低落易烦躁　阿米巴肝脓肿病程较长,发病缓慢,身体消耗大,患者思想负担重,心理失衡,易烦躁。

2.高热　患者有持续性高热,体温在38～39℃。

3.腹痛　患者右上腹肝区有持续性隐痛。

4.体征　扪腹有肝大,肝区压痛。

5.辅助检查　化验检查:患者粪便中可找到阿米巴滋养体。内镜检查结肠溃疡面,行刮片检查可找到阿米巴滋养体。

【治疗原则】

1.非手术治疗　主要为抗阿米巴药物(甲硝唑、氯喹、依米丁)治疗,必要时反复穿刺抽脓及支持疗法。

2.手术治疗

(1)经皮肝穿刺置管闭式引流术:适用于病情重、脓腔较大者,或非手术治疗脓腔未见缩小者,可行套管针穿刺留置导管做闭式引流。

(2)手术切开引流:适用于经抗阿米巴药物治疗及穿刺引流后高热不退或脓肿破溃入胸腹并发脓胸和腹膜炎者。

(3)肝叶切除术:适用于慢性厚壁阿米巴肝脓肿和脓肿切开引流后脓肿壁不塌陷、留有无效腔或窦道者。

【护理评估】

1.健康史及相关因素　初步判断脓肿的发生时间,有无对生活质量的影响,发病特点。

(1)一般情况:患者的年龄、性别、职业、婚姻状况、营养状况等,尤其注意与现患疾病相关的病史和药物应用情况及过敏史、手术史、家族史、遗传病史和女性患者生育史等。

(2)发病特点:患者有无寒战和高热,上腹部疼痛、疼痛程度,消化道及全身症状。

(3)相关因素:有无胆道病史,有无胆道感染史。

2.身体状况

(1)局部:明确脓肿的位置、大小,肝区疼痛的程度,寒战、高热发生的频率。

(2)全身:重要脏器心、肺、肝、肾等功能状况。

【护理要点及措施】

1.术前护理要点及措施

(1)按肝胆外科疾病术前护理常规。

(2)全面评估患者:包括健康史及其相关因素、身体状况、生命体征,以及神志、精神状态、行动能力等。

(3)心理护理:通过交流和沟通,了解患者及其家属情绪和心理变化,采取诱导方法逐渐使其接受并正视现实;医护人员应热情、耐心、服务周到,对患者给予同情、理解、关心、帮助,告诉患者不良的心理状态会降低机体的抵抗力,不利于疾病的康复。解除患者的紧张情绪,更好地配合治疗和护理。

(4)饮食护理:指导患者进食高蛋白、高糖类、高维生素、低脂肪的普通饮食或半流饮食。必要时提供营养支持或补充蛋白等。

(5)高热护理:患者持续高热时,做好物理降温,按高热护理常规进行护理,并遵医嘱及时补充水、电解质,使水、电解质、酸碱保持平衡。

2.术后护理要点及措施

(1)按肝胆外科术后护理常规及肝叶切除术后护理常规。

(2)病情观察:全身中毒症状严重者,应密切观察患者神志、体温、脉搏、呼吸、血压,有无感染性休克症状,一旦出现及时报告医师进行处理。

(3)高热护理:患者持续高热时,做好物理降温,按高热护理常规进行护理,并遵医嘱及时补充水、电解质,使水、电解质、酸碱保持平衡。

(4)饮食护理:给予高热量、高维生素等易消化的饮食。

(5)抗生素治疗:应密切观察药物的疗效及不良反应。

(6)手术引流护理:应保持引流管通畅,观察并记录引流液的性质、脓液的黏稠度、有无坏死组织,并以生理盐水冲洗脓腔,注入对细菌敏感的抗生素。

【健康教育】

同细菌性肝脓肿。

第四节　胆道疾病患者的护理

一、胆道的解剖生理概要

胆道系统分为肝内和肝外两大系统,包括肝内胆管、肝外胆管、胆囊以及 Oddi 括约肌等。胆道系统起于肝内毛细胆管,开口于十二指肠乳头。胆道系统具有分泌、储存、浓缩和输运胆汁的功能,对胆汁进入十二指肠起着非常重要的调节作用。

二、胆石症

胆石症指发生在胆囊和胆管的结石，是胆道系统的常见病、多发病，随着年龄增长发病率增高，女性发病率高于男性。胆囊结石多于胆管结石。

【病因与发病机制】

胆石的形成与胆汁淤积、胆道内细菌感染和胆汁成分改变有关。脂类代谢异常可引起胆汁内胆盐、胆固醇、卵磷脂三者比例失调，使胆固醇呈过饱和状态而析出成为结石，称为胆固醇结石；胆道感染时，特别是大肠杆菌产生的β-葡萄糖酸酶使可溶性的结合性胆红素水解为非水溶性的游离胆红素，后者能与钙结合，并以细菌、虫卵、炎症坏死组织的碎屑为结石的核心，沉淀为结石，称为胆色素结石；既有胆固醇沉积又有胆色素沉积形成的结石，称为混合性结石。

【护理评估】

（一）健康史

1.*胆囊结石*　多见于中年妇女，尤其是肥胖和多次妊娠者，多有反复发作的病史。进食油腻高脂饮食往往是疾病发作的诱因。应注意询问是否出现过寒战、高热、黄疸及有无胰腺炎发作病史。了解病人有无暴饮暴食或进食油腻食物，有无胆道感染史等。

2.*肝内胆管结石*　多与肝内感染、胆汁淤积、胆管变异、胆道蛔虫等因素有关，肝外胆管结石可原发于胆道，也可由胆囊结石和肝内胆管结石排出至胆总管，另外胆道蛔虫也可导致肝外胆管结石。应注意询问病人有无胆道感染、胆道蛔虫、胆囊结石病史。

（二）身体状况

1.*胆囊结石*　可无任何表现，也可表现为剧烈胆绞痛。起病常在饱餐、进油腻食物后，或夜间发作，表现为右上腹阵发性绞痛，疼痛常放射至右肩或右背部，伴恶心、呕吐等，可有畏寒和发热，部分病人可有轻度黄疸。右上腹有压痛、反跳痛和肌紧张，Murphy 征阳性，可在右上腹触及肿大的胆囊。如：大网膜粘连包裹形成胆囊周围炎性团块时，则右上腹肿块界限不清，活动度受限；胆囊壁发生坏死、穿孔，则出现弥漫性腹膜炎的体征。

2.*胆管结石*　临床表现取决于胆道有无梗阻、感染及其程度。结石阻塞胆管并继发感染时可导致典型的胆管炎症状，即腹痛、寒战高热和黄疸，称为 Charcot 三联征。

（1）腹痛：位于剑突下或右上腹部，呈阵发性、刀割样绞痛，或持续性疼痛阵发性加剧，疼痛向右后肩背部放射，伴有恶心、呕吐。主要是结石嵌顿于胆总管下端或壶腹部，刺激胆管平滑肌，引起 Oddi 括约肌痉挛所致。

（2）寒战、高热：胆管梗阻并发感染后，脓性胆汁和细菌逆流引起的全身中毒症状，发生在腹痛后，体温可高达 3q～40℃，呈弛张热。

（3）黄疸：胆管梗阻后胆红素逆流入血所致。黄疸的程度取决于梗阻的程度及是否并发感染。若结石梗阻不完全或有松动，则黄疸程度减轻，呈波动性。

（4）消化道症状：多数病人有恶心、腹胀、嗳气、厌油腻食物。

（5）单纯性肝内胆管结石梗阻或感染时症状无或较轻；范围较大与肝外胆管并存时可有肝外胆管结石的症状；引起脓肿时可出现慢性感染征象。

(三)心理-社会状况

1.病人是否因症状的反复发作和并发症的出现而感到焦虑,当症状明显,或被告知手术时,病人是否感到恐惧。

2.胆道结石病人可能多次手术治疗仍不能痊愈,而且经济负担加重,是否出现对治疗信心不足,甚至表现出不合作的态度。

3.家庭成员能否提供足够的心理和经济支持。

4.病人及家属对胆石症的治疗和预防知识的了解程度。

(四)辅助检查

1.实验室检查 并发感染时,白细胞计数及中性粒细胞比例明显升高;肝细胞损害时,血清转氨酶和碱性磷酸酶增高。血清胆红素、尿胆红素升高,尿胆原降低或消失,粪中尿胆原减少。

2.B超检查 胆囊结石显示胆囊增大和结石影像。胆管结石显示胆管内有结石影,近段扩张。

3.其他检查 必要时可行PTC、ERCP检查,了解结石的部位、数量、大小和胆管梗阻的部位等。

(五)治疗要点与反应

1.胆囊结石

(1)手术治疗:手术切除病变的胆囊,目前多采用腹腔镜胆囊切除术。手术时机最好在急性发作后缓解期为宜。

(2)非手术治疗:对症状较轻或不能耐受手术者,可采取溶石或排石等。

2.胆管结石

(1)急诊手术:积极抗炎利胆治疗1～2天后病情仍恶化,黄疸加深,胆囊肿大,明显压痛,出现腹膜刺激征或出现Reynolds五联征者应立即行胆总管切开取石及引流术。

(2)择期手术:适用于慢性病人。

胆管结石的治疗原则是清除结石及解决因反复胆道感染及因此引起的胆道狭窄及肝脏病变。手术方法如下:①胆囊切除并胆总管切开取石加T管引流术,适用于单纯胆总管结石;②Oddi括约肌成形术,适用胆总管下端结石嵌顿或开口狭窄者;③肝胆管与空肠Roux-en-Y吻合术,适用于肝内外胆管结石、复发或残留结石,肝内胆管狭窄者;④肝叶切除,适用于肝内结石造成某叶或段组织萎缩者;⑤胆总管十二指肠吻合术,目前少用。

(3)采用纤维胆道镜微创手术。

【护理诊断及合作性问题】

1.焦虑或恐惧 与下列因素有关:病情的反复或加重;担忧手术效果及预后;生活方式和环境的改变。

2.舒适的改变 腹痛、瘙痒等,与胆道结石、蛔虫、感染等有关。

3.体温过高 与胆道感染、手术后合并感染有关。

4.营养失调:低于机体需要量与肝功能损害、营养素摄入不足、消化吸收障碍有关。

5.有T管引流异常的危险 与T管的脱出、扭曲、阻塞、逆行感染等因素有关。

6.潜在并发症　肝功能障碍、体液平衡紊乱、肝脓肿、急性胰腺炎、胆管狭窄、残留结石、休克、出血、胆漏等。

7.知识缺乏　缺乏保健及康复知识。

【护理目标】

1.病人心理负担减轻,信心增强。

2.病人腹痛、瘙痒等症状得到缓解。

3.病人的体温恢复正常。

4.病人的营养状况得到改善。

5.保持T管引流正常。

6.病人未发生并发症或并发症能得到及时发现和处理。

7.病人能叙述胆石症的保健及康复知识。

【护理措施】

1.手术前护理

(1)心理护理:胆道疾病的检查方法复杂,治疗后也易复发,要鼓励病人说出自己的想法,消除其焦虑、恐惧及紧张心理,增强恢复健康的信心;向病人讲解医院的环境和病房的管理,及时与家属沟通,使病人能愉快地接受治疗;对危重病人及不合作者,要专人护理,关心体贴。

(2)病情观察:密切观察病人病情变化,若出现寒战、高热、腹痛加重、腹痛范围扩大等应考虑病情加重,要及时报告医生,积极进行处理。

1)生命体征及神志变化:胆道感染时,体温升高,呼吸、脉搏增快。此时应每4h测量并记录体温、脉搏、呼吸、血压。如果血压下降,神志改变,说明病情危重,可能有休克发生。

2)腹部症状、体征变化:观察腹痛的部位、性质,有无诱因及持续的时间,注意黄疸及腹膜刺激征的变化,观察有无胰腺炎、腹膜炎、急性重症胆管炎的发生。

3)及时了解实验室检查结果。

(3)缓解疼痛

1)针对病人疼痛的部位、性质、程度、诱因、缓解和加重的因素,有针对性地采取措施以缓解疼痛。先用非药物缓解疼痛的方法止痛,必要时遵医嘱应用镇痛药物,并评估其效果。

2)指导病人卧床休息,采取舒适卧位。

(4)改善和维持营养状态

1)入院后即准备手术者,禁食、休息,并积极补充液体和电解质,以维持水、电解质及酸碱平衡。非手术治疗者根据病情决定饮食种类。

2)营养不良会影响术后伤口愈合,应给予高蛋白、高糖、高维生素、低脂的普通饮食或半流质饮食。不能经口饮食或进食不足者,可经胃肠外途径补充足够的热量、氨基酸、维生素、电解质,以维持病人良好的营养状态。

(5)对症护理

1)黄疸病人皮肤瘙痒时,可外用炉甘石洗剂止痒,温水擦浴。

2)高热时物理降温。

3)胆绞痛发作时,按医嘱给予解痉、镇静和止痛药物,常用哌替啶50mg、阿托品0.5mg肌内注射，但勿使用吗啡，以免胆道下端括约肌痉挛，使胆道梗阻加重。

4)有腹膜炎者，执行腹膜炎有关非手术疗法护理。

5)重症胆管炎者应加强休克的护理。

(6)并发症的预防。

1)拟行胆肠吻合术者，术前3日口服卡那霉素、甲硝唑等，术前1日晚行清洁灌肠，观察药物疗效及不良反应。

2)肌内注射维生素 K_1 10mg，每日2次。纠正凝血功能障碍，应观察其疗效及有无不良反应。

2.术后护理

(1)病情观察

1)生命体征：注意心率和心律的变化。术后病人意识恢复慢时，注意有无因肝功能损害、低血糖、脑缺氧、休克等所致的意识障碍。

2)观察、记录有无出血和胆汁渗漏：包括量、速度，有无休克征象。胆道手术后易发生出血，出血量小时，表现为大便隐血或柏油样大便；量大时，可导致出血性休克。若有发热和严重腹痛，可能为胆汁渗漏引起的胆汁性腹膜炎，需立即报告医生处理。

3)黄疸程度、消退情况：观察和记录大便的颜色，检测胆红素的含量，了解胆汁是否流入十二指肠。

(2)T形引流管护理：胆总管探查或切开取石术后，在胆总管切开处放置T形管做引流。其主要目的如下：①引流胆汁和减压，防止因胆汁排出受阻导致胆总管内压力增高、胆汁外漏而引起胆汁性腹膜炎；②引流残余结石，使胆道内残余结石，尤其是泥沙样结石通过T形管排出体外；③支撑胆道，防止胆总管切口处瘢痕性狭窄、管腔变小、粘连狭窄等；④经T形管溶石或造影等。

护理措施包括如下几项：

1)妥善固定，严格无菌：病人更换体位或活动时，以及帮病人更换床单、更换敷料时，应防止T形管牵拉脱落。每日更换一次外接的连接管和引流瓶，更换时应注意无菌操作。

2)保持引流管通畅：如观察到胆汁突然减少，应注意是否有泥沙样结石或蛔虫堵塞，是否引流管扭曲受压。如有阻塞可用手由近向远挤压引流管或用少量无菌生理盐水缓慢冲洗，切勿用力推注。

3)观察并记录胆汁的量及性状：胆汁引流一般每天为300～700mL(恢复饮食之初可较多)，引流液呈深绿色或棕黄色，较清晰无沉淀。量过少可能为T形管堵塞或肝功能衰竭所致；量过多可能是胆总管下端仍有梗阻；若胆汁颜色过淡、过于稀薄，表示肝功能不佳；若胆汁混浊，提示有感染；若有泥沙结石流出，提示有肝内胆管结石。

4)拔管：一般于术后12～14天，无特殊情况，可以拔管。拔管指征如下：黄疸消退，无腹痛、发热，大便颜色正常；胆汁引流量逐渐减少，颜色呈透明金黄色，无脓液、结石，无沉渣及絮状物，就可以考虑拔管。拔管前先在饭前、饭后各夹管1h，拔管前1～2天全天夹管，如无腹痛、腹胀、发热及黄疸等症状，说明胆总管通畅，可拔管。拔管前还要在X线下经T形管胆道造影，造影后必须立即接好引流管，继续引流2～3天，以引流造影剂，减少造影后反应和继发感染，如情况正常，造影后2～3天即可拔管。拔管后局部伤口用凡士林纱布堵塞，1～2天会自行封闭。一周内继续观察病人腹痛、体温及黄疸情况，警惕有无胆汁外漏甚至发生腹膜炎等。

【护理评价】

1.病人焦虑情绪是否得到解除，能否积极配合治疗和护理。

2.病人腹痛、瘙痒等症状是否得到缓解。

3.病人的体温是否恢复正常。

4.病人营养状况是否得到改善。

5.T形管引流是否正常。

6.病人是否发生肝功能障碍、体液平衡紊乱、肝脓肿、急性胰腺炎、胆管狭窄、残留结石、休克、出血、胆漏等并发症；若发生上述情况，能否得到及时的治疗。

7.病人对防治胆石症的知识是否了解。

【健康指导】

1.胆道手术后病人应注意养成正确的饮食习惯，进低脂易消化食物，宜少量多餐、多饮水。平时宜低脂肪饮食。向病人及家属介绍有关胆道疾病的书籍，并能使他们初步掌握基本的卫生科普知识，对健康有正确的认识。

2.告诫病人结石复发率高，出现腹痛、发热、黄疸时应及早来院治疗。

3.进行T形管留置者的家庭护理指导。应避免举重物或过度活动，防止T形管脱出。尽量穿宽松柔软的衣服，避免盆浴。淋浴时可用塑料薄膜覆盖置管处，敷料一旦浸透应更换。保持置管周围皮肤及伤口清洁干燥。指导病人及家属每天同一时间倾倒引流液，观察记录引流液量及性状。若有异常或T形管脱出或突然无液体流出时，应及时就医。

4.对于肝内胆管结石、手术后残留结石或反复手术治疗的病人，教育家属配合治疗和护理工作，给病人最好的心理支持，鼓励病人树立战胜疾病的信心。

三、胆道感染

胆道感染是指胆囊壁和（或）胆管壁受到细菌的侵袭而发生炎症反应，胆汁中有细菌生长。胆道感染与胆石症常互为因果关系，胆石症可引起胆道梗阻，梗阻可造成胆汁淤滞、细菌繁殖而致胆道感染；胆道反复感染又是胆石形成的致病因素和促发因素。

【病因与发病机制】

1.急性胆囊炎

（1）胆囊管梗阻：结石阻塞或嵌顿于胆囊管或胆囊颈，导致胆汁淤积，胆汁中的胆汁酸刺激胆囊黏膜而引起水肿、炎症，甚至坏死；或结石直接损伤受压部位的胆囊黏膜导致炎症。

（2）细菌感染：胃肠道致病菌通过胆道逆行、直接蔓延或经血液循环和淋巴途径入侵胆囊引起急性炎症。

病变早期局限于黏膜层，表现为单纯性炎症，仅有充血、水肿和渗出；中期，病变扩散至胆囊全层，表现为化脓性炎症，黏膜有散在的坏死和溃疡，胆汁呈脓性；晚期，病变进一步加重，表现为坏疽性炎症，胆囊内压力持续增高，压迫囊壁致血运障碍，引起胆囊坏死、穿孔和胆汁性腹膜炎。

2.慢性胆囊炎　急性胆囊炎反复发作，可使胆囊壁纤维化，结缔组织增生，胆囊萎缩，形成慢性胆囊炎。

3.急性梗阻性化脓性胆管炎（AOSC）　AOSC又称急性重症胆管炎（ACST），是急性胆管完全梗阻和化脓性感染所致，它是胆道感染疾病中的严重类型，此病在我国较多见。胆管结石是最常见的梗阻因素。造成化脓性感染的致病菌有大肠埃希菌、变形杆菌、产气杆菌、铜绿假单胞菌等革兰氏阴性杆菌，厌氧菌亦多见。

【护理评估】

1.健康史　了解病人有无胆石症病史，有无胃肠道感染史，是否反复发作。

2.身体状况

(1)急性胆囊炎

1)症状：①腹痛，多数病人有上腹部疼痛史，表现为右上腹阵发性绞痛，常在饱餐、进食油腻食物后或夜间发作，疼痛可放射至右肩及右肩下部；②消化道症状，病人腹痛发作时常伴有恶心、呕吐、厌食等消化道症状；③发热或中毒症状，根据胆囊炎症反应程度的不同，病人可出现不同程度的体温升高和脉搏加速。

2)体征：①腹部压痛，右上腹可有不同程度和不同范围的压痛、反跳痛和肌紧张，Murphy征阳性；②黄疸，10％～25％的病人可出现轻度黄疸，多见于胆囊炎症反复发作合并Mirizzi综合征的病人。

(2)慢性胆囊炎症状常不典型，主要表现为上腹部饱胀不适、厌油腻食物和嗳气等消化不良的症状，以及右上腹和肩背部隐痛。多数病人曾有典型的胆绞痛病史。

(3)急性梗阻性化脓性胆管炎：多数病人有胆道疾病及胆道手术史。一般起病急骤，病情进展迅速，除了具有急性胆管炎的Charcot三联征（腹痛、寒战高热、黄疸）外，还有休克和神经精神症状，即Reynolds五联征。

1)症状：①腹痛，突发剑突下或上腹部胀痛或绞痛，可阵发性加重，并向右肩胛下及腰背部放射；②寒战、高热，体温呈持续升高达39～40℃或更高，呈弛张热型；③胃肠道症状，多数病人伴恶心、呕吐。

2)体征：①腹部压痛或腹膜刺激征，疼痛因梗阻部位的不同而有差异，肝内梗阻时较轻，肝外梗阻时则较明显，剑突下及右上腹部有不同程度压痛或腹膜刺激征，可有肝大和肝区叩痛，有时可扪及肿大的胆囊；②黄疸，多数病人可出现不同程度的黄疸，若仅为一侧胆管梗阻，可不出现黄疸；③神志改变，主要表现为神情淡漠、嗜睡、神志不清甚至昏迷；④休克表现，脉搏快而弱，达120次/分以上，血压下降，呈急性重病容，可出现皮下淤血或全身发绀。

3.心理-社会状况　了解病人及其家属对本病的认知、家庭经济状况、心理承受程度及对治疗的期望等。

4.辅助检查

(1)实验室检查：血常规检查可见白细胞计数及中性粒细胞比例升高。

(2)影像学检查：急性胆囊炎B超可显示胆囊增大、壁增厚，多数病人可见胆囊内有结石光团；慢性胆囊炎B超显示胆囊壁增厚，胆囊腔缩小或萎缩，常伴胆囊结石。急性胆管炎B超可显示胆管内有结石影，近段扩张。

(3)其他检查：PTC和ERCP检查有助于明确梗阻部位、原因和程度。

5.治疗要点及反应

(1)胆囊炎：主要为手术治疗，手术时机和手术方式取决于病人的病情。

1)非手术治疗：包括禁食和(或)胃肠减压，纠正水、电解质和酸碱平衡失调、解痉止痛、控制感染及全身支持治疗，服用抗炎利胆及解痉药物，在非手术治疗期间若病情加重或出现胆囊坏疽、穿孔等并发症时，应及时手术治疗。

2)手术治疗：胆囊切除术。

(2)急性梗阻性化脓性胆管炎：紧急手术解除胆道梗阻并减压。手术是以切开减压并引流胆管、挽救生命为主要目的，故手术应力求简单而有效，但也要尽可能地仔细探查胆管，力争解除梗阻因素。

1)非手术治疗：既是治疗手段，又是手术前准备。在严密观察下进行，主要措施如下：①禁食、持续胃肠减压及解痉止痛；②抗休克治疗，扩容、补液，恢复有效循环血量；③抗感染治疗，联合应用足量、有效、广谱、并对肝肾毒性小的抗菌药物；④其他措施，如吸氧、降温、支持治疗等。

2)手术治疗：多采用胆总管切开减压加T形管引流术。

【护理诊断及合作性问题】

1.疼痛　与结石突然嵌顿、胆汁排空受阻致胆囊或胆管强烈收缩或继发感染有关。

2.体液不足　与呕吐、禁食、胃肠减压和感染性休克有关。

3.体温过高　与胆囊或胆管梗阻并继发感染有关。

4.低效性呼吸形态　与感染中毒有关。

5.营养失调：低于机体需要量　与胆道疾病致长时间发热、肝功能损害及禁食有关。

6.潜在并发症　胆囊穿孔、胆道出血、胆漏、多器官功能障碍或衰竭。

【护理目标】

1.病人疼痛得到缓解。

2.病人体液得到及时补充，血容量得到恢复，未发生体液平衡失调。

3.病人体温恢复正常。

4.病人呼吸恢复正常节律和形态。

5.病人营养状况得到改善。

6.病人未发生并发症或并发症得到及时发现和处理。

【护理措施】

1.减轻或控制疼痛

(1)卧床休息：协助病人采取舒适体位，指导其进行有节律的深呼吸，达到放松和减轻疼痛的目的。

(2)合理饮食：病情较轻且决定采取非手术治疗的急性胆囊炎病人，指导其清淡饮食，忌油腻食物；病情严重且拟急诊手术的病人予以禁食和胃肠减压，以减轻腹胀和腹痛。

(3)药物止痛:对诊断明确的剧烈疼痛者,可遵医嘱通过口服、注射等方式给予抗炎利胆、解痉或止痛药,以缓解疼痛。

(4)控制感染:遵医嘱及时合理应用抗菌药物。通过控制胆囊炎症,减轻胆囊肿胀和胆囊压力达到减轻疼痛的效果。

2.维持体液平衡

(1)加强观察:严密监护病人的生命体征和循环功能,如脉搏、血压、CVP、胃肠减压及每小时尿量等,及时、准确记录出入量,为补液提供可靠依据。

(2)补液扩容:遵医嘱补充足量水、电解质和维生素等。

3.降低体温　可采用物理降温、药物降温和控制感染。

4.维持有效呼吸　密切监测病人的呼吸情况及血氧饱和度,非休克病人取半卧位,禁食和胃肠减压,解痉止痛,氧气吸入。

5.营养支持　鼓励病人进高蛋白、高碳水化合物、高维生素、低脂的普通饮食或半流质饮食。不能经口饮食或进食不足者,可经胃肠外途径补充足够的热量、氨基酸、维生素、电解质,以维持病人良好的营养状态。

6.并发症的预防和护理

(1)加强观察:密切观察生命体征,腹部症状,引流液的量、颜色和性质等。若腹痛进行性加重且范围扩大,出现压痛、反跳痛、肌紧张等,同时伴有寒战、高热的症状,提示胆囊穿孔或病情加重。若T形管引流液呈血性,伴腹痛、发热等症状,应考虑胆道出血。若腹腔引流液呈黄绿色胆汁样,应警惕胆漏的可能;若病人出现神情淡漠、黄疸加深、尿量减少或无尿等,提示多器官功能障碍,应及时报告医生,并协助处理。

(2)加强腹壁切口、引流管和T形管护理。

(3)及时处理:①一旦发生胆囊穿孔,应及时报告医生,并配合做好紧急手术的准备;②发生胆漏时,应观察并准确记录引流液的量、颜色,遵医嘱补充水、电解质及维生素,鼓励病人进食;③一旦出现多器官功能障碍的征象,应立即报告医生并协助处理。

【护理评价】

1.病人疼痛是否得到缓解。

2.病人体液是否得到及时补充,有否发生体液平衡失调。

3.病人体温是否恢复正常。

4.病人呼吸是否恢复正常节律和型态。

5.病人营养状况是否得到改善。

6.病人有无发生胆囊穿孔、胆道出血、胆漏、多器官功能障碍或衰竭等并发症,并发症是否能及时发现并处理。

【健康指导】

1.合理饮食　指导病人选择低脂、高蛋白、高维生素易消化的食物,避免肥胖;定时进餐可减少胆汁在胆囊中储存的时间并促进胆汁酸循环,预防结石的形成。

2.自我监测　非手术治疗期间及行胆囊造瘘术的病人,应遵医嘱服药,定期到医院检查,以确定是否手术治疗;若出现腹痛、发热和黄疸时应及时到医院就诊。

3.T 形管护理　病人带 T 形管出院时,应告知病人留置 T 形管的目的,指导其进行自我护理。

(1)妥善固定引流管和放置引流袋,防止其扭曲或受压。

(2)避免举重物或过度活动,以防管道脱出或胆汁反流。

(3)洗浴时应采取淋浴的方式,并用塑料薄膜覆盖引流伤口处。

(4)引流管伤口每日换药一次,敷料被渗湿时,应及时更换,以防感染,伤口周围皮肤涂氧化锌软膏保护。

(5)每日同一时间更换引流袋,并记录引流液的量、颜色及性状。若引流管脱出、引流液异常或身体不适应及时就诊。

四、胆道蛔虫症

胆道蛔虫症指肠道蛔虫上行钻入胆道所引起的一系列临床症状,是常见的外科急腹症之一。该病多见于青少年和儿童。以往农村发病率明显高于城市,随着生活环境、卫生条件改善和防治工作的开展,本病的发生率已明显下降。

【病因与发病机制】

蛔虫常寄生在人体小肠中下段内.有钻孔的习性,喜碱性环境,但机体高热、饥饿、恶心呕吐、腹泻和妊娠等因素可引起胃肠道功能紊乱,或驱虫不当,胃酸度降低时,成虫因寄生环境的变化而上窜入胆道引起本病。

【护理评估】

1.健康史　了解患儿发病前是否有便虫史和驱虫不当史;是否有胃肠道功能紊乱史;是否曾有便、吐蛔虫史。

2.身体状况　本病的特点是剧烈的腹部绞痛与不相称的轻微腹部体征,即症状与体征不符。

(1)症状:突发性剑突下阵发性“钻顶样”绞痛,可向右肩背部放射。发作时病人辗转不安,全身大汗,疼痛异常,可伴恶心、呕吐,有时可呕出蛔虫。疼痛可突然缓解,间歇期宛如正常人。合并胆道感染时,出现胆管炎症状,严重者表现为重症型胆管炎。

(2)体征:腹部柔软,剑突下或稍偏右有轻度深压痛,无反跳痛及肌紧张。

3.心理-社会状况

(1)病人对突发的剧烈腹痛是否感到紧张和恐惧。

(2)病人是否配合医护人员的检查和治疗。

(3)病人及家属对胆道蛔虫症防治知识的了解程度。

4.辅助检查

(1)实验室检查:血白细胞计数和嗜酸性粒细胞比例可增多;粪便及十二指肠引流液中有虫卵。

(2)影像学检查:首选 B 超,可见胆总管略扩张,有虫体。ERCP 也可用于检查胆总管下端的蛔虫。

5.治疗要点及反应

(1)非手术治疗:具体如下。

1)解痉止痛:应用解痉剂阿托品或山莨菪碱,必要时可注射哌替啶。

2)利胆驱虫:除中药(乌梅汤)外,常用33%硫酸镁、驱蛔灵、肠虫清等药物,氧气驱虫也常有效。驱虫最好在症状缓解期进行,选用左旋咪唑等。

3)抗感染:应用甲硝唑、庆大霉素等药物。

4)ERCP:通过ERCP观察,如蛔虫有部分留在胆道外,可用取石钳将虫体取出。

(2)手术治疗:手术切开胆总管探查、取虫和引流。胆囊炎多为继发的,一般无需手术切除。应注意手术中和手术后驱虫治疗,防止胆道蛔虫症复发。

【护理诊断及合作性问题】

1.疼痛　与蛔虫刺激导致Oddi括约肌痉挛有关。

2.知识缺乏　缺乏饮食卫生保健知识。

【护理目标】

1.病人疼痛能得到及时缓解。

2.病人及家属能叙述饮食卫生保健知识。

【护理措施】

1.减轻或控制疼痛

(1)卧床休息:协助病人卧床休息和采取舒适体位,指导病人进行有节律的深呼吸,达到放松和减轻疼痛的目的。

(2)解痉止痛:遵医嘱通过口服或注射等方式给予解痉或止痛药,以缓解疼痛。

2.对症处理　如病人有呕吐,应做好呕吐护理,大量出汗时应及时协助病人更衣。手术者按胆总管探查及T形管引流术后的护理措施进行护理。

【护理评价】

1.病人疼痛是否得到及时缓解。

2.病人及家属是否能正确叙述饮食卫生保健知识。

【健康指导】

1.养成良好的饮食及卫生习惯　不喝生水,蔬菜要洗净煮熟,水果要洗净或削皮后吃,饭前便后要洗手。

2.正确服用驱虫药　应于清晨空腹或晚上睡前服用,服药后注意观察大便中是否有蛔虫卵排出。

第五节　胰腺疾病患者的护理

一、解剖生理概要

(一)解剖

胰腺是人体的第二大腺体,属于腹膜后位,斜向左上方紧贴于第1～2腰椎的前方。胰腺分为头、颈、体、尾四个部分，总长15～20cm，头部与十二指肠第二段紧密相连，两者属于同一血液供应系统。

（二）生理

胰腺具有内、外分泌的双重功能，其最主要功能是调控血糖。胰腺的外分泌功能是分泌胰液，正常每日分泌量约750～1500mL，主要成分是水、碳酸氢钠和消化酶，胰消化酶主要包括胰酶、脂肪酶和胰蛋白酶等。另外还有糜蛋白酶、弹力纤维酶、磷脂酶、胶原酶等。

二、急性胰腺炎

（一）病因病理

1.病因

（1）梗阻因素：本病最常见的原因。由于胆总管与主胰管共同通路，梗阻使胆汁可逆流入胰管，使胰酶活化。引起梗阻最常见的原因为胆道疾病，如胆总管下端结石、胆道蛔虫症、十二指肠乳头水肿、Oddi括约肌痉挛、壶腹部狭窄等，以上原因引起的胰腺炎，又称为胆源性胰腺炎；其次是胰管梗阻、胰管结石、肿瘤或十二指肠梗阻等。

（2）酒精中毒和暴饮暴食。

（3）十二指肠液反流：十二指肠内的压力增高时，反流到胰管内，其中的肠激酶等物质可激活胰液中的各种酶，从而引起急性胰腺炎。

（4）创伤：上腹部损伤或手术可直接或间接损伤胰腺组织。

（5）其他：特异性感染性疾病、药物因素、高脂血症、高钙血症等，有少数病人最终因找不到明确的发病原因，被称为特发性急性胰腺炎。

2.病理　本病的发展是胰腺分泌产物（主要是胰酶）自体消化的过程。急性胰腺炎的基本病理改变是水肿、出血和坏死。出血坏死性胰腺炎和严重的水肿性胰腺炎可继发多种并发症，如休克、化脓性感染、急性肾功能衰竭、急性呼吸窘迫综合征、多器官功能衰竭等。临床分型如下所述。

（1）水肿性胰腺炎（轻型）：主要表现为腹痛、恶心、呕吐，腹膜炎体征，血和尿淀粉酶增高，经治疗后短期内可好转，死亡率很低。

（2）出血坏死性胰腺炎（重型）：除上述症状、体征继续加重外，高热持续不退，黄疸加深，神志模糊和谵妄，高度腹胀，血性或脓性腹水，两侧腰部或脐周出现青紫瘀斑，胃肠出血、休克、急性肾功能衰竭。死亡率较高。但需注意个别重症出血坏死性胰腺炎病人早期临床表现不典型。局部并发症有胰腺坏死、急性胰腺假囊肿和胰腺脓肿。

（二）临床表现及辅助检查

1.临床表现

（1）腹痛：主要临床症状。腹痛剧烈，胰头以右上腹腹痛为主，向右肩部放射；胰体部以上腹部正中腹痛为主；胰体尾部以左上腹腹痛为主，向左肩部放射；累及全胰呈腰带状疼痛，向腰背部放射。腹痛为持续性并有阵发性加重。

（2）恶心、呕吐：剧烈而频繁，呕吐后腹痛不缓解为其特点。

(3)腹膜炎体征：水肿性胰腺炎时，压痛只限于上腹部，常无明显肌紧张；出血坏死性胰腺炎压痛明显，并有肌紧张和反跳痛，范围较广泛或漫及全腹。

(4)腹胀：初期为反射性肠麻痹，严重时可由腹膜炎、麻痹性肠梗阻导致。

(5)手足抽搐：为血钙降低所致。

(6)休克：多见于急性出血坏死性胰腺炎。

(7)其他：体温增高为感染和组织坏死所致；胆总管下端有结石、胆管炎或胰头肿胀压迫胆总管时可出现轻度黄疸；严重病人可出现休克；少数病人可在腰部出现青紫色斑(Crey-Turner征)或脐周围蓝色改变(Cullen 征)。

2.辅助检查

(1)胰酶测定：目前常测定血、尿的淀粉酶和血清脂肪酶。血清淀粉酶值在发病后 3～12h 开始升高，24～48h 达高峰，2～5 天后恢复正常。但应注意，淀粉酶的高低与病变的轻重不一定成正比，胰腺广泛坏死后，淀粉酶生成减少，血、尿淀粉酶均不升高。

(2)血清脂肪酶测定：正常值 23～300U/L，发病后 24h 开始升高，持续 5～10 天超过 1Cherry-Crandall 单位或 1.5 Comfort 法单位有诊断价值。因其下降迟，对较晚就诊者测定其值有助诊断。

(3)血清钙下降：在发病后 2 天血钙开始下降，4～5 天后尤为显著，重型者可降至 1.75mmo/L(7mg/dL)以下，提示病情严重，预后不良。

(4)血清正铁血红蛋白：重症病人常于起病后 12h 出现，在重型急性胰腺炎病人该指标为阳性，水肿性胰腺炎病人该指标为阴性。

(5)化验检查：白细胞计数增多(大于 $16\times10^9/L$)，血红蛋白和血细胞比容降低，血糖升高(大于 11.1mmol/L)，血钙降低(低于 2.0mmol/L)，PaO_2 低于 8.0kPa(60mmHg)，血尿素氮或肌酐增高。

(6)B 超和 CT：可以明确胰腺病变的性质、部位和范围，有无胰腺外浸润及范围、程度，定期 CT 检查可以观察病变演变的情况。

(三)治疗要点

根据病情轻重选择治疗方法。一般认为，水肿性胰腺炎可采用非手术疗法；出血坏死性胰腺炎，尤其合并感染者可采用手术疗法；胆源性胰腺炎大多需要手术治疗，以解除病因。

1.非手术疗法

(1)禁饮食与持续胃肠减压，严密观察和监测。

(2)减少胰腺的分泌：奥曲肽、施他宁能有效抑制胰腺的外分泌功能。西咪替丁也能间接抑制胰腺的外分泌。

(3)抗休克、补充液体、加强营养支持。

(4)抗生素应用：常用环丙沙星、甲硝唑等。

(5)解痉止痛：常用的药物有山莨菪碱、阿托品、哌替啶等。

(6)腹腔灌洗：通过腹腔或盆腔的置管、灌洗、引流，可以将含有大量胰酶及有害物质的腹腔渗出液稀释并排出体外。

2.手术疗法　清除胰腺及其周围坏死组织、充分引流，术后进行灌洗以继续引流坏死组织和渗液。手术指征如下:①胰腺坏死继发感染;②虽经保守治疗,临床症状继续恶化;③胆源性胰腺炎;④重症胰腺炎,合并多器官功能衰竭不易纠正;⑤病程后期合并肠瘘或胰腺假性囊肿;⑥不能排除其他外科急腹症。

(四)护理措施

1.禁食,胃肠减压,给予抗胰酶药物,协助病人变换体位。

2.防治休克,维持水、电解质平衡。

3.做好疼痛护理。

4.病情轻者进清淡流质饮食,严重者禁食,给予 TRN 支持。

5.引流管护理:分清每根引流管放置部位及作用,保持引流通畅。腹腔双套灌洗引流的病人,应持续腹腔灌洗.引流管负压吸引,有效控制腹腔感染。

6.严密观察并及时处理并发症,常见并发症有急性肾功能衰竭、术后出血、胰腺或腹腔脓肿、胰瘘、肠瘘。

7.健康教育:①有糖尿病的病人,应遵医嘱服用降糖药物,如果行胰腺全切者,则需终身注射胰岛素,要定时监测血糖和尿糖,此外,还要严格控制主食的摄入;②有胰腺外分泌功能不足的病人,应戒酒戒烟,不要暴饮暴食,少进食蛋白质、糖类和蔬菜水果,少食多餐,必要时加用各种胰酶制剂;③定期随访,防治并发症,及时复查。

三、胰腺癌

胰腺癌是常见的消化系统恶性肿瘤之一,其发病率有逐年增多的趋势。本病 40 岁以上好发,男性比女性多见。该病早期诊断困难,手术切除率低,预后差。最常见部位为胰腺头颈部,约占 2/3,又称胰头癌。壶腹部癌是指胆总管末段壶腹部和十二指肠乳头的恶性肿瘤,肿瘤在临床上与胰腺癌有不少共同点,统称为壶腹周围癌。

(一)病因病理

病因不明。多数是单发,少数为多发,可发生在胰腺的各部。

(二)临床表现

首发症状极易与胃肠、肝、胆等疾病相混淆,因此往往被忽视而延误治疗。最常见的有腹痛、黄疸和消瘦。

1.上腹痛和上腹饱胀不适:最常见的首发症状,呈上腹钝痛、胀痛,可放射至后腰部。少数病人呈剧痛。多数病人对早期症状不在意,未能早期就诊而延误诊断和治疗。胰体部癌则以腹痛为主要症状,夜间比白天明显。晚期癌浸润神经丛,使腹痛加重,日夜腹痛不止。

2.黄疸:胰头癌最主要的症状和体征。黄疸一般是进行性加重,可伴有瘙痒,大便呈陶土色。

3.消化道症状:如食欲乏、腹胀、消化不良、腹泻或便秘等。部分病人可有恶心、呕吐。晚期癌肿瘤侵及十二指肠或胃时可出现上消化道梗阻或出血。

4.乏力和消瘦:患病初期即有乏力、消瘦、体重下降,主要是由于饮食减少、消化不良、休息与睡眠不足和癌瘤增加消耗等因素所致。

5.晚期偶可扪及上腹部肿块，质硬、固定，可有腹水，呈现恶病质，肝、肺或骨骼等转移癌表现。

（三）治疗要点

早发现、早诊断和早期手术治疗。手术切除是胰头癌治疗的有效方法。胰腺癌未有远处转移者，应争取行胰头十二指肠切除术（whipple 术），辅助化疗、免疫治疗、放疗、中药治疗等。

（四）护理措施

1.改善病人全身情况

（1）加强营养、纠正低蛋白血症：宜给予高蛋白、高糖、高维生素、低脂肪饮食，辅以胰酶等助消化药物。

（2）维持水、电解质平衡。

（3）补充维生素 K，从入院起即应注射维生素 K，直到手术，同时进行保肝治疗。

（4）控制糖尿病：胰腺癌病人糖尿病发生率比普通人群高得多，一旦检查证实，应使用胰岛素，控制血糖在 7.2～8.9mmol/L，尿糖在（－）～（＋）范围内。

2.术前减黄　不是常规治疗，但全身状态差，胆红素高于 342μmol/l)，粪胆原阴性，黄疸出现时间超过 2 周且越来越重，并有先兆肾功能不全者应考虑减黄。具体方法有胆囊造瘘、PTCD 等。

3.预防手术后并发症

（1）预防性使用抗生素：术前若无感染，不必过早应用抗生素，于手术开始前 30min 静脉给予一次足量广谱抗生素即可，手术超过 4h 再添加一个剂量。

（2）防止胰瘘，除管理好胰管引流和腹腔引流外，可用生长抑素八肽抑制胰液分泌，能显著减少胰瘘机会。

（3）合理进行营养支持。

（4）重视引流管的管理，密切观察胃管、胆道、胰管引流和腹腔引流情况，保持引流通畅，准确记录引流量并注意其形状变化，发现问题随时解决。壶腹癌与胰腺癌相似，其特点是较早出现黄疸、寒战、高热。常在进食后，尤其在进食油腻食物后腹痛、腹胀明显。由于临床症状出现较早，较易早期发现，因此，手术治愈率和生存率较胰腺癌要高。

第七章　腹部损伤与腹膜炎患者的护理

第一节　急性弥漫性腹膜炎患者的护理

【概述】

腹膜炎是腹腔脏腹膜和壁腹膜的炎症，可由细菌感染、化学性或物理性损伤等引起，按累及的范围，可分为弥漫性和局限性两类，急性化脓性腹膜炎累及整个腹腔称为急性弥漫性腹膜炎。其中以急性弥漫性腹膜炎的危险性最大，需要立即治疗腹膜炎症及原发病灶。

【病因与发病机制】

1.继发性腹膜炎　继发性化脓性腹膜炎是最常见的腹膜炎。腹腔内脏器官穿孔，损伤引起的腹壁或内脏破裂出血，是急性继发性化脓性腹膜炎最常见的原因。其中最常见的是急性阑尾炎坏疽穿孔，其次是胃十二指肠溃疡急性穿孔，胃肠内容物流入腹腔首先引起化学性刺激，产生化学性腹膜炎，继发感染后成为化脓性腹膜炎，然后是腹内脏器炎症扩散，如急性胰腺炎、女性生殖器官化脓性感染等。引起腹膜炎的细菌主要是胃肠道内的常驻菌群，其中以大肠埃希菌最为多见；其次为克雷白杆菌、链球菌、变形杆菌等。一般都是混合性感染，故毒性剧烈。

2.原发性腹膜炎　原发性腹膜炎又称自发性腹膜炎，腹腔内无原发性病灶。致病菌多为溶血性链球菌、肺炎双球菌或大肠埃希菌。细菌经血行、泌尿道、女性生殖道等途径播散至腹膜腔，引起腹膜炎。多见于儿童，患者常伴有肝硬化并发腹水、肾病、猩红热等营养不良或机体抵抗力降低。

3.病理生理　腹膜受细菌或胃肠道内容物的刺激，立即发生充血、水肿等反应，并失去原有的光泽；继之产生大量浆液性渗出液以稀释毒素；渗出液中的大量吞噬细胞、中性粒细胞，加之坏死组织、细菌与凝固的纤维蛋白，使渗出液变浑浊成为脓液。继发性腹膜炎的脓液多呈黄绿色、稠厚、有粪臭味。

腹膜炎的转归除与患者全身和腹膜局部的防御能力有关外，亦取决于污染细菌的性质、数量和时间。其转归可有：①趋于恶化，腹膜严重充血水肿，引起脱水和电解质紊乱、血浆蛋白降低、贫血；腹内脏器浸泡在大量的脓液中，肠管麻痹，形成麻痹性肠梗阻，肠腔内大量积液，使血容量明显减少，细菌入血、毒素吸收，易致感染性休克；肠管扩张，使膈肌上移而影响心肺功能，加重休克，甚至导致死亡。②病变轻者，炎症局限形成局限性腹膜炎或脓肿。③腹膜炎治愈后，腹腔内多有不同程度的粘连，部分肠管的粘连、成角可造成粘连性肠梗阻。

【临床表现】

1.症状与体征

(1)症状：腹膜炎症状依病因而有不同。由空腔脏器破裂、穿孔引起者，发病较突然；因阑尾炎等引起者多先有原发病症状，以后才逐渐出现腹膜炎表现。

①腹痛：是最主要的临床表现，全腹痛，以原发部位病灶最为明显。

②腹胀：导致肠麻痹，肠腔内积血，积液之后，以全腹胀为主。

③胃肠道反应：最初系腹膜受刺激引起的反射性恶心、呕吐。并发麻痹性肠梗阻时可发生持续性呕吐。

④感染中毒症状：患者多有高热、脉快、气促、大汗、甚或出现感染性休克，常伴水、电解质及酸碱平衡紊乱的表现。

(2)体征：患者多呈急性病容，常取仰卧位，双下肢屈曲，不喜动。腹部拒按，体征随腹膜炎的轻重，早晚和原发病因而有所变化。

①望诊：腹胀明显，腹式呼吸运动减弱或消失。

②触诊：腹部压痛、反跳痛、腹肌紧张是腹膜炎的标志性体征，称为腹膜刺激征。以原发病灶处最明显。胃肠、胆囊穿孔时可呈“板状腹”。

③叩诊：因胃肠胀气而呈鼓音；肠胃穿孔时肠内气体移至腋下，可使肝浊音界缩小或消失；腹腔内积液较多时移动性浊音呈阳性。

④听诊：肠鸣音减弱或消失，系肠麻痹所致。

2.辅助检查 血常规检查白细胞计数及中性粒细胞比值升高。血生化检查有水、电解质及酸碱平衡紊乱的表现。腹部X线检查可见大小肠普遍胀气或多个液气平面的肠麻痹征象。

【治疗原则】

急性腹膜炎的治疗分为手术和非手术，非手术主要适用于：原发性腹膜炎；急性腹膜炎原因不明，病情不重，全身情况较好；炎症已有局限化趋势，症状有所好转。手术治疗主要适用于：腹腔内病变严重；腹膜炎重和腹膜炎原因不明，无局限趋势；患者一般情况差，腹腔积液多，肠麻痹或中毒症状明显，甚至出现休克者，经短期(一般不超过8～12h)非手术治疗症状及体征不缓解反而加重者。其治疗原则是：处理原发灶，消除引起腹膜炎的病因，清理或引流腹腔，促使腹腔脓性渗出液尽早局限、吸收。

【护理】

1.评估 评估患者既往有无胃、十二指肠溃疡病、阑尾炎、腹部外伤或腹部手术史；评估有无嗜烟、酗酒等不良生活习惯以及发病前有无饱食、剧烈活动等诱因；评估有无肝炎等传染病接触史。对小孩要特别注意有无肾病、猩红热等抵抗力降低及营养不良的情况。了解病史对腹膜炎的诊断、病情判断等有重要意义。

2.护理要点及措施

(1)一般护理

①病情观察：注意观察生命体征的变化，监测血压、脉搏、尿量、中心静脉压、血清电解质以及血气分析等指标，及时调整输液的种类和速度。观察患者有无脱水、休克的临床表现。

②禁食、胃肠减压：抽吸出胃肠道内容物和气体，减轻腹胀，改善胃、肠壁的血液循环，促进胃肠功能恢复。

③体位：无休克的患者宜取半卧位，因其能减轻腹痛，有利于炎性渗出物向盆腔局限，减轻中毒症状。同时促使膈肌下降，减轻腹胀对呼吸和循环的影响。

④定时询问腹痛和检查腹部体征，以判断病情的发展变化。对诊断不明仍需观察或治疗方案未确定的患者，禁用吗啡、哌替啶等强力镇痛药。当病情突然加重时应报告医师，在病情观察期间出现患者出现腹痛加重、持续高热等手术指征时，应立即与医师联系，要考虑手术处理。

⑤纠正水、电解质紊乱：监视患者有无脱水、电解质和酸碱平衡紊乱及休克的表现；大量消化液的丢失易造成体液失衡和酸碱平衡紊乱，应根据患者丢失的液体量和生理需要量补充液体，准确记录出入量和维持出入量平衡。

(2)术后护理

①体位：麻醉清醒后取半卧位，不仅有利于渗液的积聚、充分引流和局限炎症，而且有利于减少腹腔内脏对横膈的压迫和改善通气。鼓励患者经常活动双腿，对防止下肢深静脉血栓和压疮形成具有有益作用。

②继续禁食，胃肠减压：待肠功能逐渐恢复、肛门排气后方可拔除减压管，并开始进食水。禁食期间做好口腔护理，每日2次。

③监测病情：观察患者血压，脉搏，呼吸，体温的变化。加强巡视患者，倾听主诉，注意腹部体征的变化。

④营养支持：维持水电解质酸碱平衡，给予肠内、外营养支持，提高防御能力，使用抗生素控制感染。

⑤做好伤口的护理：预防伤口污染和感染，对于腹胀明显的患者可加用腹带，以使患者舒适和防止伤口裂开，发现伤口异常及时报告医师，遵医嘱应用抗生素，控制感染。

⑥做好切口和引流管的护理：观察切口敷料是否干燥，有渗血、渗液时及时更换。向患者及家属解释引流管的目的，随时观察记录引流液的性质和量，经常挤引流管以防血块或脓痂堵塞，保持腹腔引流通畅，预防腹腔内残余感染。

⑦并发症的观察及护理：观察有无腹腔残余脓肿，如患者体温持续不退或下降后又有升高，白细胞计数升高全身有中毒症状，以及腹部局部体征的变化，大便次数增多等提示有残余脓肿，应及时报告医师处理。肠梗阻，肠梗阻是由于腹膜炎渗出液中未被吸收的纤维蛋白使肠襻相互黏着、扭曲成角而形成完全性肠梗阻。多系统器官功能衰竭(MSOF)，在严重腹腔感染的病例，MSOF的发病率很高。

【健康教育】

1.提供疾病护理、治疗知识，向患者说明非手术期间禁食、胃肠减压、半卧位的重要性，教会患者注意腹部症状和体征的变化。

2.饮食指导，讲解术后恢复饮食的知识，鼓励其循序渐进、少量多餐，进食富含蛋白质、能量和维生素的食物，促进手术创伤的修复和切口愈合。

3.康复指导，讲解术后早期活动的重要性，鼓励患者卧床期间进行床上活动，体力恢复后尽早下床走动，促进肠功能恢复，防止术后肠粘连。

4.根据急性腹膜炎发生的不同原因，做好相应的健康指导。如有腹痛、腹胀、恶心、呕吐等不适时，应及时来院复诊，避免剧烈运动，注意休息，有规律地饮食。术后定期门诊随访。

第二节　腹腔脓肿患者的护理

【概述】

腹腔脓肿是急性化脓性腹膜炎治疗过程中，因炎症较轻微，脓液被大网膜、肠和纤维蛋白互相粘连、包围而逐渐形成脓肿，脓肿一般在原发病灶处。如腹膜炎处理不当或不及时，在腹膜炎消退后，脓液可积累在腹腔某些部位，形成局限性脓肿。腹腔脓肿可分为：膈下脓肿、盆腔脓肿、肠间隙脓肿。

【病因与发病机制】

1.膈下脓肿　脓液积聚于膈肌以下、横结肠及其系膜以上的间隙内，通称为膈下脓肿。膈下脓肿可发生在一个或两个以上的间隙内。患者平卧位时，左膈下间隙处于较低位，腹腔内的脓液易积聚于此；此外，细菌亦可经肝门静脉和淋巴系统到达膈下。小的膈下脓肿经非手术治疗可被吸收，较大脓肿，可因长期感染，自身组织耗竭，病死率甚高。膈下感染还可引起反应性胸腔积液、胸膜炎，穿破胸腔时可发生脓胸；穿透消化道管壁可引起反复出血或内瘘，如肠瘘或胃瘘；也可扩散并发脓毒症。

2.盆腔脓肿　盆腔处于腹腔最低处，腹腔内炎性渗出及脓液易积聚于此形成盆腔脓肿。因盆腔腹膜面积较小，吸收能力有限，故盆腔脓肿时全身中毒症状常较轻。腹部手术后或腹膜炎等患者取半卧位，有利于感染局限、减轻中毒症状，且便于引流。

3.肠间隙脓肿　肠间脓肿多为腹膜炎后，脓液积聚肠间，被肠管、系膜、网膜所包裹，可形成单个或多个脓肿。如脓肿周围广泛粘连，可以发生不同程度的粘连性肠梗阻。

【临床表现】

1.膈下脓肿

(1)全身表现：全身中毒症状的程度取决于细胞毒素的毒力，及全身抵抗力的强弱，一般均有发热，呈弛张热，常伴有寒战、多汗，心率较快，舌质红有瘀斑，舌苔黄燥或厚腻。

(2)局部症状：局部症状或体征因脓肿部位不同而有很大差异。患者多有肋缘下或剑突下持续性钝痛，深呼吸时加重。有时放射至肩部，有不同程度的呼吸受限，常有呃逆、咳嗽。感染影响至胸膜、肺时，出现胸腔积液、气促、咳嗽、胸痛等表现。

2.盆腔脓肿　盆腔脓肿多发生在急性阑尾炎及盆腔炎之后。因盆腔腹膜面积小，吸收毒素少，故全身症状较轻。直肠和膀胱刺激症状为盆腔脓肿最常见的症状。如大便频数，里急后重感，常伴有黏液，尿频、尿急、排尿困难也较常见。

3.肠间隙脓肿　临床表现主要是发热、腹痛，并伴有全身中毒症状，因炎性肠粘连，可引起肠梗阻症状，如腹胀、阵发性腹痛、大便及排气不畅，恶心呕吐等。局部可触及包块，压痛明显。

4.辅助检查

(1)膈下脓肿

①血常规白细胞计数增高，但病情严重或机体反应低下时，白细胞计数可不高，红细胞沉降率明显增速。

②X线检查可显示患侧膈肌升高而活动减弱，肋膈角或心膈角模糊。超声波可显液性暗区，可在B超指导下穿刺确诊。

(2)盆腔脓肿：肛门指检，肛门括约肌松弛，直肠前壁饱满隆起，有明显触痛或波动感。超声波检查可见膀胱后较大液性暗区，经直肠前壁穿刺可抽出脓性液体。

(3)肠间隙脓肿：腹部X线拍片可发现肠壁间距增宽及局部肠襻积液积气。B超有液性暗区，CT亦可确定脓肿的部位及范围。

【治疗原则】

感染早期，脓肿尚未形成时，采用非手术治疗，以大剂量抗生素控制感染，加强支持治疗，必要时输血、血浆。一旦脓肿形成，须定位后经手术切开引流。

【护理】

1.评估 询问患者既往病史，尤其注意有无胃、十二指肠溃疡病史，慢性阑尾炎发作史，其他腹内脏器疾病和手术史；了解近期有无腹部外伤史；对儿童，需了解近期有无呼吸道、泌尿道感染病史、营养不良或其他导致抵抗力下降的情况。

2.护理措施及要点

(1)一般护理(术前护理要点及措施)

①对症施护、减轻不适：无休克情况下，患者取半卧体位，利于改善呼吸、循环和炎症局限。给予禁食、胃肠减压，以减轻胃肠道内积气、积液，减轻腹胀等不适。尽量减少搬动和按压腹部，以减轻疼痛。高热患者，给予物理降温。

②密切观察病情变化：定时测量体温、脉搏、呼吸和血压，必要时监测尿量，记录液体出入量。加强巡视，多询问患者主诉，观察患者腹部症状和体征的变化，注意治疗前后对比、动态观察。

③输液、给药：迅速建立静脉输液通道，遵医嘱补液，纠正水、电解质及酸碱失衡，安排好输液的顺序，根据患者临床表现和补液的监测指标及时调整输液的量、速度和种类，保持每小时尿量30ml以上。合理应用抗生素，控制感染。必要时输血、血浆，维持有效的循环血量。

④心理护理：做好患者及家属的解释安慰工作，稳定患者情绪，减轻焦虑；介绍有关腹膜炎的疾病知识，提高其认识并配合治疗和护理；帮助其勇敢面对疾病，尽快适应患者角色，增加战胜疾病的信心和勇气。

(2)术后护理要点及措施

①患者安置：患者手术完毕回病室后，给予平卧位。全麻未清醒者头偏向一侧，防止误吸，保持呼吸道通畅。正确连接各引流装置，有多根腹腔引流管时，贴上标签标明各管位置，以免混淆。全麻清醒或硬膜外麻醉患者平卧6h、血压、脉搏平稳后改为半卧位，并鼓励患者多翻身、多活动，预防肠粘连。

②禁食、胃肠减压：术后继续胃肠减压、禁食，肠蠕动恢复后，拔除胃管，逐步恢复经口饮

食。禁食期间做好口腔护理,每日 2 次。

③观察病情变化:术后密切监测生命体征的变化,定时测量体温、血压、脉搏。经常巡视患者,倾听主诉,注意腹部体征的变化,观察有无腹腔残余脓肿的表现;及时发现异常,通知医师,配合处理。对危重患者尤应注意循环、呼吸、肾功能的监测和维护。

④补液、给药和营养支持:根据医嘱,合理补充水、电解质和维生素,必要时输新鲜血、血浆,维持水、电解质、酸碱平衡;给予肠内、外营养支持,促进内稳态和合成代谢,提高防御能力。术后继续应用有效抗生素,进一步控制腹腔内感染。

⑤切口和引流管护理:观察切口敷料是否干燥,有渗血、渗液时及时更换;观察切口愈合情况,及早发现切口感染的征象。观察腹腔引流情况,对负压引流者及时调整负压。妥善固定引流管,防止脱出或受压;记录引流液的量、颜色、性状,经常挤捏引流管以防血块或脓痂堵塞,保持腹腔引流通畅、预防腹腔内残余感染。当引流液量减少、色清、患者体温及血细胞计数恢复正常,可考虑拔管。

【健康教育】

1.术后肠功能恢复后的饮食要根据不同疾病具体计划,先吃流质饮食,再过渡到半流饮食。应指导和鼓励患者吃易消化、高蛋白、高热量、高维生素饮食。保持大便通畅,防止便秘。

2.向患者解释术后半卧位的意义。在病情允许的情况下,应鼓励患者尽早下床活动。防止术后肠粘连。

3.出院后如突然出现腹痛加重,应及时到医院就诊。做好出院患者的健康指导,术后定期门诊随访。

第三节 腹膜后肿瘤患者的护理

【概述】

原发性腹膜后肿瘤(PRPTs),指起源于腹膜后潜在腔隙内的肿瘤,但不包括腹膜后脏器如肝、十二指肠、胰、脾、肾、肾上腺、输尿管、骨骼等脏器结构的肿瘤,以及源于他处的转移肿瘤。呈膨胀性生长,一般不具有浸润性,有完整的包膜,不易远处转移,易出现局部复发等生物特性。腹膜后肿瘤发病率低,占全身肿瘤的 0.07%~0.20%,占全身软组织肿瘤的 10%~20%,据统计我国居民的发病率为 0.3/10 万~0.8/10 万。腹膜后肿瘤可发生于任何年龄,高发年龄为 50~60 岁,发病率男性较女性略高。原发性腹膜后肿瘤因病理类型多样而预后有所不同,但恶性往往预后不佳。据报道腹膜后软组织肉瘤的 5 年生存率为 35%,10 年生存率为 15%,高分化肿瘤患者存活期 80 个月,低分化肿瘤患者存活期 20 个月,肿瘤全切除者 60 个月,部分切除者 24 个月。原发性腹膜后肿瘤手术完全切除后仍有较高的复发率,高达 49%~88%,中位复发时间为 1.3 年。肿瘤病理类型和分化程度以及手术的彻底性和肿瘤切除的完整性是影响 PRT 术后复发的重要因素。原发性腹膜后肿瘤多为原位复发,极少远处转移,绝大多数患者死于肿瘤的局部浸润。腹膜后肿瘤因此术后应密切随访,一旦复发,应争取早日再次手术,必要时可多次手术,以缓解症状,提高生活质量,延长生存时间。

【病因与发病机制】

腹膜后肿瘤的病因尚不清楚。已知原因包括：理化因子、暴露于电离辐射、遗传及获得性免疫缺陷。因此接触危害因子至发病的潜伏期长，以及该期间多种环境及遗传因子的参与，难以判断该类肿瘤确切病因。由良性肿瘤恶变为腹膜后肉瘤者罕见，有关文献报道良性畸胎瘤恶变为恶性畸胎瘤者，恶性周围神经鞘瘤也多由良性神经纤维瘤转变而来。

【临床表现】

腹膜后肿瘤来自不同组织，种类繁多，表现多种多样，任何年龄均可发病，10%的人发生在10岁以下，80%显示恶性肿瘤特征。腹膜后肿瘤发展较慢，一般较晚才累及邻近器官和转移，故较迟才发现些模糊的非特异的症状，且肿瘤位置深，缺乏特有的临床症状，早期诊断有一定困难。

1.症状

(1)腹部肿块：早期多无症状，在查体时或无意中发现。随着肿瘤逐渐增大可出现相应的症状如在上腹部可有饱胀甚至影响呼吸；下腹部易有坠胀感。肿瘤生长慢、适应性较强，症状较轻；肿瘤生长快突然增大且有出血坏死则出现胀痛或剧痛。

(2)压迫症状：由于压迫脏器而产生的刺激症状，如肿瘤压迫胃可有恶心呕吐；压迫直肠可出现排便次数增多或慢性肠梗阻征象；压迫膀胱则出现尿频尿急；压迫输尿管则有肾盂积水；侵入腹腔神经丛可引起腰背疼痛、会阴部及下肢疼痛；压迫静脉及淋巴管可引起下肢水肿。

(3)全身症状：恶性肿瘤发展到一定程度可出现一系列全身症状，如体重减轻、发热、乏力、食欲缺乏甚至恶病质。如嗜铬细胞瘤因其分泌肾上腺素和去甲肾上腺素可出现阵发性高血压，如肿瘤压迫胰腺可刺激胰岛素的分泌出现低血糖。

2.辅助检查

(1)术前常规检查

①血液检验：包括血常规、血生化、血清四项、凝血功能和血型，为常规术前检查，了解心、肝、肾、肺、凝血功能，排除异常疾病，为手术做好充分准备。尿便常规检验，了解泌尿和消化系统情况。

②心电图检查：检查心率和心律，评估手术安全性。

③胸片检查：为常规术前检查，以了解呼吸系统状况，评估手术安全性，并为术后预防肺部并发症做准备。

④影像学检查：B型超声、CT、MRI等，可以了解病变的部位、范围，为选择治疗方案提供依据。

(2)术前特殊检查

①消化道造影检查：胃肠钡剂检查和钡灌肠检查可以排除胃肠道肿瘤或腹腔内肿瘤及了解消化道受压程度。

②尿路造影：位于腹膜后的肿瘤最易对肾及输尿管造成压迫与侵犯。静脉尿路或逆行尿路造影可显示肾盂、输尿管受压移位及有无扩张积液等改变，对判断肿瘤部位、了解泌尿道受压情况及对侧肾的功能有一定的帮助。

③血管造影：主要根据供养动脉的走行、分布及形态改变情况，来判断肿瘤的来源、显示血

管受侵的程度、发现较小的肿瘤，以利于手术方案的制订。

a.下腔静脉造影：能够显示肿瘤对静脉壁的侵犯和推挤程度，有助于术前设计针对受累的下腔静脉的处理方法，并予以适当的术前准备，发生于腹膜后右侧软组织或器官的肿瘤，可能侵及下腔静脉并使其移位、变形、部分或完全阻塞或血栓形成。须指出的是，腹膜后纤维化亦能使下腔静脉向前移位，但主要以下腔静脉发生周围性的狭窄甚或梗阻为特征，若是移位显著者应考虑是肿瘤所致。

b.逆行主动脉造影：经股动脉插管主动脉造影可显示肿瘤的部位及其血管分布情况，从而推测其性质，恶性肿瘤可侵犯邻近器官。单纯从血管分布来看很难分辨是原发还是继发。一般说来，如果瘤体内血管分布异常、不规则或血管粗细不匀，肿瘤区有造影剂斑块，动静脉互通以及造影剂从静脉回流很快等反常情况，多为恶性肿瘤动脉造影征象。

c.数字减影血管造影：数字减影血管造影能够较好地显示瘤体血管来源及分布。丰富的新生血管常提示恶性肿瘤的存在。也可了解大血管受侵情况并可同时行血管栓塞治疗，减少肿瘤血供以便于手术。通过显示与重要血管及部分脏器的关系，为正确判断病情，制订切除巨大肿瘤或与血管相通的囊性肿瘤的手术方案，减少术中失血提供重要依据。

【治疗原则】

1.*手术治疗*　手术切除是大多数腹膜后肿瘤的主要治疗方法，不少腹膜后肿瘤可完整地手术切除，达到治愈目的。故对手术应持积极的态度。有些腹膜后肿瘤能否切除，需经术中探查后方能确定。

2.*化疗*　原发性腹膜后恶性淋巴瘤对化疗十分敏感，一经确诊应首选化疗，可获得较高完全缓解率。

3.*放疗*　对原发的未分化肿瘤和恶性淋巴瘤有一定的疗效。

【护理】

1.*评估*

(1)健康史及相关因素：包括家族有无遗传病史，发病时间，发病特点。

①一般情况：患者的年龄、性别、职业、婚姻状况、营养状况等，并注意与现患疾病相关的病史和药物应用情况及过敏史、手术史、家族史、遗传病史和女性患者生育史等。

②发病特点：患者有无自行无意识发现肿块、腹痛、腰痛、下肢神经性疼痛。本次发病是体检时发现还是腰痛、腹痛或自己扪及包块而就医，是否给生活带来不便。

③相关因素：有无家族史，男性患者是否吸烟，女性患者是否有饮咖啡习惯等。

(2)身体状况

①局部：肿块位置、大小、数量，肿块有无触痛、活动度情况。

②全身：重要脏器功能状况。

③辅助检查：包括常规检查及相关特殊检查的结果。

2.*护理要点及护理措施*

(1)术前护理措施

①按普通外科疾病术前护理常规。

②心理护理：护理人员应了解患者的心理状况，有计划地向患者介绍有关疾病的治疗、手

术方式及结肠造口术的知识，增强患者对治疗的信心，使患者能更好地配合手术治疗及护理。同时也应取得患者家属的配合和支持。关心体贴患者，及时解答患者提出的问题，尽量满足其合理要求。

③维持足够的营养：腹膜后肿瘤患者手术前的营养状况欠佳。术后患者需有足够的营养进行组织修补、维持基础代谢。因此术前需纠正贫血和低蛋白血症，提高患者对手术的耐受力，利于术后康复。应给予静脉补液，输入营养液体。指导患者多进食带有营养丰富、易消化、口味清淡的膳食，加强机体免疫力。

(2)术后护理措施

①按普通外科一般护理常规及全麻手术后护理常规护理。

②观察病情：术后给予心电监护，严密监测血压、脉搏、呼吸、神志，尤其是副神经节瘤或良、恶性嗜铬细胞瘤，血压高者选用降压药，血压低者根据中心静脉压调节输液滴速或选用升压药，以维持血压的稳定。

③引流管的护理：妥善固定各种引流管，防止牵拉滑脱，保持引流管的通畅，避免扭曲、折叠，间断挤压引流管，防止血凝块阻塞，胃肠减压应保持持续的负压，每日在无菌操作条件下，更换引流袋，观察引流液的量、颜色、性状，并做好记录。

④并发症的观察和护理：腹膜后肿瘤与腹膜后重要脏器和血管紧密相连，致手术复杂，创伤大，极易出现多种并发症，如术后出血、感染、吻合口瘘、静脉血栓、脏器衰竭等。

a.出血：如切口渗血较多，腹腔引流液每小时大于200ml，颜色鲜红或伴有血凝块，脉搏＞100/min，提示有活动性出血，应立即汇报医师，迅速建立两路静脉通道，快速输液、止血、输血，必要时手术。

b.感染：密切监测体温，观察腹部体征以及引流液的性状，及时发现感染症状，保持引流通畅，并根据引流液的细菌培养＋药敏试验选用抗生素。

c.静脉血栓：由于出血而大剂量地使用止血药物；创伤疼痛使患者卧床时间长以及手术后血液呈高凝度状态是导致静脉血栓的主要原因。因此术后应指导患者尽早活动四肢、翻身，病情许可尽早下床活动，如出现下肢肿胀疼痛应做下肢血管彩色多普勒超声，以便及早发现静脉血栓而制止下肢的活动、按摩、防止栓子的脱落导致肺栓塞。

d.吻合口瘘的观察和护理：吻合口瘘属腹膜后肿瘤术后一个严重并发症，导致手术后病死率升高。复发腹膜后肿瘤患者病变多累及胃肠道。护理措施有：固定好引流管，防止滑脱，注意腹腔引流管引流液的性质及量，如发现引流量增加、引流液的颜色及性质似肠道物、体温持续超过38℃，伴有腹痛、肌紧张且白细胞升高，应考虑吻合口瘘的发生。对于吻合口瘘者应立即配合医师放置双套管，行腹腔双套管冲洗，持续负压吸引，同时辅以广谱抗生素，认真观察引流液的性质，准确记录冲洗和引流量。引流量逐渐减少和引流液性质逐渐变清亮是冲洗有效的指标。要求保持内吸管通畅和有效的负压吸引，并妥善固定内吸管和冲洗管，防止脱出和堵塞。

【健康教育】

1.注意保持室内清洁卫生，舒适，定时通风换气，保持室内空气清新，室温保持在18～20℃，注意保暖防止感冒。

2.出院后注意多食营养均衡的食品，为了减轻内脏负担，应多食主食，而肉食、油脂适量为宜。蔬菜在体内消化和吸收过程中多产生碱性物质，而肉食类在体内可产生酸性物质，为此每次进食的酸、碱食物比应是 1∶3，酸性食物如肉类、鱼、蛋、糖、面等，碱性食物如蔬菜水果、牛奶、豆腐、含酸味的橘类等。

3.出院后避免重体力劳动，不要做剧烈运动，避免负重过久、久蹲、久立。适当参加户外活动，适当的运动和饮食有助于睡眠，但需要劳逸结合，以保持良好的精神状态。

4.腹膜后肿瘤复发率高，术后 5 年内定期(每 3～6 个月)到正规大医院复查，行 CT、MRI 或 B 超检查，了解有无肿瘤复发。

第四节　腹部损伤患者的护理

【分类与病因】

腹部损伤可分为开放性损伤和闭合性损伤两类。开放性损伤有腹膜破裂者为穿透伤，多伴内脏器官损伤；无腹膜损伤者为非穿透伤。闭合性损伤可能仅局限于腹壁，也可同时伴有内脏器官损伤。此外，各种穿刺、内镜、灌肠、刮宫、腹部手术等诊疗措施可导致一些医源性损伤，闭合性损伤有时诊断很困难，因此具有更重要的临床意义。

开放性损伤常由利器、枪弹、弹片引起，闭合性受损多由挤压、碰撞、拳打脚踢、坠落等钝性暴力所引起。无论开放性损伤还是闭合性损伤都可导致腹部内脏器官损伤。在开放性损伤中，常见受损的内脏器官依次为肝、小肠、胃、结肠、大血管等；在闭合性损伤中，受损最多见的器官是脾，其次是肾、小肠、肝、肠系膜等。胰、十二指肠、膈肌、直肠等由于解剖位置比较深，损伤发生几率较低。

【护理评估】

1.健康史　了解病人受伤的致伤因素、受伤的时间、部位、治疗经过等。

2.身体状况

(1)腹痛：单纯性腹壁损伤腹痛较轻，仅局限于受伤部位。内脏破裂腹痛多为持续性腹痛，肝破裂时因伴有较大肝内胆管破裂，胆汁沾染腹膜，所以腹痛较脾破裂时剧烈，并伴有恶心、呕吐、腹胀等症。

(2)失血征：面色苍白、脉率加快、血压不稳、甚至血压下降，是实质器官破裂的征象。

(3)腹膜刺激征：其程度因脏器的内容物不同而异。通常是胃液、胆汁、胰液刺激最强，肠液次之，血液最轻，所以肝破裂要比脾破裂的腹膜刺激征强烈。

3.辅助检查

(1)血常规：血红蛋白、红细胞数、红细胞比积可以反映失血与血液浓缩。

(2)X 线：膈下游离气体是空腔脏器破裂的证据。

(3)B 超：主要用于肝、脾、胰、肾的检查。

(4)CT：对实质脏器损伤及其范围程度有重要的诊断价值。

(5)诊断性腹腔穿刺术和腹腔灌洗术：阳性率可达 90%以上，对判断腹腔内器官有无损伤和属哪一类器官损伤有很大的帮助。抽到液体后要观察其性状(血液、胃肠道内容物、胆汁或尿液),以判断是哪类器官受损。如抽到不凝血,提示可能为实质器官破裂所致内出血,因腹膜有脱纤维作用失去纤维蛋白,致使血液不凝。

4.心理-社会状况　腹部损伤多在意外情况下突然发生,加上腹壁有伤口、出血、内脏脱出等,病人多表现出紧张、焦虑或恐惧情绪。同时病人及其家属对治疗、并发症及预后产生忧虑。

【护理诊断及合作性问题】

1.疼痛　与外伤、腹膜炎刺激有关。

2.焦虑或恐惧　与突发外伤、病情变化、抢救多、担心预后有关。

3.有体液不足的危险　与失血、腹膜炎渗出失液、呕吐等有关。

4.皮肤、黏膜完整性受损　与外伤、手术有关。

5.潜在并发症　休克、腹腔脓肿。

【护理目标】

1.病人腹痛得到缓解,舒适度增加。

2.病人情绪稳定,积极配合治疗和护理。

3.体液维持平衡,失血、失液得到补充。

4.皮肤、黏膜损伤得到修复,未出现感染。

5.并发症没有发生,或出现后及时发现、及时处理。

【护理措施】

1.体位:半卧位,休克病人取中凹位。不要随意搬动病人,以免加重伤情。

2.禁食、禁饮,也不可灌肠,以免有胃肠道穿孔者加重腹腔污染。

3.补液:有实质器官破裂并休克者,快速建立有效的静脉通道,遵医嘱快速补充平衡液以扩充血容量。做好交叉配血,及时输血。

4.胃肠减压:腹胀明显或疑有空腔脏器破裂的病人,应进行胃肠减压。

5.密切观察病情变化:每15～30min测一次脉率、血压、呼吸;每30min检查一次腹部体征,注意腹膜刺激征的程度和范围的变化;每30～60min测一次红细胞数、血红蛋白、红细胞比积,了解是否有所下降,并了解白细胞数是否上升。必要时重复进行腹腔穿刺或灌洗。

6.遵医嘱使用抗生素,以预防或治疗可能存在的腹腔感染。

7.诊断不明确时,不使用吗啡、哌替啶等止痛药,以免掩盖病情。

8.穿透性腹部损伤如伴有腹内脏器或组织自腹壁伤口突出,可以用干净的碗、盆覆盖包扎保护,不可强行回纳,以免加重腹腔污染,回纳应在手术室麻醉状态下进行。

9.做好各项术前准备。

【护理评价】

1.病人腹痛是否得到缓解,舒适度是否增加。

2.病人焦虑是有所缓解,情绪是否稳定,能否积极配合治疗和护理。

3.病人血容量是否恢复,生命体征是否稳定。

4.并发症是否发生,发生后是否及时发现并处理。

【健康指导】

1.加强劳动保护、安全生产教育,强化安全意识,避免意外伤害的发生。

2.进行外伤现场急救知识教育,使病人及其家属能在意外伤害时进行自救和简单的急救。

3.出院后加强营养,劳逸结合。若突然出现腹痛或腹部不适,应及时到医院复诊。

第五节　胃肠减压护理

胃肠减压术是通过置入胃腔内或肠腔内的引流管,利用负压吸引的原理,将积聚于胃肠道的内容物吸出,以降低胃肠道内的压力,减轻腹胀,改善胃肠壁血液循环,促进胃肠道功能恢复,有利于胃肠吻合口的愈合,有利于炎症局限的一种治疗措施。通过胃肠减压吸出物的判断还可观察病情变化和协助诊断。

【适应证】

1.肠梗阻、幽门梗阻、急性胃扩张:能减低胃肠道内压力,改善肠壁的血液供应,预防肠绞窄。

2.胃肠道穿孔或破裂:可减少胃肠道内容物漏入腹腔,减轻腹腔污染。

3.胃肠道手术后病人,有利于胃肠吻合口的愈合,防止消化道瘘的形成。

4.腹胀:术前可消除胃肠道胀气,以利于上腹部手术的操作;术后减轻腹胀,以减轻腹壁切口张力,促进胃肠蠕动的恢复。

【禁忌证】

1.门静脉高压有食管胃底静脉曲张者。

2.有食管腐蚀性烧伤者。

3.严重的心肺功能不全者。

【装置】

1.引流管

(1)鼻胃管(Levin 管):长 125cm,有 F12、F14、F16 三种型号,为橡胶管或硅胶管,头端有 5～6 个侧孔。使用时,将其头端通过鼻腔插入胃腔内以吸出胃内液体和气体。

(2)米-阿氏管(Miller-Abbott 管):管长 300cm,有 F14、F16、F18 三种型号,为双腔胶管。其下端带有可注入气体的薄膜囊,借肠蠕动推动气囊将导管带到梗阻部位,进行减压。但操作困难,难以到达预期目的,现已少用。

2.负压装置

(1)一次性负压吸引器:目前最常用的胃肠减压装置,轻便实用。适用于胃肠胀气轻、减压时间不长及胃肠手术、胆道手术后或条件简陋时。

(2)中心负压吸引器:设备条件较好的医院,有中心负压吸引室装置,用连接器连接即可使用。

【护理问题】

1.口腔、鼻腔黏膜完整性受损　与张口呼吸、胃管压迫、消化液反流有关。

2.清理呼吸道低效　与胃管刺激咽部分泌物增多、黏稠有关。

3.潜在并发症　水、电解质代谢紊乱，代谢性碱中毒。

【护理要点】

1.解释胃肠减压的目的和方法，以取得病人的合作。

2.胃管插入的深度要适宜，成人插入的深度为55～60cm，并且证明在胃内。检查胃肠减压装置各部位安装是否正确、是否通畅、有无漏气等。

3.胃肠减压管及吸引器应妥善固定，以免体位改变时胃管牵拉加重对咽部刺激，移位到食管或脱出到口咽部。

4.保持胃肠减压持续通畅，维持有效负压，一般为－7～－5kPa，不仅能有效引流胃内容物，且能避免引流管堵塞。每2～4h用生理盐水10～20mL冲洗胃管一次，以保持胃管的通畅。

5.胃肠减压期间禁食、禁饮，停用口服药物。如需从胃管内注药时，应夹管1h。

6.观察并记录引流液的性质和量，并记录24h引流总量。一般胃肠手术后24h内，胃液多呈暗红色，2～3日后逐渐减少。如有鲜红色液体吸出，说明有出血，应保持胃管通畅，及时报告医师。一般情况下，胃肠减压抽出多少毫升胃液就应补充多少毫升的生理盐水，以防止脱水和代谢性碱中毒的发生。

7.加强鼻腔、口腔护理：定时检查鼻腔、口腔有无溃疡，及时清理鼻腔分泌物，每日口腔护理2次，可用漱口液漱口，保持口腔清洁。保持适宜的温度（18～20℃）和湿度（60％～70％），避免呼吸道黏膜干燥，保持呼吸道的湿润和畅通。

8.拔管：观察胃肠功能恢复情况，肠鸣音是否恢复，肛门是否排气，腹胀是否减轻。一般术后2～3天，肛门排气，无腹胀，即可拔管。拔管时，先将胃管与吸引装置分离，捏紧胃管，嘱病人在吸气末屏气，先缓慢往外拉出，当胃管头端接近咽喉部时，迅速拔出胃管，以防止病人误吸。用棉棒擦拭病人鼻孔及面部胶布痕迹，整理用物，妥善处理胃肠减压装置。

第八章　骨与关节疾病患者的护理

第一节　骨科疾病常见症状护理

一、休克

【概述】

休克是指机体在多种病因侵袭下引起的以有效循环血容量骤减、组织灌注不足、细胞代谢紊乱和功能受损为共同特点的病理生理改变的综合征。休克发病急、进展快,如未及时发现及治疗,可导致多器官功能障碍综合征或多系统器官衰竭,发展成为不可逆性休克引起死亡。

休克的分类方法很多,根据病因可分为低血容量性、感染性、心源性、神经性和过敏性休克5类。低血容量性休克包括创伤性和失血性休克两类。其中低血容量性休克和感染性休克在外科中最为常见。①机体重要的实质性脏器或大血管的损伤,引起大量失血或血浆外渗,而又未能及时纠正。②肢体挤压伤后,软组织的血管内血浆大量外渗到组织间隙。③弥散性血管内凝血造成血流障碍,使回心血量及左心排血量减少,属于相对性的血容量减少。

【临床表现】

根据休克的发病过程,将休克分为3期。

1.休克代偿期(即微循环痉挛期,也称休克前期)　患者情绪紧张、烦躁不安、面色苍白、虚汗不止、四肢发凉、心率加快、尿量减少。血压尚无明显变化,但由于舒张压升高而使脉压变小。这些症状是机体代偿能力弱的表现。休克代偿期是休克抢救的重要时期。此期救治护理措施得当,休克迅速纠正;反之,机体代偿能力逐渐减弱进入休克抑制期。

2.休克抑制期(即微循环扩张期)　患者由兴奋转为抑制,表情淡漠、反应迟钝、口唇及肢端发绀、四肢厥冷、脉细速微弱、血压下降、尿量减少甚至无尿。由于大量血液淤积在毛细血管床中致回心血量急剧下降。此外,出于酸性代谢产物堆积,血管通透性改变,使组织液生成大于回流,造成脑、心、肺、肾、肝等器官的功能障碍。

3.休克失代偿期(即弥散性血管内凝血期)　患者由意识朦胧、浅昏迷发展为深昏迷,体温上升,脉极细弱,血压极低且心音遥远。血液纤溶系统受到破坏,血液由高凝趋向低凝,出现溶血、贫血、黄疸、瘀斑及内脏出血倾向,最终因重要生命器官的衰竭而死亡。

【治疗原则】

早发现、早诊断、早治疗。迅速补充血容量,积极处理原发病以控制出血。

1.补充血容量 早期、快速、足量的补充血容量是救治休克的关键因素之一。根据血压和脉搏变化估计失血量。补充血容量并非指失血量全部由血液补充,而是指快速扩充血容量。可先经静脉在45min之内快速滴注等渗盐水或平衡盐溶液1000～2000ml,观察血压回升情况,再根据血压、脉搏、中心静脉压及血细胞比容等监测指标决定是否补充全血或浓缩红细胞等。

2.止血、包扎、固定 在补充血容量的同时,对有活动性出血的患者,应迅速控制出血。一般开放性伤口可加压包扎或止血带止血,较大血管出血在可视的情况下可钳夹止血;止血带止血时需注明上止血带的时间,每小时松解1次,防止肢体缺血坏死;有内脏出血者,应做好术前准备,必要时手术止血;有骨折或脱位的患者,为防止进一步出血或加重血管、神经损伤,应及时进行固定或牵引,条件允许时及时给予复位;对于骨盆骨折出血、下肢骨折或广泛软组织损伤出血,可使用抗休克裤,既可起到固定作用,又可压迫止血。

【护理评估】

了解休克的原因,如有无大量出血、严重烧伤、损伤等。观察患者精神状态、神志、皮肤色泽和温度、生命体征、周围循环及尿量的改变。了解患者意识是否清楚,有无烦躁、嗜睡、表情淡漠等;有无生命体征异常,有无脉搏加快、血压下降等。有无口唇及指端苍白,有无尿量减少等。

【护理要点及措施】

1.保持呼吸道通畅 保持呼吸道通畅,是抢救创伤性休克的重要环节。首先评估患者有无喘鸣、发绀、呼吸困难等现象,及时清除呼吸道内的血凝块、分泌物及异物,并将头偏向一侧,防止误吸;有昏迷或颌面创伤者,应托起下颌防止舌后坠,必要时可放置口咽通气管或气管插管、气管切开。

2.给氧 各种给氧方法可根据患者的需要和条件选择使用,必要时可使用呼吸机辅助给氧。大流量用氧者,应逐渐降低氧流量;吸氧超过12h者,氧浓度不应高于40%～60%,防止氧中毒。

3.卧位 宜采取中凹卧位,抬高头胸部20°,便于呼吸;抬高双下肢30°,利于静脉回流,增加回心血量。同时减少不必要的搬动,减少机体对氧和营养物质的消耗。

4.建立静脉通道 是扩充血容量的先决条件、一般至少建立两条或两条以上静脉通道,条件允许时最好使用留置针;尽量行中心静脉置管,可测量中心静脉压。

5.病情观察 可围绕“一看、二摸、三测、四尿量”来进行,即一看意识、表情及皮肤色泽,二摸肢端温、湿度及脉搏,三测血压,四观察尿量。

(1)意识、表情:意识和表情的变化反应中枢神经系统的血液灌注量和缺氧程度。休克早期,全身血液重新分配,脑供血得到相对保证,呈轻度缺氧状态,表现为烦躁不安或兴奋;随着休克的加重,缺氧程度加深,神经细胞反应性降低,由兴奋转为抑制,患者反应迟钝、神情淡漠,甚至昏迷。

(2)皮肤色泽:皮肤的颜色及肢端温、湿度显示了外周微循环的血流状态。休克早期,外周血管收缩,皮肤苍白,尤其是面颊、口唇及甲床;休克中期,血流缓慢,甲床毛细血管充盈时间明显延长;肤色的改变往往先于脉搏、血压的改变,恢复时则迟。

(3)肢端温、湿度:肤色苍白、温度减低,同时出冷汗是交感神经极度兴奋趋向衰竭的体征。休克早期,只手足发凉;到了休克中晚期,患者肢端厥冷,并且温度降低范围逐渐扩大。

(4)脉搏、血压:休克早期脉搏加快,收缩压往往还在正常范围内,但舒张压升高,脉压减小(≤30mmHg)。现常用休克指数[脉率/动脉收缩压(mmHg)]来判断急性血容量减少的程度,正常值为0.5左右,如指数=1,表示血容量丧失20%～30%;如指数>1～2,表示血容量丧失30%～50%。某医院提出“血压脉率差法”,即收缩压(mmHg)－脉率(次/分)=正数或>1为正常,若等于0则为休克的临界点,若为负数或<1即为休克。

(5)尿量:尿量是观察休克的重要指标,也是判断肾功能状态的依据。应给患者留置尿管,便于观察尿量、尿色及尿比重。正常人尿量约50ml/h,尿比重1.015～1.025。当收缩压在80mmHg左右时,如肾功能正常,每小时的尿量应为20～30ml;如收缩压低于70mmHg,则会出现少尿或者无尿;当动脉血压已正常而仍有少尿和尿比重降低,则要警惕肾衰竭的可能。

6.补液的护理

(1)掌握补液原则:补液虽遵医嘱进行,但护士应明确补液原则:缺什么补什么,需要多少补充多少;输液顺序先晶后胶;输液速度先快后慢;同时边输入、边分析、边估计、边调整,密切观察。

(2)补充液体的选择:首先以较快的速度输入含钠的晶体液,以降低血液黏稠度,改善微循环,然后给予胶体液或全血,维持血液的胶体渗透压,防止水分从毛细血管渗出,提高血容量。常用晶体液有平衡盐溶液、林格液、生理盐水等,胶体液有全血、血浆、706羧甲淀粉、低分子右旋糖酐等。

(3)补液的量、速度及监测:休克时由于微血管扩张、血管壁通透性增高,存在不显性失液,补液量往往比失血估计量大得多才能纠正休克。补液最先开始时速度要快,这样才能起到扩容的效果,但快速输液易引起急性心力衰竭和肺水肿等并发症,因此补液的同时应监测心功能。

7.纠正酸碱平衡紊乱　休克时常伴有酸中毒和其他酸碱平衡紊乱,对病情较轻者,最佳处理方法是恢复组织的灌注,而不是急于应用碱性药物;但对于严重休克、抗休克治疗较晚的患者,应考虑给予碱性药物治疗,并根据血气分析监测的结果决定用量。

8.血管活性药物的应用　血管活性药物必须在补足血容量的基础上使用。使用时应针对休克过程的特点,借助对中心静脉压、肺动脉楔压等血流动力学参数的监测,正确选择药物种类及剂量。

9.抗感染治疗　休克降低了机体对感染的抵抗力,而感染又可加重休克。因此,严格执行无菌操作;保持床单位及患者清洁;及时清除呼吸道分泌物。

10.抗休克裤应用　在创伤性休克的救治中,特别是伴有严重的低血容量性休克不能及时补足液体的情况下,应用抗休克裤治疗具有一定的效果。

11.心理干预　突如其来的意外创伤、疼痛和失血刺激,使患者的生理、心理遭受了双重打击，产生焦虑、急躁、恐惧、依赖心理。护士应通过端庄的仪表、适宜的言谈、负责的态度、熟练的技术对患者的不良心理进行干预，使其增强战胜疾病的信心和勇气，积极配合治疗。

二、关节功能障碍

【概述】

功能是指组织、器官、肢体等的特征性活动。当本应具有的功能不能正常发挥时，即称为功能障碍。

【常见原因及表现】

1.骨折、软组织损伤、肌腱韧带拉伤：症状除关节僵硬外，还伴有关节肿胀、皮肤瘢痕挛缩、疼痛、麻木及局部寒热等症状。

2.创伤后关节功能障碍：活动受限、疼痛和僵直。

3.髋臼先天性发育不良：表现为髋臼窝发育过小，不能把股骨头正常包容起来，这时股骨头不在原有的位置上，股骨头向外向上移动，行走越多疼痛症状越严重，造成髋关节功能障碍。这种原因造成的髋关节功能障碍，终身不能恢复。

4.股骨头软骨坏死：股骨头软骨表面粗糙不平，在髋关节活动时很容易造成滑膜损伤，滑膜损伤出现髋关节滑膜炎，髋臼长时间受到炎症刺激，就会出现髋臼盂唇部位增生的病理变化，当髋臼盂唇部位增生到一定长度，对股骨头的包容过大，影响了股骨头的活动范围，造成髋关节功能障碍。

5.骨性关节炎：表现为关节疼痛、肿胀，屈曲受限。

【护理】

1.防止患者做大运动量的锻炼，如跑步，跳高，跳远，可做30min的室外散步。

2.鼓励患者进行必要的功能锻炼。

(1)坚持做股四头肌(大腿前面肌肉)主动收缩，每天4～5次，每次10～20下。

(2)仰卧屈膝屈髋做蹬自行车样动作，每天2～3次，每次50下。

(3)不负重做下蹲和起立运动，连续30～50下，每天2～3次。

3.切忌患者做膝关节的半屈位旋转动作，防止半月板损伤。

4.心理护理：根据患者的社会背景、个性，对每个患者提供个体化心理支持，并给予心理疏导和安慰，以增强战胜疾病的信心。

三、关节腔积液

【概述】

关节积液是关节液增多形成的，造成关节疼痛、不适。膝关节内正常存有少量滑液，滑液为淡黄色液体，正常膝关节内1～2ml滑液。有营养关节、润滑关节和修复等作用，关节液由滑膜分泌，在关节活动时关节液不断循环更新。当关节产生病变或出现某些全身性疾病时，关节液增多即形成关节积液，造成关节疼痛、不适。关节液超过10ml时，浮髌试验阳性。

【常见原因及表现】

由于外伤或过度劳损等因素损伤滑膜，会产生大量积液，使关节内压力增高，膝关节疼痛、肿胀、压痛，滑膜有摩擦发涩的声响。疼痛最明显的特点是当膝关节主动极度伸直时，特别是有一定阻力的做伸膝运动时，髌骨下部疼痛会加剧，被动极度屈曲时疼痛也明显加重。其主要表现关节充血肿胀，疼痛，渗出增多，关节积液，活动下蹲困难，功能受限。

【护理】

1.心理护理　安慰患者，鼓励其树立战胜疾病的信心，向患者讲解疾病的病因、症状、治疗及预后，使患者积极配合治疗。

2.关节腔抽液的注意事项　护士安慰患者不要精神紧张，操作过程中不要随意伸曲患肢，以避免折针。

3.饮食护理　患者应多饮水，进食清淡、蛋白质丰富、含多种维生素的饮食，戒烟、酒。

4.肢体护理　待关节腔抽液后，关节肿胀消退，疼痛缓解，24h内少量活动，避免过度伸曲膝关节，之后，逐渐加强功能锻炼，避免关节功能障碍和肌肉失用性萎缩。

第二节　骨关节炎患者的护理

一、概述

骨关节炎(OA)是一种常见的风湿性疾病，以透明软骨改变，关节软骨损伤，骨组织肥大，骨赘形成为特征的骨关节病变，临床特征为进行性软骨丧失和骨性超常增生，关节软骨发生原发性或继发性退行性变，并在关节边缘有骨赘形成，出现不同程度的关节僵硬与不稳定导致功能减退甚至丧失。有许多因素可以引起骨性关节炎：体重过重、关节损伤、肌肉无力及关节部位神经损伤等。滑膜疾病和某些遗传病、骨性关节炎可以影响任何关节，但多发生于手的小关节，还常影响髋关节、膝关节和脊柱，很少累及到腕、肘和踝关节，除非是受了外伤或非正常压迫。骨关节炎总患病率为15%，40岁人群患病率为10%～17%，在60岁以上人群中为50%，最早可发生于20岁。几乎所有人到40岁时负重关节都有一些骨关节炎的病理改变，但仅少数人出现症状，男女发病率相同。

二、临床表现

(一)症状

1.关节疼痛　关节疼痛为最主要的症状，早期关节活动后出现疼痛、酸胀、不适，休息可以减轻或消失。初期昼重夜轻，为轻度至中度，间歇性疼痛。随后疼痛逐渐加重，呈持续性，夜间可痛醒。

2.关节僵硬　晨僵为局限性,活动后降解。时间较短,一般持续 5～15min,不超过 30min,可有短暂的关节胶化,即关节从静止到活动有一段不灵活的时间,如久坐后站立行走,需站立片刻并缓慢活动一会儿才能迈步等。

3.功能障碍　表现为骨关节炎关节不稳定,活动受限。膝关节或髋关节不稳定表现为行走时失平衡,下蹲、下楼无力,不能持重等,其原因往往是关节面不对称及不吻合。

(二)体征

1.关节压痛　常局限于损伤严重的关节,在手骨关节炎比较明显,尤其是伴有滑膜炎时关节压痛明显,由于伴有炎症,关节局部皮温较高,但皮肤通常不红。

2.关节肿胀　可由关节积液、滑囊增厚、软骨及骨边缘增生向外生长而致。后期呈骨性肥大,部分患者可扪及骨赘,偶尔伴半脱位。

3.关节畸形　在手、趾和膝关节可以触及无症状的骨突出物。手远端指间关节背面的骨性突出物称为 Heberden 结节。手近端指间关节背面的骨性突出物称为 Bouchard 结节。手部多个结节及近端和远端指间关节水平样弯曲形成蛇样畸形。由于大鱼际肌萎缩,第一掌骨底部骨质增生隆起,第一掌腕关节半脱位而形成方形手。

4.摩擦感　多见于大关节,关节活动时出现。粗糙的摩擦感是关节软骨损伤,关节表面不平,骨表面裸露的表现。

5.关节活动受限　持物、行走和下蹲困难。

(三)好发部位

负重和易被磨损的关节较多受累,如手、膝、髋、足、颈椎和腰椎关节最易累及。

1.手　关节疼痛、压痛和肿胀,手指僵硬还造成弹响指或扳机指。具有特征性的改变是 Heberden 结节和 Bouchard 结节。由于结节性增生,手指各节可向尺侧或桡侧偏斜,构成蛇样手指,掌指关节较少受累。

2.膝　疼痛、酸胀,双膝发软、无力,易摔倒,出现明显的关节胶化现象;有局限性压痛及骨赘所致的骨肥大。少数患者可出现短暂的关节肿胀和积液,被动运动时膝关节有响声或触及骨摩擦音。后期出现膝内翻或外翻,关节半脱位。

3.髋　隐袭性疼痛,跛行。疼痛多位于腹股沟或沿大腿内侧面分布,也有表现为臀部、坐骨区或膝部疼痛,初站立时加重,活动后稍有缓解。可有内旋和伸直活动受限。

4.足　以第一跖趾关节最常见,局部关节外形不规则,有结节和压痛及骨性肥大,随后第一趾外翻畸形,活动受限。

5.颈椎　是可能导致严重并发症的重要部位,国内将颈椎分为 6 型:①颈型(主要为颈椎局部疼痛);②神经根型;③脊髓型;④椎动脉型;⑤交感神经型;⑥其他型,如食管受压型。

6.腰椎　是骨关节炎的好发部位,以第 3、4 腰椎最为常见。软组织酸痛、胀痛、僵硬与疲乏感,弯腰受限,严重者压迫神经。

三、辅助检查

（一）实验室检查

骨关节炎患者大多数血沉正常，在疾病活动时可轻度至中度增快，表现为C反应蛋白、血清淀粉样蛋白A、α-酸性黏蛋白和触珠蛋白等急性时相反应蛋白增高。滑液检查呈轻度炎性改变，滑液量增多，一般呈淡黄色、透明，时有浑浊和血性渗出，黏度多降低，约50%的患者显示黏蛋白凝固不良。白细胞总数轻度升高，多在8.0×10^9/L以下，分类以中性多叶核细胞为主。

（二）影像学检查

1.X线检查　早期X线平片无改变，随后表现为关节间隙狭窄，宽度不均匀，但不形成骨性强直。软骨下骨板粗糙、密度不均，增生、硬化，骨性关节面下囊肿，骨刺或唇样突起。晚期出现关节半脱位及关节游离体等。

2.磁共振检查　显示关节软骨、韧带、半月板及关节腔积液等病变情况，如：关节软骨病变，膝交叉韧带松弛变细，半月板变性、撕裂，滑囊和纤维囊病变等。

四、治疗

（一）内科治疗

1.患者教育

（1）超重者应减轻体重，合理功能锻炼，尽量避免长途或频繁上下楼梯，尽量进行非负重的锻炼。

（2）穿适合的鞋袜。

（3）使用辅助工具，如手杖等。

（4）按医嘱用药。

（5）避免关节腔反复穿刺。

2.理疗　急性期以止痛消肿和改善功能为主，慢性期以增强局部血液循环，改善关节功能为主。

3.药物治疗

（1）非甾体类抗炎药：很多非甾体类抗炎药都可用于骨性关节炎的治疗，如阿司匹林、美林、布洛芬。但是每种药物的化学结构都不一样，在体内的作用也略有不同。所有的非甾体抗炎药的机制都是阻断前列腺素的产生，而前列腺素是引起疼痛的炎症物质，这些药物作用基本相似：抗炎消肿和缓解疼痛。非甾体抗炎药可能会造成严重的胃肠道疾患，包括溃疡、出血和穿孔。因此，此类药应与饭同服。

（2）环氧化酶Ⅱ抑制剂：两种新的非甾体类抗炎药，西乐葆和万诺。它们是环氧化酶Ⅱ抑制剂类药物，作为治疗的新型药物，它们与传统的非甾体抗炎药一样可以减轻炎症，但是引起的胃肠道反应少一些。临床一般以西乐葆常用。

(3)对乙酰氨基酚(醋氨酚):对乙酰氨基酚是一种非抗炎性疼痛缓解药,这种药不会刺激胃肠道,长期应用的副作用也比非甾体抗炎药要少得多,研究表明,很多患者使用对乙酰氨基酚可以获得与非甾体抗炎药相同的缓解疼痛的效果。

(4)其他药物:①局部用的缓解疼痛的乳剂或喷雾剂。双氯芬酸(扶他林)软膏,直接涂于皮肤上;②皮质类固醇。强有力的抗炎药物,在体内天然存在,也可人工合成作为药物使用,这类药物可以在受累关节处局部注射,暂时缓解疼痛,但适合短期使用,每年使用不超3～4次;③透明质酸。一种用于关节内注射的新药,用于治疗膝关节炎,这种物质是关节的正常组成成分,起润滑和营养关节作用。大多数治疗骨性关节炎的药物都有副作用,所以对患者来说,了解自己正在使用什么药物很重要。

(二)外科治疗

1.早期OA的治疗　对关节X线不正常的治疗有截骨关节矫形术,以恢复关节正常力线,包括先天性膝内翻、脊柱侧弯等。

2.中期OA的治疗

(1)关节清理术:用关节镜或开放性关节腔清理,可以直接检查关节里面以确定软骨破坏的程度,同时在关节炎早期也用于去除部分破坏的软骨或将破坏的软骨表面磨平。

(2)关节软骨移植术:是另一种手术治疗。对于少数患者可将其自身的软骨植入关节破坏区域。但这种方法的使用是有限制的,最适合于外伤后患骨性关节炎患者。

3.晚期OA治疗

(1)关节置换术:有关节置换术、全关节置换术。即用假体人工关节代替受累的关节,用特殊的水泥粘到骨面上。近来已有新型的不用骨水泥的人工关节应用于临床。这种关节上有小孔,表面粗糙或有特殊的覆盖面可以使之附着于骨头。用这种关节术后恢复时间长,但这种关节的使用寿命长,非常有利于年轻人。人工关节能用10～15年或更长时间,大约10%需要再次更换。外科医师会根据患者的体重、性别、年龄、关节活动度等情况来选择假体的设计样式和制作材料。摘除关节内松动的骨片或软骨来改善关节功能。不适宜行关节置换术的因素有:①年龄大;②伴发多种疾病如心脏病、糖尿病、高血压;③肥胖。

(2)关节融合术要求:①骨质好、硬,可以不用骨水泥;②要求处理为硬化骨面及囊性变缺损;③术后早期要活动,以防止血栓性静脉炎。

五、护理

(一)一般护理

骨性关节炎的总体质量目标有:①通过药物和其他方法控制疼痛;②通过休息和锻炼加强关节护理;③保持适宜的体重;④保持健康的生活方式。

1.补充营养　有些营养品,如葡糖胺和硫酸软骨素已很普遍地应用于骨性关节炎,研究者认为这些物质有助于修复和保护软骨。

2.休息和关节护理　治疗方案一定要包括定时休息,患者要学会认识身体发出的警告,懂得何时该停止活动或使活动慢下来，这可以防止由于过度锻炼引起的疼痛。有的患者掌握了放松法、减压法或生物反馈法，有的患者用拐杖或夹板来保护关节，缓解它们的压力，夹板或支架能给脆弱的关节以额外的支持，还能使患者在睡觉或活动时保护在合适的位置，但夹板只能使用一段时间，因为关节和肌肉需要锻炼以防止僵硬和萎缩。

3.功能锻炼 研究表明功能锻炼是对骨性关节炎最好的治疗方法之一。这样的活动可以改善患者的情绪和生活态度，减轻疼痛，增加灵活性，改善心功能和血供，保持适当的体重，促进身体健康。锻炼的方式和运动量得看要锻炼哪个关节，其稳定性如何，以前是否做过关节置换术。对于年老体弱者，可以选择一些力所能及的家务劳动，避免劳累过度，以某一种姿势从事一项活动，无论它是重体力还是轻体力活动，都应该在持续30min时，改变一下姿势，哪怕是数次数秒钟，对关节的恢复都是有利的。无论是工作还是运动，都要随时保护好关节，动作幅度不要过大，以免损伤关节。关节肿胀和小腿肌肉疼痛是运动过度的表现，应加以注意。运动的数量和力量要适当。复杂的、频繁的和过度的运动并不能使关节得到更好康复，不恰当的运动反而加重关节损害和延长恢复期。

有规律的锻炼身体对于自我护理和恢复健康起着关键的作用。有两大类锻炼对骨性关节炎患者很重要。治疗性锻炼能使关节尽可能发挥正常作用，有氧锻炼可以增强力量、改善体形、控制体重。患者在进行锻炼时要根据自己的实际情况，应该学会怎样进行正确的锻炼，因为锻炼不当会造成严重的后果。

大多数患者最好在疼痛很轻时进行锻炼。要先做好准备活动，然后再慢慢开始。经常休息可以使锻炼效果更好，还能减少损伤的发生。理疗师可以评价患者的肌肉力量到底怎么样，这有助于为患者制定安全的、个体化的锻炼方案，从而增强关节肌肉的力量和柔韧性。很多人喜欢多种体育运动，比较合适的运动有游泳和其他水上运动、散步、慢跑、骑自行车、滑雪和使用器械锻炼及观看运动教学录像带。

骨性关节炎患者在开始一项锻炼方案之前应先请医师给自己做个全面体检。医护人员也可以告诉你什么样的锻炼方法最适合你，怎样正确的做准备活动，什么时候要避免活动有关节炎的关节。药物及冰袋冷敷可以减轻疼痛。

4.缓解疼痛 可以采用药物治疗以外的方法来缓解疼痛，可以用热毛巾、暖水袋敷或洗热水澡都可以使关节保持一定的热度和湿度，这有助于减轻关节疼痛和僵硬，有的患者还可以用冰袋来缓解疼痛。

5.控制体重 超重或肥胖的患者得减轻体重。体重减轻就可以减少承重关节所受的压力，从而防止更大的伤害。营养学家可以帮助患者建立良好的饮食习惯，健康的饮食和有规律的锻炼有助于减轻体重，尤其对女性肥胖患者尤为重要。

6.健康教育 使患者主动参与治疗。①鼓励使其尽可能多学点关于骨性关节炎的知识，关心自己的病情有可能出现的一些变化。②鼓励患者投入于自己感兴趣的有目标的事情中去，分散自己的注意力。③鼓励其与家人和朋友谈论他们的感受，让周围的人更好地理解他们。④耐心地开导，使他们能积极地看待问题。虽然他们的骨性关节不会痊愈，但对于其症状的控制，您还是大有可为的。⑤注意天气变化，避免潮湿受冷。

（二）人工关节置换的术前护理

1.心理护理　首先应考虑患者的主观要求，一般关节置换术的患者都经过长久的考虑，他们要求手术能解决行走疼痛。对于手术后如何防止脱位及加强指导下的功能锻炼作为术前谈话的内容，使患者对疾病和治疗有初步的认识，有利于术后功能锻炼的配合，同时患者对手术情况不了解，对手术效果也有疑虑，护理人员应消除其顾虑增强治愈疾病的信心，以良好的心态迎接手术。

2.了解病史　了解患者以往的过敏史、药物史，以往手术史及对麻醉的不良反应，患者心、肝、肾功能情况，近期有无呼吸道感染，皮肤感染等。

3.局部皮肤清洁　观察关节周围皮肤的条件，如有皮肤破损、虫咬抓痕、化脓性感染病灶、足癣等需治愈后才能手术。手术当日做备皮工作以减少感染的机会，同时避免损伤皮肤。

4.预防性抗生素的应用　预防性抗生素应在手术开始前使用，抗生素给予的量和类型各不相同，早期感染往往革兰阳性菌占主导地位，常用的抗生素有头孢类药物及合成青霉素，手术前静脉注入广谱杀菌药而不是抑菌药，常于术前2～3d开始应用，亦有人主张术前2～3h开始静脉滴入抗生素是维持血中抗生素浓度的最有效的方式。

5.床单位准备　床边备吸氧装置、床上需置T形枕、铺一次性中单、放置小海绵垫。

6.术前康复训练　人工髋关节置换术的患者术前康复训练的目的是使患者预先掌握功能锻炼的方法并明确注意事项。

（1）体位指导：向患者说明术后为防假体脱位应采取正确的体位。可平卧或半卧位，但患髋屈曲<60°，不侧卧，患肢外展30°并保持中立，两腿间放置T形枕，必要时准备合适的防旋鞋，将患者安排至有床上拉手的病床。

（2）训练引体向上运动：平卧或半卧，患肢外展中立位，健侧下肢屈膝支撑于床面，双手吊住拉环，使身体整个抬高，臀部离床，停顿5～10s后放下。

（3）训练床上排便：目的是防止术后因体位不习惯而致尿潴留及便秘。注意放置便盆时，臀部抬起足够高度并避免患肢的外旋及内收动作。给女患者使用特制的女式尿壶以避免过多使用便盆，增加髋部运动。

（4）指导下肢肌肉锻炼方法：等长收缩训练：踝关节背屈，绷紧腿部肌肉10s后放松，再绷紧一放松，以此循环。等张收缩训练：做直腿抬高、小范围的屈膝屈髋活动、小腿下垂床边的踢腿练习。直腿抬高时要求足跟离床20cm、空中停顿5～10s后放松。每日做3组，每组30次左右。

（5）关节活动训练：指导其健肢、患肢的足趾及踝关节充分活动，患肢屈膝屈髋时，髋关节屈曲<60°，并避免患髋内收、内旋。

（6）指导正确使用助步器或拐杖：准备四脚助步器或合适的双杖，使拐杖的高度及中部把手与患者的身高臂长相适宜，拐杖底端配橡胶装置（防滑），拐杖的顶端用软垫包裹（减少对腋窝的直接压力），对术前能行走者训练其掌握使用方法，练习利用双杖和健腿的支撑站立，以及在患肢不负重状态下的行走。

人工膝关节置换术的患者，常伴有不同程度的股四头肌萎缩，为实现术后改善膝关节稳定的目的，术前必须指导患者作股四头肌锻炼，帮助患者掌握锻炼方法，具体步骤可嘱患者作下肢足背屈练习，或护士手掌按压股四头肌嘱患者做股四头肌静力性收缩，坚持每日3次，每次10～15min，循序渐进。首先应加强患肢股四头肌的静力性收缩练习，以及踝关节的主动运动，要求股四头肌每次收缩保持10s，每10次为1组，每日100次。此外，还应教会患者如何使用拐杖行走，为术后执杖行走作准备。

（三）人工关节置换的术后护理

1.*髋关节置换术后护理*

（1）老年患者术后护理特点：髋关节人工关节置换术大多是老年患者，老年患者全身免疫系统功能低下，临床上以心肺功能低下尤为明显，长期卧床易发生心肺疾患。手术中接受了相当多量的输血和补液，所以术后要严密观察患者的血压、脉搏、尿量、中心静脉压，严格控制输液量和滴速。为预防肺部并发症，麻醉清醒后就可以给予头高位45°，使患者有较好的通气量。定期协助患者抬臀、叩背，帮助搬动患肢，并鼓励患者做深呼吸和咳嗽排痰，预防肺部感染。

（2）基础护理。预防压疮，保护骨突部位，用海绵、软枕分垫臀部、下肢。使其卧位舒适，同时鼓励患者多吃蔬菜、水果、多喝水，预防便秘。

（3）体位：术后患肢置于外展中立位，用T形枕固定在两下肢之间，以避免患者在苏醒过程中发生髋关节极度屈曲、内收、内旋，而造成髋关节脱位。T形枕可固定5～14d，患肢膝关节和小腿下放置棉垫，以避免皮肤和神经干的不必要的压迫。搬运患者及使用便盆时要特别注意，应将骨盆整个托起，切忌屈髋动作，防止脱位。如果患者发生剧烈的髋关节疼痛，肢体变得内旋或外旋位及短缩时，应立刻报告医师，进一步明确有无脱位的可能。

（4）深静脉血栓的护理：术后患肢肿胀、疼痛、浅静脉曲张，体温多不超过38.5℃，常有轻度全身性反应时，应警惕深静脉栓塞的可能，如发生应嘱患者患肢制动并报告医师给予处理。

（5）功能锻炼：术后3～5d根据医嘱协助患者可扶双拐下地不负重，3个月后脱拐行走。

（6）出院指导：

①继续加强功能锻炼，术后6周时，髋关节屈曲可达90°。

②2个月后给予翻身，但两腿之间夹一枕头。

③日常个人卫生，如上厕所、洗澡等，应避免髋关节过度屈曲，不坐低凳，若有胸痛、小腿肿胀、髋部红肿或切开部位出血或流脓，或尿路感染等应及时就医。

④术后6周复查X线片，观察假体松动或位置有无改变，如果患者情况良好，应鼓励患者增加活动量，特别加强髋关节外展肌，屈髋、屈膝肌的锻炼。但必须避免髋关节遭受应力，如爬梯、跳、跑、提重物等。

⑤手术后因肺炎、龋齿、尿路感染等引起菌血症，从而导致髋关节晚期感染的发生，因此全髋术后患者如需拔牙或泌尿生殖系统手术等任何可能引起菌血症的情况，均应给予预防性服用抗生素治疗，并要严密观察髋关节有无任何感染症状。

⑥肥胖患者适当减肥。

2.*膝关节置换术后护理*　全身护理与髋关节人工关节置换术相同。

（1）石膏护理：术后患肢可用石膏筒或托固定，须抬高患肢，高于心脏15～20cm，冬天用护架撑被，避免重物压迫足趾，严密观察伤口渗血及足趾血液循环，如有发绀、苍白、皮温降低、按压后回血缓慢等血液循环障碍，石膏压迫过紧的表现时，应及时放松绷带.石膏筒正中切开或给予局部开窗减压等措施，要认真听取患者的主诉，不随便给镇痛药。

(2)引流管护理：严格灭菌，保持引流管通畅是防止膝关节感染的重要因素之一，术后可采用负压引流，为防止引流管滑脱和曲折，用别针将引流管固定在床单上，保持有效的引流通畅，要注意在锻炼时将引流管关闭，防止引流液倒流而引起感染。注意观察引流液的色、质、量并记录，一般 24h 拔除引流管。由于目前手术技术的改进，术后出血量并不多，已逐步取消引流管的放置，从而也减少了术后感染的途径。

(3)功能锻炼与康复：术后 6h 即可在床上进行股四头肌等长收缩练习，通过肌肉的收缩和舒张活动，促进肢体血液循环，以利于肿胀的消退和积液的排出，并为抬腿运动做好准备。从术后第 2 日起，应每日进行直腿抬高运动。具体做法是：先用力使脚背向上勾，再用力将膝关节绷直，然后整条腿抬高到与床面成 45°角，维持这个姿势 10～30s，最后将腿放下，并完全放松。分组练习，每组 5～10 次，每日 3～5 组，并逐渐增加。如果一开始运动量过大，出现膝关节后部和小腿肌肉疼痛时，应适当减少运动量。如果关节腔内积液消退，可做膝关节的屈膝锻炼和压腿运动。①屈膝锻炼可在床侧进行，先用健侧托住手术一侧的腿，使身体坐起并转到床旁，膝关节凭借重力垂到床下，即能达到 90°。然后再用好腿放到患侧小腿的前方，轻轻用力向后压，即可增加屈膝角度。用力的大小以能够忍受为度。如果能在一定的屈膝角度上维持用力 10min 或更长一些时间，则效果更好。②压腿运动的目的是恢复膝关节的伸直和超伸功能。方法是将腿放于病床上，膝下垫软枕，患者自己用手持续在膝部加压。压力应恒定持久，不应使用冲击动作。如由他人帮助按压，左右手应分别放于大腿和小腿上，不应将压力直接作用于髌骨，以免引起不适。③每日的屈伸活动不仅要保证数量，而且要注意质量。要尽量伸直和屈曲关节，达到一定的程度，使每日都有进步。如果活动次数过多会出现关节水肿和积液，此时必须减少屈伸活动次数，并注意暂时不能热敷。术后 3～4d 给予 CPM 机辅助锻炼，开始角度为 20°，2min 完成一个来回，2/d，每次 30min，每次增加 1°，当患者关节主动运动达 90°可停用，同时进行健肢及上肢锻炼，以增加运动协调性，术后第 2 周，康复重点为关节活动范围。应常规进行直腿抬高锻炼和逐步增加活动范围。如果活动范围和肌张力得到恢复，可以进行有限制的活动，包括行走。术后第 3、4 周，鼓励患者进行比较强烈的锻炼，逐步增加踝部的阻力，使患者恢复到正常活动。术后第 2 个月，恢复正常的体育锻炼。鼓励患者逐步增加锻炼的阻力，为了保持肌力，患者可骑自行车、游泳、打太极拳、慢跑或步行等。但是，任何一种锻炼都应在愉快轻松的条件下进行，这样才能更好地发挥作用。

(4)注意事项：术后康复及功能锻炼是一个缓慢而且比较辛苦的阶段，应向患者讲明其重要意义，鼓励患者坚持锻炼，不能急于求成，术后由于锻炼不当会导致功能不能良好恢复，严重者可出现肌肉挛缩、关节挛缩、组织水肿、伤口感染等表现，要得到最大功能康复必须循序渐进地进行行之有效的、严格的膝关节功能锻炼。①术后防止感染，要全身或局部应用抗生素；②每日训练前询问患者情况，有无局部不适，以了解运动量的大小，并注意浮髌试验的结果，加浮髌试验阳件则抽液减压。

第三节　骨质疏松患者的护理

一、概述

骨质疏松症是以骨矿物质密度(BMD)下降和骨组织微观结构衰退为特征的全身性骨骼异常骨质疏松症(OP)及其并发的OP性骨折已成为全球公众的健康问题,世界卫生组织(WHO)将2000～2010年定为“骨关节十年”,目的在于团结号召各方力量共同对抗OP等骨关节疾病。正常成熟骨的代谢主要以骨重建形式进行,在调节激素和局部细胞因子等的协调作用下,骨组织不断吸收旧骨,生长新骨。如此周而复始的循环进行,形成了体内骨转换的相对稳定状态。成年以后,骨转换的趋势是:①随着年龄的增加,骨代谢转换率逐年下降,故骨矿物质密度(BMD)或骨矿物质含量(BMC)逐年下降。正常情况下,每年的BMC丢失速度约为0.5%;②老年男性的BMC下降率慢于老年女性,因为后者除老年因素外,还有雌激素缺乏因素的参与;③BMC的丢失伴有骨微结构的紊乱和破坏,当估量丢失到一定程度时,骨的微结构发生变化,有的结构(如骨小梁)无法维持正常形态,发生骨小梁变窄,变细,弯曲、错位甚至断裂(微损害,微骨折)。有的被全部吸收,形成空洞:骨皮质变薄、小梁骨数目减少,脆性增加,直至发生自发性压缩性骨折(如锥体)或横断性骨折(如股骨颈、桡骨远端)。

原发性骨质疏松症的病因和发病机制仍未阐明。凡可使骨的净吸收增加,促进骨微结构紊乱的因素都会促进骨质疏松症的发生。

二、骨质疏松的分类

骨质疏松分为3类:

1.原发性骨质疏松症,主要是由于增龄所致的体内性激素减少及生理性退变所致如绝经后骨质疏松症和老年性骨质疏松症。

2.继发性骨质疏松症,由药物和疾病所诱发。

3.特发性骨质疏松症,多见于青少年常伴有遗传病史,妇女哺乳和妊娠期所致的骨质疏松症也列入此类。

三、临床表现

骨质疏松症临床上无明显症状而常不引起注意,多数患者是因轻微的外伤而发生骨折才发生本病。

1.疼痛　感到腰酸脊痛最多,其次是肩背、颈部或腕踝部酸痛,同时可感到全身无力,疼痛部位广泛,可有变化,与坐、卧、站立或翻身等体位无关,症状时轻时重。

2.骨骼变形　主要由于脊柱椎骨塌陷,引起身材变矮、弓腰屈背。

3.骨折　因骨骼强度和刚度下降,轻微暴力也可造成骨折。常见部位是脊柱椎骨、腕部和髋部。

四、治疗原则

骨质疏松症的主要治疗目的是:积极纠正原发性病病因,止痛,处理并发症,如骨折,纠正不合理饮食习惯,保持蛋白质和维生素摄取,加强功能,每日补充钙2g以纠正负钙平衡。如果伴有骨软化症者可用维生素D,每日单位约为1000单位。对长期制动的患者可考虑应用无机磷酸盐,以改善由于长期制动或骨折后的骨质疏松。

五、护理

(一)骨质疏松症的一般护理及保健方法

专家指出,预防和治疗骨质疏松症,关键在补钙,时下壮骨、葡萄糖酸钙口服液等补钙保健品风靡全国,许多老年人在服用。显然他们已经认识到补钙的重要性。可是,有的效果并不好。原来人体吸收钙需要维生素D的协助。如果缺少维生素D,尽管食物中钙质丰富,依然不能吸收。下面就介绍几种关于骨骼疏松症的自我护理与保健方法。

1.运动疗法　生命在于运动,运动可促进血液循环,增进肌肉力量,同样可促进钙质在骨骼中的沉积,提高骨骼的运动。根据不同年龄选择不同的运动,如走路散步、爬山、游泳、体操等,为建立骨骼的钙质储备。对昏迷、瘫痪等患者,应进行被动的关节活动练习。

2.饮食疗法　保持均衡饮食,以确保摄取足够的钙质与维生素D。

高钙低脂的鲜奶及芝士,有骨的鱼类及深绿色蔬菜都是好的选择。骨质疏松症就是骨内基质矿物质等比例的减少,即骨胶原、蛋白多糖复合物、脂质和钙、磷的减少。故从饮食上合理配餐有助于骨质疏松症的预防和治疗。成人每日最低需要量为600mg、中国人自乳制品摄取钙量很少,应该注意从蔬菜、水果和鱼类摄取。注意不要过量饮酒。有报道烟草、咖啡、可口可乐可引起人体维生素D缺乏,影响小肠对钙的吸收。不要吃太多肉,以免蛋白质促使钙质排出,而导致钙质流失。减少盐类,以免更多的钙质随着钠在尿液中被排出。注意磷酸的摄取量,理想的摄取量钙质与磷酸应是1∶1,因钙质较不易被吸收,所以应增加钙质的吸收量。服用钙质补充物,可将钙质补充物置于一定量的醋中,若能裂成数块,则较易溶于胃里,若无,应更换其他品牌。从饮食中摄取足够的钙质,熬骨头汤时应加些醋,可帮助溶解骨头中的钙。一些中药方剂能有效改善原发病性骨质疏松。另外目前尚有一部分的肥胖儿童或青少年,为了减肥而采取少食或只吃单一食品来追求减肥效果,这是错误的,研究发现骨质疏松的发生与年轻时骨骼含钙量少有直接关系,年轻时若有充足的骨钙的沉积就会推迟骨质疏松的发生,相反则不然,因此不必要的饮食限制对青少年的骨骼健康是不利的。

3.骨钙沉着　提倡户外活动,接受阳光照射。老年人接受阳光照射,并非意味着冒着高温,刻意在烈日下炙烤。只要经常注意在户外活动即可。冬天气候寒冷,老年人体质较差,往往足不出户，便可能发生维生素 D 缺乏。春天一到，风和日丽，是户外活动接受阳光普照，补充维生素 D 的好时机。有一点需要注意，红外线不能透过玻璃，因而隔着玻璃晒太阳，对增高体内维生素 D 是没有用处的。

4.物理疗法　电疗、磁疗、水疗、温热治疗对预防骨质疏松症、减轻疼痛是非常有利的。

5.药物疗法　原发性Ⅰ型骨质疏松症属高代谢型，是由于绝经后雌激素减少，使骨吸收亢进引起骨量丢失，因此应选用骨吸收抑制药如雌激素、降钙素、钙制剂。原发性Ⅱ型骨质疏松症，其病因是由于增龄老化所致调节激素失衡使骨形成低下，应用骨形成促进药，如活性维生素 D、蛋白同化激素（苯丙酸诺龙）、钙质剂、氟化剂和维生素 K_2 等。下面推荐几种可以治疗骨质疏松症的治疗方法：

（1）没有禁忌证的妇女绝经前应维持每日摄入 1000mg 的钙，绝经之后每日 1500mg。

（2）补钙应该用于绝经后妇女那些已经有骨质疏松症的人作为辅助治疗。绝经时，对没有禁忌证的妇女应选择使用雌激素来预防骨质疏松症。

（3）达到推荐饮食中所有维生素 D 补充剂标准应用于没有足够饮食摄入或日光浴的患者。

（4）当可能时，碳酸钙应该成为主要的钙补充剂，因为它经济而且含钙最高。

（5）在可能有胃酸缺乏的老年人中碳酸钙应该和食物同服，或选择较好吸收的另一种钙形态。

（6）对依从性好的患者，钙应该分 2～3 次服用。

（7）了解更多有关锻炼和骨质疏松症的知识，应规定促进心血管健康的低强度锻炼。一种适合的疗法是快走 1 小时，1 周 3 次。

（8）应用维生素 K 和维生素 C 作为本症的辅助治疗。

6.注意事项　骨质疏松症患者是需要避免跌倒而引发骨折。

患者往往年纪较大，走路容易摔倒。当地面有水或冬天地面结冰时，上下阶梯，路面不平，过马路，在浴室洗澡时，多要小心，必要时需人帮助。因此骨质疏松症的患者的家里设施应该要注意以下几点。①地面要采用防滑地面，地毯不要松脱，不要在地面上洒水。②浴室和厨房地面不滑，并应尽量保持干燥。③家具不能经常变换位置，要考虑到老年人的习惯和适应能力，不要影响行走。④室内和走廊灯光必须明亮，以免老年人发生碰撞和跌倒。

（二）骨质疏松症的预防

退行性骨质疏松症是骨骼发育、成长、衰老的基本规律，但受到激素调控、免疫状况、遗传基因、生活方式、经济方式、经济文化水平、医疗保障等方面的影响。若能及早加强自我保健，提高自我保健水平，积极进行科学干预，退行性骨质疏松症是可以预防的。具体可以分为以下三级预防：

一级预防：从青少年做起。注意合理膳食营养，坚持科学生活方式，不吸烟、不饮酒，少喝咖啡、浓茶及含碳酸饮料，少吃糖及盐，动物蛋白也不易过多，晚婚、少育，哺乳期不易过长，尽可能保持体内钙质；将骨峰值提高到最大值，是预防老年骨质疏松症的最佳措施。

二级预防：中年尤其妇女绝经后，骨丢失量加速。此时期应每年做一次骨密度检查：对快速骨量减少人群，应及早采取防治措施。近年欧美多数学者主张，妇女绝经后 3 年内即开始长期雌激素替代治疗，同时坚持长期预防性补钙，以安全、有效的预防骨质疏松。日本用活性钙(罗盖全)及钙预防骨质疏松。注意积极治疗与骨质疏松症有关的疾病，如糖尿病、类风湿关节炎、脂肪泻、慢性肾炎、甲状腺功能亢进(甲亢)、骨转移癌、慢性肝病、肝硬化等。

三级预防：对退行性骨质疏松症患者，应积极采用抑制骨吸收、促进骨形成的药物治疗，还应注意防摔、防碰、防绊、防颠等。中老年骨折患者应积极治疗，早期活动，体疗、理疗心理，营养、补钙、促进骨生长、遏制骨丢失，提高免疫功能及整体素质等综合治疗。

(三)骨质疏松症的治疗与护理

1.疼痛的治疗　疼痛是骨质疏松症的主要症状之一，有效控制疼痛，可提高患者的生存质量，Micalcic 是人工合成的鲑鱼降钙素，能有效减轻骨质疏松症疼痛。其特点是生物活性比人降钙素高 20～40 倍，作用持久，因此是治疗骨质疏松症理想药物。Micalcic 长期使用可防止骨矿含量的进一步丢失，并使骨密度有一定程度的增加，而短期使用 Micacic 可控制骨质疏松伴随的疼痛。护理上除按医嘱给药外，应向患者讲解 Micalcic 的确切疗效。与患者探讨使用非药物治疗止痛的方法：如调节情绪，以适当娱乐，听音乐、冥想，使情绪放松以减轻疼痛。骨质疏松症患者脆性增加，易发生骨折，骨折时加剧疼痛，嘱患者活动幅度要小，避免关节负重引起(如提重物)的疼痛。疼痛明显时应卧床休息，给予适当的体位和姿势，尽量保持关节的伸展位置。行走时防止跌倒，预防骨折。

2.经皮椎体成形术治疗骨质疏松性骨折　脊柱压缩性骨折是骨质疏松症重要并发症之一。

(四)骨质疏松症术前护理

1.心理护理　经皮椎体成形术是一种新引进的手术，患者有思想顾虑，首先要解除患者心理负担，减少心理刺激，运用所学过的知识向患者讲解手术过程中注意事项及成功的例子，使之对疾病有充分的了解，稳定患者情绪，保持最佳精神状态。

2.术前准备　术前常规检查凝血功能、心肺功能及相关的生化检查，密切观察生命体征。术前日做碘过敏试验、备皮，术前 30min 肌内注射安定 10mg。

3.体位训练　骨质疏松性压缩骨折一般为老年人，其多伴有心肺功能不全，而手术方式则要求患者采取俯卧位，因此术前嘱患者练习俯卧位，以保证手术顺利进行。

(五)术后护理

1.体位护理　手术后平卧 2～3h，以利于压迫止血。3h 后可协助患者翻身，翻身时保持脊柱在同一条力线和冠状面上，防止腰部扭曲，避免脊柱旋转损伤神经根。

2.脊柱神经的观察　骨水泥外漏，相对较为常见，主要是患者椎体骨质破坏，骨水泥向椎旁软组织、椎间隙、椎间孔静脉渗漏，可压迫神经根或骨髓，导致神经功能障碍。因此要注意观察双下肢肢体的感觉、皮温及活动情况，发现异常及时报告医师进行处理。

3.疼痛的观察　一般情况下经皮椎体成形术后患者疼痛立即缓解，但有些患者疼痛可能比术前加重，主要是骨水泥外漏后刺激相应神经根引起的反应，给予解热镇痛及抗生素口服 2～5d，症状有效缓解。

4.功能锻炼指导　功能锻炼体现了中医动静结合起的原则，正确的功能锻炼可推动和加速瘀去新生的过程，防止脊神经粘连。术后第 2 日指导患者行直腿抬高及登自行车动作，在护士指导下带腰围下地行走。

5.健康宣教及出院指导　健康教育是提高人群自我管理的有效途径。受到教育的患者自我管理能力明显高于未接受教育者，因此做好健康宣教及出院指导非常重要。嘱患者纠正不良姿势，指导患者了解有关骨质疏松的保健知识及用药常识，增加户外活动促进钙的吸收，同时在医师指导下服用适量雌激素、双磷酸盐、钙剂等，指导患者出院后 3 个月内带腰围行走，不能提重物。

第四节　脊柱退行性病变患者的护理

一、概述

脊柱位于背部中央，构成人和脊椎动物的中轴。人类脊柱由 24 块椎骨（颈椎 7 块，胸椎 12 块，腰椎 5 块）、1 块骶骨和 1 块尾骨借韧带、关节及椎间盘连接而成。脊柱上端承托颅骨，下连髋骨，中附肋骨，并作为胸腔、腹腔和盆腔的后壁。脊柱内部有纵行的椎管容纳脊髓。脊柱侧面观，有颈、胸、腰、骶 4 个生理性弯曲。这些弯曲增加了脊柱的弹性，起到缓冲作用。脊柱具有支持躯干、保护内脏、保护脊髓和进行运动的功能。因椎间盘组织退行性改变及其继发性病理改变累及周围组织结构（神经根、脊髓、椎动脉等），出现相应的临床表现者，称之为脊柱退行性病变，包括颈椎病、椎间盘突出、椎管狭窄症、韧带骨化症等。

（一）颈椎病

1.定义　因椎间盘组织退行性改变及其继发性病理改变累及周围组织结构（神经根、脊髓、椎动脉等），出现相应的临床表现者，称为颈椎病。临床上根据其症状将其分为神经根型颈椎病、脊髓型颈椎病、椎动脉型颈椎病、颈型颈椎病及混合型颈椎病。

2.病理生理　颈椎病的发生和发展必须具备以下条件：一是以颈椎间盘为主的退行性变；二是退变的组织和结构必须对颈部脊髓、血管或神经等器官或组织构成压迫或刺激引起临床症状。

从病理角度看，颈椎病是一个连续的病理反应过程，可将其分。为三个阶段。

(1)椎间盘变性阶段：纤维环变性所造成的椎节不稳是髓核退变加速的主要原因。纤维环可发生变性、肿胀、断裂及裂隙形成；髓核脱水，内部可有裂纹形成，变性的髓核可随软骨板向后方突出。

(2)骨刺形成阶段：骨刺形成阶段也是上一阶段的延续。从病理角度看，多数学者认为骨赘来源于韧带-椎间盘间隙血肿的机化、钙化或骨化。后期可有广泛的骨质增生，黄韧带、后纵韧带亦可同时增生。位于椎体后缘的骨赘主要刺激脊髓和硬膜。钩突、小关节等侧方骨赘主要刺激根袖而出现根性症状。椎体前缘的骨刺十分巨大时，才有可能刺激食管。由于 $C_{5\sim6}$ 处于颈椎生理前屈的中央点，椎间盘所受应力较大，所以 $C_{5\sim6}$ 椎间盘的骨赘最多见，其次为 $C_{4\sim5}$

及 $C_{6\sim7}$。

(3)脊髓损害阶段：脊柱对脊髓的压迫可来自前方和后方，也可两者皆有。前方压迫以椎间盘和骨赘为主。前正中压迫可直接侵犯脊髓前中央动脉或沟动脉。前中央旁或前侧方的压迫主要侵及脊髓前角与前索，并出现一侧或两侧的锥体束症状。侧方和后侧方的压迫来自黄韧带、小关节等，主要表现以感觉障碍为主的症状。

3.临床表现

(1)颈型颈椎病：以青壮年居多。表现为颈部酸、胀、痛等不适感，以颈后部为主。患者常诉说不知把头颈放在何种位置才舒适，部分患者有颈部活动受限，少数患者可有一过性上肢麻木，但无肌力下降及行走障碍。

(2)神经根型颈椎病：根性痛是最常见的症状，疼痛范围与受累椎节脊神经分布相一致，另伴有该神经分布区的麻木、过敏、感觉减弱等感觉障碍。早期还伴有根性肌力障碍、腱反射异常。患者颈部不适，颈旁可有压痛。

(3)脊髓型颈椎病：患者先从下肢双侧或单侧发麻、发沉开始，随之出现行走困难，下肢肌肉发紧，抬步慢，不能快走，双足有踩棉花样感觉。自述颈部发硬，颈后伸时易引起四肢麻木，上肢一侧或两侧先后出现麻木、疼痛。除四肢症状外，往往有胸以下皮肤感觉减退、胸腹部发紧，即束带感。

(4)椎动脉型颈椎病：头颅旋转时引起眩晕发作是本病的最大特点。患者还会有头痛，以跳痛和胀痛多见，常伴有恶心、呕吐、出汗等自主神经紊乱症状。猝倒是本病一种特殊症状，患者摔倒前觉下肢突然无力而倒地，但意识清楚，并能立即站起来继续活动。也有患者会有视力及面部感觉障碍。

4.影像学检查

(1)X 线：侧位片多能显示颈椎生理前屈消失或变直，大多数椎体有退变，表现为前后缘骨赘形成，椎间隙变窄。伸屈侧片可显示受累节段不稳，相应平面的项韧带有时可有骨化。值得注意的是，X 线片上退变最严重的部位有时不一定是脊髓压迫最严重的部位。

(2)CT：对椎体后缘骨刺、椎管矢状径的大小、后纵韧带骨化、黄韧带钙化及椎间盘突出的判断比较直观和迅速。而且能够发现椎体后缘致压物是位于正中还是有偏移。CT 对于术前评价，指导手术减压有重要意义。三维 CT 可重建脊柱构象，可在立体水平上判断致压物的大小和方向。

(3)MRI：分辨能力更高，优点是能从矢状切层直接观察硬膜囊是否受压。枕颈部神经组织的畸形也可清晰显示。脊髓型颈椎病常表现为脊髓前方呈弧形压迫，多平面的退变可使脊髓前缘呈波浪状。病程长者，椎管后缘也压迫硬膜囊，从而使脊髓呈串珠状。脊髓有变性者可见变性部位也即压迫最重的部位脊髓信号增强。严重者可有空洞形成。脊髓有空洞形成者往往病情严重，即使彻底减压也无法恢复正常。MRI 较 X 线片更准确可靠。

(二)胸椎间盘突出症(TDH)及胸椎椎管狭窄症

胸椎间盘突出及胸椎椎管狭窄症是临床少见的疾病，远较颈椎、腰椎的椎间盘突出及狭窄少见。本症的发病率仅占整个脊椎椎间盘突出症的 0.25%～0.75%。Benson 报道占椎间盘突出症的 0.5%。该病发病早期临床表现缺乏特异性，故诊断较困难，延误诊断时有发生。近

20年来随着CT扫描和MRI检查的临床应用,明显提高了胸椎间盘突出症的诊断率,同时亦发现大量无症状性胸椎间盘突出及胸段多间盘病变。据报道,症状性胸椎间盘突出症(PTD)发生率为每年百万分之一。原因可能是胸椎活动范围局限和承受重力轻。胸椎间盘突出症多发生在40岁以上,男女基本相同,可发生在胸椎的各椎间隙,但以下胸段发病机会较多。胸椎间盘突出的症状持续时间通常较长,平均为2年左右。

1.病因及发病机制　椎间盘及其部分纤维环的营养不足;椎体间的运动造成椎间盘纤维环的磨损,以后逐渐发生纤维性变;各种外伤,如扭伤、损伤、负重等。以上原因可能只是诱因,而椎间盘本身的病理化可能更重要。也有人认为发病的原因主要为损伤,以后纤维环发生退化萎缩,髓核及其周围组织逐渐减弱。在临床胸椎间盘突出症的病例中,下胸段发生率最高,T_8 水平以下约占75%,这主要与下胸椎稳定性较差、活动范围大、应力集中易退变有关,同时不排除职业因素的作用。最近有研究提出中老年人的PTD多是由于胸椎间盘退行变或慢性劳损基础上遭受轻微的外伤所致,大多合并钙化和骨赘形成,成为硬性突出。年轻人胸椎间盘突出以外伤性常见,其椎间盘变性不明显,成为软性突出。$T_{8\sim9}$胸椎间盘突出最常见。

2.临床表现　PTD患者可表现为疼痛:局部痛、根性放射痛、下肢痛(非典型根性放射痛),咳嗽、打喷嚏时加重,呈现不同程度的胸、腰部束带感;步态障碍:因无力步行的功能障碍、因疼痛步行功能障碍;下肢、会阴区感觉障碍;运动障碍;二便功能障碍:表现为尿失禁、尿潴留、便秘、马鞍区感觉障碍,可伴有性功能低下。

3.影像学检查

(1)X线:胸椎间盘突出表现为椎间隙变窄,椎间盘钙化。

(2)CT:可显示髓核的突出范围和部位,从而为诊断提供进一步的资料,突入椎管内骨赘及钙化物显示尤为清楚,还能清楚地显示椎弓根、关节突及所组成的椎间孔,在临床上有一定的价值。

(3)MRI:能辨认硬膜内和硬膜外肿瘤、椎间盘退行性变、神经根压迫和椎间盘突出。

(三)腰椎间盘突出症(PLID)及腰椎管狭窄症

是由于各种因素(退变、外伤、失稳、畸形、新生物、炎症及其他)造成一个腰椎间盘变性、破裂(或脱出)后髓核突出引起多个腰椎管腔狭窄,内径小于正常值,压迫马尾神经根而产生一系列临床症状或体征者。

1.发病率　本病多见于青壮年,其中80%为20～40岁,男性与女性之比为(7～12)∶1,这与男性劳动强度大及外伤机会多有关。腰椎各节段均可发生,但由于腰骶部活动度大,处于活动的脊柱与固定的骨盆交界处,承受的应力最大,椎间盘易发生退变和损伤,故 $L_4\sim L_5$、$L_5\sim S_1$ 椎间盘发生率最高,占90%以上。

2.诱发因素

(1)腰部过度负荷:从事重体力劳动和举重运动,常因过度负荷造成椎间盘早期退变。长期从事弯腰工作,如煤矿工人或建筑工人,需经常弯腰提取重物,使椎间盘内压力增加,易引起纤维环破裂,髓核突出。

(2)腰部外伤:在腰部失去腰背部肌肉保护的情况下,腰部的急性损伤,可能造成椎间盘突出。临床上严重的脊柱骨折,椎体压缩超过1/3～1/2,可能引起纤维环破裂,使椎间盘髓核突入椎管内。不足以引起骨折脱位的创伤,有可能使已退变的髓核突向椎管内,或进入椎体前方引起前方型髓核突出。

(3)腹内压增加:临床上约有1/3病例发病前有明显的使腹内压增加的因素,如剧烈的咳嗽、打喷嚏、屏气、便秘、妊娠等,均可使腹内压升高而影响椎节与椎管之间的平衡状态,造成髓核突出。

(4)体位不正:无论是睡眠时或日常生活、工作中,当腰部处于屈曲位的情况下,如突然加以旋转易诱发髓核突出。

(5)其他:如脊柱突然负重,长期振动,脊柱畸形,腰椎穿刺不当,以及遗传因素等。现又有报道指出糖尿病也会引起椎间盘的退变,从而引发腰椎间盘突出症。

3.临床表现

(1)腰腿痛:是腰椎间盘突出症的最常见症状,也是最早出现的症状。

(2)马尾神经受损症状:表现为会阴部麻木、刺痛、大小便功能和性功能障碍及双下肢根性疼痛。严重者可出现大小便失禁及双下肢瘫痪。

(3)间歇性跛行:随着行步距离增加,引起腰痛不适,患肢疼痛麻木加重,当取蹲位或卧床后,症状逐渐消失;肌肉麻痹出现足下垂。下肢麻木感;自觉肢体发凉,尤其足趾远端为重。多数单侧PLID患者患侧足背动脉搏动较健侧明显减弱(占54.1%),患侧臀肌肌张力减弱、肌肉萎缩。

4.影像学检查

(1)X线:有的腰椎间盘突出症患者无异常改变,有的可存在一些非特异性变化;腰椎正位片上重度单侧椎间盘突出者,几乎都存在脊柱侧凸;腰椎侧位片上大多数患者的腰椎生理前凸减小或消失,急性发作时尤为明显。

(2)脊髓造影:显示硬膜囊受压情况,可见椎间盘突出物从椎管的前壁突入椎管内,形成弧形压迹,甚至中断。

(3)CT:因突出物钙化,椎管前方可见异常钙化影。同时可显示黄韧带增厚、小关节肥大、椎管及侧隐窝狭窄等改变。由于椎间盘的密度较硬膜和神经根的密度高,椎间盘突出者,可显示纤维环后部存在向正中或侧方突入椎管的软组织致密阴影,硬膜囊受压变形或神经根被推压移位。

(4)MRI:腰椎间盘变性者,其信号强度减低,椎间隙变窄以及在信号减低的椎间盘内出现信号更低的裂隙,这与髓核脱水和纤维环存在不同程度的断裂有关;腰椎间盘膨出者,可见椎间盘呈对称性向四周膨隆,超过椎体边缘;腰椎间盘突出者,可见纤维环破裂、后纵韧带断裂,髓核突出、压迫硬膜或神经根;游离型椎间盘突出者,可见突出物与母核分离,位于后纵韧带的前方或后方,或穿破后纵韧带进入硬膜外间隙,有的甚至穿破硬膜进入蛛网膜下隙内。

二、脊柱退行性病变的非手术治疗及护理

(一)颈椎病非手术治疗及护理

1.治疗方法

(1)物理疗法。①离子导入疗法。应用直流电导入各种中西药物(盐酸普鲁卡因、碘化钾、

陈醋、冰醋酸、威灵仙等)治疗颈椎病。根据病情特点选用不同的药物,有一定治疗效果。②高频电疗法。主要作用为局部解痉,消肿,常用的有短波,超短波,微波等高频电。③石蜡疗法。利用加热后的石蜡敷贴于患处,组织受热后,局部血管扩张,血液加速,细胞通透性增加,有利于组织水肿的消散,血肿吸收。④超声波疗法。适应于颈型和脊髓型颈椎病患者。⑤超刺激疗法。采用波宽 2ms,频率为 100Hz 方形波,用大电流(可耐受)作用于颈椎部分,可达到活血止痛的效果。

(2)药物对症处理。①镇痛药。疼痛严重者可服用吲哚美辛(消炎痛)等非甾体类抗炎药物。②扩张血管药物。可以扩张血管,改善脊髓的血液循环。③解痉类药物。可解除肌肉痉挛,适用于肌张力增高,并有严重阵挛者。④营养药和调节神经系统的药物。可调节神经系统的功能。如维生素 B_1、维生素 B_{12} 等有助于神经变性的恢复。

(3)佩戴颈围:制动作用,可维持颈椎正常生理位置。

(4)枕颌带牵引:可减轻骨化物对脊髓的压迫。

护理:①牵引过程中注意观察患者是否有不良反应,如颈部酸痛加重、头晕、恶心、心慌等。出现以上症状应检查牵引力线是否与患者纵轴一致,角度是否符合要求,牵引重量是否合适,患者是否在牵引时作颈部肌肉收缩对抗牵引等,随时作必要的调整。②对长期牵引者应注意局部皮肤是否出现刺激性炎症;可在皮肤接触部以凡士林纱布保护,出现者可在局部加棉垫缓解压力。③观察牵引绳长度:应保持牵引锤悬空和不靠床沿,牵引锤一般距地面 20～60cm。④牵引结束后嘱患者静卧几分钟再起床,轻轻按摩颈肩部或让患者轻轻活动双上肢及颈肩部,以缓解肌肉紧张和牵引后的不良反应。

(5)推拿按摩治疗:推拿按摩疗法对颈椎病是一种较为有效的治疗措施。推拿按摩治疗是采用中医经络理论,通过手法作用于人体体表特定部位,调节机体的功能状态,达到治疗的目的。推拿按摩可以改变肌肉系统与神经血管系统的功能,调整功能失常的生物信息以使整个机体的功能平衡,可以使神经或软组织粘连松解,肌痉挛缓解,还可帮助肌肉关节运动,减少肌肉萎缩和关节僵硬。推拿按摩医师必须有扎实的医学理论与系统的基本功法,否则难以做到得心应手。

颈椎的推拿,应当遵循合乎中西医理论的原则,即不超越生理极限,操作手法不应千篇一律,操作人员应经严格培训,整复性操作应与临床医师密切配合,患者不可长期接受按摩推拿。

(二)胸腰椎退行性病变的非手术治疗和护理要点

非手术疗法主要包括卧床休息、牵引、推拿、硬膜外注射疗法等。非手术治疗对椎管狭窄症所起的作用,仅仅是缓解部分的临床症状,对部分腰椎间盘突出症者,尤其是初次发作,症状较轻者效果较好。因此,其适用于大多数早期或轻型患者。

1.卧床休息　一般取屈髋、屈膝位侧卧,休息 3～5 周症状缓解或消失。这样对缓解严重椎管狭窄对神经根的挤压有一定的帮助。但长时间卧床易引起肌肉萎缩、深静脉血栓及肺炎等并发症,故最长卧床时间不宜超过 2 周。腰椎间盘突出症急性发作期要求患者绝对卧床休息,只允许在床上翻身,而不允许坐起及站立。3 周后,腰围固定后可起床,腰围固定 3 个月。本方法简单易行,适用于轻型和早期患者。

2.药物治疗　在卧床休息期间可给予适量的非类固醇类抗炎药物。此药物主要作用在后关节突，对改善患者因腰痛后伸运动受限有明显效果。

3.功能锻炼　由于腰椎屈曲可使椎管容量和有效横截面积增大，从而减轻因退变组织对马尾神经的挤压。此外，腹肌肌力的增强也可拮抗神经组织所受到的椎管机械性压力，因此屈曲锻炼对缓解椎管狭窄症状有一定的帮助。

4.支具应用　腰围(或腰椎保护性支架)应用较普遍，这对短期内改善腰腿痛症状是有一定作用的，可能是由于支具减轻了脊柱运动时关节突及椎间盘对马尾神经根动态的牵拉及压迫的作用。但长期应用以代替腰背肌和腹肌功能，容易造成肌肉萎缩等，并不十分利于疾病的康复。因此正确指导患者，合理使用。

5.硬膜外腔类固醇注射疗法　1953 年 Livre 等首先采用硬膜外注射氢化可的松治疗腰椎间盘突出症。本方法可使神经根炎症消退和消除肿胀，从而消除或缓解症状。

三、脊柱退行性病变的手术治疗及围手术期护理

(一)适应证

1.颈椎病　①出现明显的脊髓、神经根、椎动脉损害，经非手术治疗无效即应手术治疗；②原有颈椎病的患者，在外伤或其他原因的作用下症状突然加重者；③伴有颈椎间盘突出症经非手术治疗无效者；④颈椎出现某一节段明显不稳，颈痛明显，即使无四肢的感觉运动障碍也应手术治疗。

2.胸、腰椎　①非手术治疗无效，有马尾神经受压，出现括约肌功能障碍者；②症状严重、X 线片上骨化严重；③持续性腰痛或坐骨神经痛影响工作或生活者。④其他：轻型患者因职业需要腰部活动(运动员、舞蹈演员、野外工作者)多者。

(二)脊柱退行性病变术前护理

1.心理护理　由于脊柱退行性病变的病程较长，且以老年人较多见，患者长期遭受病痛的折磨，因此患者的思想负担往往很重，作为护理人员，除了完成一般的工作外，更应熟悉病情，深入了解患者的心理状况，消除患者的心理障碍，使患者积极配合治疗，争取早日康复。一般可以从以下几个方面进行耐心细致的解释工作。①消除悲观心理，用科学的态度向患者作宣传和解释，除了颈椎外伤所引起的瘫痪，即使是脊髓型颈椎病，只要治疗得当也可避免瘫痪或好转，甚至痊愈。②避免急躁情绪：由于脊柱退行性病变发病缓慢，治疗上也需要相当长的时间，患者往往情绪急躁，我们应向患者说明过分急躁，不仅影响治疗，而且使情绪长期处于不稳定状态，影响治疗效果。③应详细观察老年患者的精神状态是属于老年性精神失常，还是由于颈椎病所致。④社会及家庭的支持有利于患者的心理健康，尤其是家庭支持更为重要。告诉家属多关心和安慰患者，鼓励其树立战胜疾病的信心。

2.术前训练

(1)卧位练习：①颈椎前路手术卧位的练习。患者取仰卧位，肩后部垫一薄枕，使颈部后伸，充分暴露颈部。每日锻炼 2～3 次，从 30min 开始直至 2～3h。②颈后路手术卧位的练习。患者俯卧于石膏床上，两手平放于身体两侧，额部垫一薄枕，注意不要将口鼻捂在枕头上，以免影响呼吸。每日锻炼 2～3 次，从 30min 开始直至 2～3h。③胸腰椎后路手术卧位的练习。患

者取俯卧位，胸部下垫一枕头。每日锻炼2～3次，从30分钟开始直至2～3h。

(2)练习床上大小便：手术以后患者需在床上大小便，许多患者由于术前没有练习床上大小便，术后因不习惯而发生尿潴留。因此术前我们要向患者耐心解释，说明在术前练习床上大小便的重要性，并给予正确的指导。

(3)颈前路手术的食管气管推移练习。

(4)呼吸功能练习：指导患者进行有效的咳嗽排痰及深呼吸运动，以利痰液排出，增加肺活量。方法见脊柱肿瘤术前护理。

(5)床上肢体功能练习：主要是上下肢的伸屈，持重上举与手、足趾活动。下肢的直腿抬高。这样既有利于术后功能恢复，又可增加心搏量而提高患者术中对失血的适应能力。术后卧位训练：侧卧及翻身时头、颈与躯干保持一条直线，教会其配合翻身方法。

3.饮食指导　对于过度肥胖者，应适当控制饮食，防止体重增长过快。以免由于肥胖影响手术部位的暴露。

4.术前准备

(1)颈椎手术配置合适的颈托，胸腰椎手术配置合适的腹带、腰背部支具或腰围术前给予试戴一段时间。说明使用的重要性——限制颈椎活动，并教会患者如何使用。

(2)术前当日备皮。注意手术部位有无毛囊炎，以防切口感染。

(3)术晨禁食水。

(4)物品准备：沙袋、颈椎小枕、床边氧气-心电监护仪、气切包、吸引器等。

5.特殊观察　了解患者的睡眠情况，有无睡眠打鼾史及呼吸道疾病。了解患者术前四肢功能情况，以便术后观察疗效作为对比的依据。

(三)脊柱退行性病变术后护理

1.术后搬运　颈椎手术完毕回病房搬运患者时注意保持颈部自然中立位，戴上颈围，3～4人将患者平移至病床上，搬运时注意保持脊柱处于水平位，一人固定头颈部，搬运完毕后取下颈围，24h内不宜戴颈围，这是为了便于观察伤口渗血情况，颈部两侧沙袋固定，去枕平卧6h，嘱咐患者不要随意活动颈部。对胸腰椎术后患者搬运时注意保持脊柱的制动，将患者轴性水平移至床上。注意保护各种导管不要脱落。持续低流量氧气吸入，调节输液、输血速度。

2.与手术室人员交接

病情交接：生命体征、输液量、引流管等。

皮肤交接：压疮。

物品交接：影像学资料、衣服、石膏床、颈托、病例。

3.病情观察　①根据医嘱测量生命体征，一般常规是测血压、脉搏、呼吸每小时1次，连续6h，稳定后改为2～4h 1次，特殊情况根据医嘱增加次数，注意血压、脉搏的改变。②注意呼吸改变。颈椎手术部位高，如果术中误伤气管或有血肿压迫气管，便可出现呼吸困难。当发现患者呼吸困难并伴有颈部增粗者，应考虑到是颈深部血肿所致，需做紧急处理。③观察伤口局部渗血、渗液。注意伤口渗液的量、颜色，伤口内置负压引流管的患者，要准确记录引流量，术后24h即可拔除引流管，最长不超过72h。④观察患者吞咽与进食情况。颈椎前路手术24～48h后，咽喉部水肿反应逐渐消退，疼痛减轻，其吞咽和进食情况应该逐渐改善好转，如反而加重，则有植骨块滑脱的可能,应及时汇报医师,采取措施。

4.体位护理　术后取去枕平卧位 6h,护士协助翻身,预防压疮。虽然使用了内固定器材固定植骨块,提高了脊柱的稳定性,但仍不可忽视术后保持正确体位的重要性。颈椎、上胸椎手术后采用平卧(侧卧、仰卧、半卧)位。颈椎术后 1～2d 戴颈托可以下床活动。下胸椎、腰椎术后可以采用平卧(侧卧、仰卧)位,需要持续卧床 6～8 周或遵医嘱。

5.呼吸道管理　大量输液时观察肺功能情况,防止肺水肿,颈椎前路手术术中气管牵拉、气管插管,气道损伤分泌物多,防止窒息,术后立即雾化吸入及沐舒坦等祛痰药物。对重患者应协助其翻身拍背,以利痰液排出。

6.各种管道护理　①负压引流管,保持引流管不扭曲、通畅。注意观察引流量、引流液颜色。必要时正压吸引与负压吸引,注意观察脑脊液瘘、渗血量。②留置尿管保持尿管不扭曲、通畅。注意观察尿量、颜色。会阴护理每日 2 次,更换尿袋每日 1 次。训练膀胱功能:定时夹管。预防感染:嘱多饮水。③深静脉留置管。保持管留置管不扭曲、通畅。注意观察针眼有无红肿。更换贴膜 3 日 1 次。

7.饮食护理　胸腰椎患者术后早期鼓励多饮水,保持体液量,减少输液。肠蠕动恢复。可进食高蛋白、易消化的食物,保持大便通畅,降低腹压。鼓励患者多饮新鲜果汁,增加维生素,促进伤口愈合。颈椎术后 6h 进流质饮食,2～3d 后改半流质饮食,1 周后改普通饮食。术后吞咽时咽部疼痛 2～3d 后可减轻。应鼓励患者少量慢食,增加营养,促进身体康复。

8.伤口护理　术中安放引流条,应适时查看切口渗出情况,有较多渗出时及时更换敷料。如发现切口张力高,表面隆起,则有可能发生血肿,应立即通知医师,积极采取治疗措施。

9.疼痛　据我们观察,施行手术后,患者均感切口疼痛,髂骨取骨处疼痛较剧烈持久。①翻身时动作缓慢、轻柔保护伤口,防止扭曲;②应用止痛药。术后镇痛药持续滴入,维持 24～72h。

10.功能训练　①根据患者术后肢体活动改善情况,制订功能锻炼计划。②手功能训练。脊髓椎病脊髓受压损害后,可造成脊髓病(指间肌麻痹,致手指并拢及握拳障碍)手术后应锻炼手的捏与握的功能:如拇指对指练习、手握拳后用力伸指、手指夹纸或揉转石球、拧毛巾等。每日练习 3～4 次,每次 20～30min。③术后 1～2d 患者可戴颈托在护士指导下下床活动。活动应适度,逐步练习步行、穿衣、扣纽扣等。下肢肌力锻炼防止神经根粘连、下肢肌肉萎缩及深静脉血栓的发生。包括以下几种:①直腿抬高式。术后 24h 开始。患者仰卧位,膝关节伸直,脚上举,鼓励其主动抬高至最大幅度,他人协助进一步抬高,幅度以 30°为宜,双下肢交替进行。②踢腿式。取仰卧位,主动屈髋屈膝后再伸腿放下,左右腿交替伸屈,次数不限,以患者不感到疲劳为宜。③伸腿式。取俯卧位,交替后伸双下肢,保持膝关节不屈曲。④展腿式。取侧卧位,下肢伸直位外展,复原,完成 2 次后转对侧卧位并进行相反肢体锻炼。双下肢交替进行,保持膝关节伸直位。⑤局部关节锻炼。屈伸患侧膝关节、踝关节和各趾关节,并可行抗阻力锻炼。腰背肌功能锻炼术后第 10 日开始进行腰背部肌群功能锻炼,以提高腰背部肌肉的力量,增强脊柱稳定性、灵活性、耐久性和促进髓核回纳。

第五节　脊柱结核患者的护理

脊柱结核又称Pott病，最早在18世纪由Pott详细报道。以儿童及青少年多见，年龄越大，发病越少，与机体免疫力有关。在骨与关节结核中发病率居于首位，约占40%～50%，发病部位以腰椎最多，胸椎次之，胸腰段占第3位，颈椎、骶尾椎最少。绝大多数为椎体结核，单纯椎弓结核很少。

一、病因

脊柱结核是一种继发病变，是全身结核病的局部表现，原发病灶多在肺部。当营养不良，精神消沉或者接受化疗、放疗及免疫抑制药治疗等机体抵抗力减弱时，结核杆菌可通过血流或淋巴到达脊柱局部，原在脊柱局部潜伏或者已经静止的病灶也可重新活动起来而发生脊柱结核。儿童脊柱结核多在结核活动期发病，因为对结核菌的抵抗力弱，感染后容易发病、扩散。脊柱结核可发生于原发病灶的活动期，也可发生在原发病灶形成甚至静止的几个月、几年或几十年后。

二、病理

脊柱结核主要是在结核杆菌血源性播散的基础上发生的继发性疾病。原发病灶多在肺部，其他内脏器官和淋巴结少见。脊柱结核的病灶大多数位于椎体，主要由于椎体容易劳损，椎体上肌肉附着少，椎体内骨松质成分多，且椎体滋养动脉多为终末动脉。

1.根据病灶发生部位不同而将椎体结核分为3种类型

(1)边缘型：临床上最常见，多见于成年人。以溶骨性破坏为主，死骨较少或者不形成死骨。严重时相邻椎体发生塌陷，可导致后凸畸形。

(2)中心型：多见于儿童，成人少见。以骨质破坏为主，较易形成死骨，亦可引起椎体后凸畸形。晚期可破坏整个椎体，发生病理骨折，或椎体压缩呈楔形。

(3)骨膜下型：临床较为少见，极少发生畸形。无死骨形成，呈溶骨样改变，亦可由椎体外结核病变侵蚀所致。

2.病理改变

(1)骨质破坏、增生与硬化：骨质破坏部位与病理分型密切相关。骨质破坏表现为溶骨性和虫蚀状或鼠咬状改变，周围伴有骨质增生硬化，并可早期发现较小的骨质破坏。

(2)脓肿的形成和发展：结核肉芽组织、炎性渗出物和坏死组织等可穿破骨皮质向椎体外浸润，内含干酪样物质液化形成寒性脓肿。脓液中结核杆菌繁殖增多，脓液向周围组织薄弱处流出，形成流注脓肿。还可侵蚀其他骨质造成继发性骨损害，或穿破皮肤形成窦道。

(3)脊柱畸形的形成和发展：最常见后凸畸形，侧凸畸形较少见。颈椎和腰椎原有生理性前凸，抵消部分病理性后凸，因而外观上畸形不如胸椎明显。凡椎体破坏在两节以上者，往往产生严重的后凸畸形。受累椎体数目较多，往往出现圆拱形驼背。受累椎体数目少但破坏严重，后凸畸形很尖锐，呈角形驼背。严重的后凸畸形可致躯干短缩、发育迟缓、心肺功能受损。

(4)截瘫的发生和发展：脊柱结核截瘫发生率为8%～40%，多发生于病变早期。胸椎发生率最高，颈椎次之，腰椎最少。产生原因为结核性物质直接压迫脊髓、增生纤维组织或骨化压迫脊髓、脊髓结核和脊髓血管栓塞。

三、临床表现

本病起病隐匿，病程进展缓慢，部分患者既往有结核病史或者结核病患者接触史。早期症状较轻，常不被重视而误诊为其他疾病，症状及体征如下。

1.全身症状　早期症状很轻微，多不引起注意。常有全身不适、倦怠乏力、食欲减退、身体消瘦、午后低热、夜间盗汗、脉率加快、心慌心悸和月经不调等轻中度自主神经功能紊乱症状。发热多为午后低热，次日晨降至正常。病程较长，常为数月到数年、甚至数十年。如发生脓肿可出现高热。儿童发热比较明显，常有性情急躁，不喜玩耍，抱时啼哭和夜间惊叫等现象。大部分患者有营养不良及贫血。若合并有肺结核，可以出现咳嗽、咳痰、咯血或呼吸困难等。合并有泌尿系统结核，可出现尿频、尿急、尿痛和血尿等症状。

2.局部症状　持续性钝痛为脊柱结核的主要症状，劳累后加重，卧床休息后可减轻，咳嗽、打喷嚏或持重时加剧，可有放射痛。夜间疼痛不明显，睡眠较好，经休息及抗结核药物治疗后能减轻。早期局部压痛及叩击痛不明显，病变重时可出现棘突的压痛和叩击痛。

3.姿势异常及脊柱活动受限　“僵”是脊柱结核的重要体征，由于病变周围肌肉的痉挛，可出现脊柱僵硬及活动受限。颈椎结核患者可出现低头视物时连同躯干一同转动，有些出现斜颈畸形；部分患者可出现Rust征，表现为头前倾、颈短缩、喜欢用双手托住下颌部以免在行动中加剧疼痛。胸腰骶椎结核患者可出现站立或行走时尽量将头及躯干后仰，坐位时喜用手扶椅，以减轻对受累椎体的压力。拾物试验阳性：拾物时常以屈髋屈膝代替弯腰，起立时用手撑于大腿前部。

4.脊柱畸形　以后凸成角畸形最常见。病椎棘突后凸或侧凸，以角形后凸最常见，侧凸少。卧位或站立位检查，常可扪及椎旁肌痉挛，腰椎生理前凸消失，角形后凸。

5.寒性脓肿及流脓窦道　有时寒性脓肿的出现可为脊柱结核的第一个体征，若颈前脓肿形成，轻者可有咽喉部不适、发音声调改变、睡眠时鼾声大作，重者可出现呼吸与吞咽困难，部分患者吸气时可出现喘鸣。少数患者自口腔吐出脓汁、死骨片和干酪样物质，系咽后脓肿或者食管后脓肿破溃穿入咽腔或者食管所致。

6.脊髓、神经根受压　可出现不全瘫痪或完全瘫痪。早期可表现为肢体无力、肌力下降、易跌倒、肢体僵硬，最后完全瘫痪。同时表现出感觉异常、括约肌功能改变等症状。

四、实验室检查

1.常规检查 包括血沉、血常规、尿常规和肝肾功能测定等。

2.结核菌素试验 对5岁以下没有接种卡介苗的儿童在早期诊断上有帮助，阴性表明未感染结核菌，阳性表明已经感染过结核病。如果由阴性转为阳性，表明结核感染发生不久。至于5岁以上的儿童及成人，帮助不大。但出现强阳性反应时，应该予以足够重视。

(1)注射方法：皮内注射法，将OT或PPD-C 0.1ml(5TU)缓缓注入左前臂掌侧中部中央皮内，局部出现6～8mm大小的圆形橘皮样皮丘。如近期须做第2次试验，注射部位应在第1次部位的斜上方5cm，或在另一侧前臂，以免发生结核菌素增强反应。

(2)注意事项：必须专用，专人保管，一人1个针头。溶解后使用不得超过2h，亦不得强烈振荡，以免降低效价，出现假阴性。必须准确地把0.1ml注入皮内。如有漏药或过深，应在离开原部位3～4cm处重新注射。

(3)结核菌素反应判断时间：我国规定以72h为观察反应的时间(48～96h内均可)。

(4)结核菌素反应的分级：阴性反应：无硬结或硬结平均直＜5mm者。阳性反应：硬结平均直径在5mm或5mm以上者为阳性。5～9mm为一般阳性；10～19mm为中度阳性；硬结≥20mm(儿童≥15mm)，不足20mm，但有水疱、出血、坏死及淋巴管炎者均为强阳性。

3.动物接种试验 阳性率较高，对诊断有帮助。但是手续复杂，需要时间较长，费用较贵，有必要、有条件时可以采用。

五、影像学检查

1.X线平片 包括胸部X线片和脊柱X线片。胸部X线片可了解肺部有无结核病灶。如果有结核病灶，则观察其范围和活动情况。

脊柱结核起病时X线表现多不明显，一般在发病数月至1年后才有阳性发现。

2.CT 脊柱CT能够显示椎体甚至附件的微小病灶，多采用横断面扫描。CT三维重建可更直观地观察病变椎体及附件破坏程度，对现有脊柱畸形情况有更加明确的认识。

3.MRI 能更早发现脊柱结核病灶，可以减少骨质破坏、后凸畸形及截瘫的发生。

4.骨扫描 当结核侵犯部位出现核素浓聚现象，可以帮助了解其他部位有无结核病灶。此检查敏感性好，但特异性不强，需要结合其他检查参考。

5.超声波检查 脊柱B超可以帮助确定脊柱寒性脓肿的性质及大致范围。尤其是脊柱深部体检无法触及的寒性脓肿。在超声波引导下，还可以进行寒性脓肿的穿刺针吸活检术。

六、治疗

在强调手术治疗的同时不应忽视全身性治疗，特别是行之有效的非手术治疗手段。

(一)非手术治疗

包括抗结核药物治疗,局部制动,一般支持治疗等,是本病治疗的基础。血运丰富的脊柱病变吸收快,修复能力强。因此,不少病例可以通过非手术治疗获得治愈。

1.*一般治疗* 中毒症状明显时应卧床休息,加强营养,保持充足的睡眠。中毒症状较严重者可在应用抗结核药物基础上给予皮质类固醇药物。对于原发病灶所致的一些症状可给予对症处理。病变较轻者可适当参加一些户外活动。休息和营养作为改善全身情况是不可缺少的。改善营养状况也很重要,可给予可口、易消化、富于营养的食物。营养状况较差者可补充鱼肝油、B族维生素、维生素C等,贫血者可给予铁剂、维生素 B_{12}、叶酸等,严重贫血者可间断输血,每周1～2次,每次100～200ml。肝功能受损需进行保肝治疗。合并感染的可给予广谱抗生素,或者根据药物敏感试验给敏感药物。对于截瘫患者应该加强护理,预防压疮,防止肺部感染和泌尿系感染。

2.*局部制动* 脊柱制动非常重要,可缓解、防止增加畸形,避免病变扩散、减少体力消耗,及时让患者休息,必要时可予牵引治疗。病情较重或者已发生截瘫者,应该绝对卧床,以避免刺激局部病变,防止出现畸形。病情稳定者可在腰围、支架保护下适当下地活动。

3.*抗结核药物治疗* 药物治疗脊柱结核应遵循早期、足量、联合、长期的原则。常用的一线药物有异烟肼(INH)、利福平(REP)、吡嗪酰胺(PZA)、乙胺丁醇(EMB)和链霉素(SM)。二线药物包括阿米卡星、卡那霉素、环丝氨酸、乙硫异烟胺等。

(1)异烟肼(INH):早期杀菌作用最强,能较好地预防结核菌产生耐药性。口服吸收快,容易渗入胸腔、腹腔、脑脊液和关节液中,且能渗入细胞内。异烟肼对肝功能有损害,还可引起周围神经炎及精神症状,服用期间注意定期复查肝功能,大量服用异烟肼时可加服维生素 B_6。

(2)利福平(RFP):灭菌作用最强。口服后经肠道吸收,在血液中能较长时间维持高浓度,能通过血-脑脊液屏障进入脑脊液,对结核病的治疗效果最好。利福平有肝功能损害、胃肠道反应、皮肤反应、流感样反应等不良反应,故肝功能严重损害及胆道有梗阻的患者忌用。老年人、儿童、营养不良者慎用。

(3)吡嗪酰胺(PZA):对酸性环境中细胞内结核菌群具有灭菌作用。不良反应为肝功能损害,可引起关节疼痛,偶见过敏发热、皮疹和其他皮肤反应。

(4)乙胺丁醇(EMB):抗结核作用较强,可弥散到人体各组织中。最主要的不良反应是对球后视神经的损害。孕妇、肾功能损害、白内障、糖尿病视网膜炎者慎用。

(5)链霉素(SM):属于抑菌药,仅对细胞外的结核杆菌有杀灭作用。口服不易吸收,肌内注射可以渗透到各种组织中,很少通过血-脑脊液屏障。长期服用可有听神经损害和肾功能损害,注意定期检查肾功能。

联合用药方案很多,目前应用较多的为以链霉素、异烟肼和利福平三药合用为主的短程治疗,疗程一般为6～9个月,一般不超过1年。

(二)手术治疗

目的在于清除病灶,预防或减轻脊柱病理性骨折、畸形,解除脊髓、马尾受压,恢复和重建脊柱的生理功能。

1.*适应证* ①较明确的寒性脓肿;②病灶内有较大的死骨或空洞;③窦道经久不愈;④出

现神经功能损害，存在脊髓、马尾受压征象；⑤严重的脊柱畸形。

2.禁忌证　①身体其他部位有活动性结核病灶（如浸润性肺结核、结核性脑膜炎等）。但如经合理治疗，病灶稳定或痊愈后，仍可考虑施行病灶清除术。②全身多发性结核，一般情况不佳者。③脊柱结核并发截瘫，已有广泛压疮、严重泌尿系感染、贫血、水肿等全身情况不良者，应积极治疗，好转后争取手术。④经链霉素及其他抗结核药物治疗后，全身中毒症状无明显改善者。⑤老年人对手术的耐受力较差，婴幼儿的修复能力较强，均应先采用非手术疗法。

3.术前准备　①抗结核药物至少应用2周以上；②患者一般状况和血沉好转；③对长期卧床的截瘫或脊柱不稳患者应指导其作抬头扩胸、深呼吸和上肢运动，增强其心肺适应能力；④纠正营养不良状态，纠正贫血和低蛋白血症等，必要可输血、输注人体白蛋白；⑤伴有混合感染体温升高者，应先引流并控制混合感染。

4.手术方法　包括病灶清除术、病灶清除神经减压术、脊柱融合术、脊柱畸形矫正术等多种术式。

5.术后处理及护理　一般应该卧床休息，儿童患者可以支具或石膏制动，一般需要1个月左右，经X线检查，证明病灶已经稳定，植骨已经融合，且血沉已经恢复正常时，方可下地活动。下地活动时需要颈围或者支具保护。一般要维持保护10～16周。术后继续使用抗结核药物，术后可以使用抗生素7～10d预防感染。加强营养和全身支持治疗，定期复查肝肾功能、血沉和X线片以了解病灶愈合和病变稳定情况。其他护理措施同脊柱手术护理常规。

七、痊愈标准

1.全身症状消失，活动时患部基本不痛，关节功能改善，原有体表和（或）深部寒性脓肿或窦道消失，无脊髓神经症状，截瘫大部分或完全恢复。

2.X线摄片骨病灶轮廓清晰较治疗前有所修复，或病灶周围有硬化区，有纤维性或骨性愈合，病灶周围软组织的阴影接近正常。

3.常规化验特别是血沉正常。

符合上述3项者表示病变已停止。起床活动1年或工作半年后仍能保持上述3项指标者，表示已基本治愈，若术后经过一段时间的活动后，一般情况变差，症状复发，血沉增快，表示疾病未治愈，或静止后又趋于活动，仍应继续全身治疗；若X线检查再次出现脓肿及死骨，或发现原来病灶清除仍不彻底，应考虑再次手术。

八、预防

（一）健全防治机构

近年来结核病发病率出现上升趋势，提醒人们对结核病的防治工作不能松懈。应加强宣传和教育，普及结核病的防治方法，建立和健全各级结核病防治机构，保证人力和物力，及时发现结核病，实行标准化、规范化治疗。

（二）保护易感者

加强体育锻炼，增强体质，积极提高机体抵抗力。尤其是老人、儿童以及各种免疫功能损害患者，更应该注意身体锻炼。开展卡介苗接种工作，保护易感人群。

（三）消除感染源

早期发现和彻底治疗开放性肺、肠、骨关节、肾或淋巴结结核，使病变治愈，患者不再排菌。

（四）切断感染途径

加强消毒隔离，切断感染途径。彻底消毒处理结核患者的排泄物。做好结核患者的隔离工作，减少接触。

第六节　骨肿瘤患者的护理

一、概述

骨肿瘤包括的范围较广，骨、软骨、纤维组织、脂肪组织、造血组织、神经组织等与骨骼系统相关组织的原发性良、恶性肿瘤或继发性肿瘤均包含在其中。除此之外，还包括了部分骨组织或其附属组织内的瘤样病损，这些瘤样病损严格来说不是肿瘤，或尚未确定其性质是否属于真正的肿瘤，如纤维结构不良，骨囊肿，动脉瘤样，嗜酸性肉芽肿等。以总发病率排列，骨盆肿瘤在全部骨肿瘤中所占比例较小，但恶性肿瘤相对较多，以软骨肉瘤发病率最高，约占30％以上，其次为转移性肿瘤、骨肉瘤、尤因肉瘤、脊索瘤、多发性骨髓瘤等。骨盆良性肿瘤中骨软骨瘤最多，其次为软骨瘤、骨瘤、神经纤维瘤等。骨盆瘤样病变以孤立性骨囊肿为多见，其次为嗜酸性肉芽肿、纤维结构不良、动脉瘤样骨肿瘤等。脊柱肿瘤可发生于脊柱的任何部位和任何组织，其中以侵犯胸椎为最多见，其次是腰椎、颈椎和骶骨。受累椎骨中，侵犯椎体为最多见，侵犯椎弓则较少。

（一）临床表现

1.疼痛　是骨肿瘤的一个主要症状，休息后不能缓解，由于外界刺激减少而夜间疼痛加重，尤其是恶性骨肿瘤夜间痛，静止痛更明显，是与创伤及炎症疾病造成的疼痛的主要区别。良性骨肿瘤病程多较为缓慢，疼痛不重或没有疼痛。恶性肿瘤早期即可发生疼痛，疼痛也可由于良性肿瘤压迫神经血管所致，并常见于肿瘤发生病理性骨折时。疼痛往往由轻到重，由间歇性到持续性。骨盆肿瘤可表现为不同部位、不同程度及不同性质的疼痛。

2.肿块　往往表现在肢体或躯干的异常隆起，需注意肿块部位、大小、局部温度、质地、边界、有无压痛、表面性质、活动度及其生长速度。肿瘤部位较浅者，肿块出现早，肿瘤部位深者则出现较晚。肿块出现可在疼痛之前或之后，一般局部肿块在疼痛一段时间后出现，恶性骨肿瘤常在疼痛之后出现肿块。恶性肿瘤生长迅速，病史常较短，增大的肿瘤可有皮温增高和静脉曲张，位于长骨骨端、干端者可有关节肿胀和活动障碍。位于盆腔的肿瘤可引起机械梗阻，有便秘与排尿困难。位于长管状骨骨内的成软骨细胞瘤可以引起关节肿胀、积液、血沉和血象的改变,需与急、慢性骨髓炎鉴别。颈背部触及肿块和脊柱畸形的出现时,应考虑到脊柱肿瘤。

3.发热　常见于恶性肿瘤,如骨肉瘤和尤因肉瘤,表现为发热及局部皮温升高、红肿并可伴体重下降、贫血等中毒症状。有时表现与急性血源性骨髓炎相似,用抗生素治疗后体温可暂时控制,应注意鉴别诊断。

4.功能障碍　由于肿瘤疼痛或占位,尤其是合并病理性骨折或脱位时,患者往往跛行明显或功能障碍,甚至完全不能行走。

5.病理性骨折　轻微外伤引起的病理性骨折往往成为最早的诊断依据。病理性骨折和单纯外伤骨折一样具有肿胀、疼痛、畸形和异常活动等,并没有特征性的改变。这也是骨肿瘤、骨转移瘤常见的并发症。

(二)影像学检查

1.放射线检查　对明确骨肿瘤性质、种类、范围及决定治疗方针都能提供有价值的资料,是骨肿瘤重要的检查方法。然而X线片仅是骨肿瘤的投影,骨肿瘤的X线表现不恒定,需密切结合临床表现和病理检查,才能做出准确诊断。良性骨肿瘤形态规则,与周围正常骨组织界限清楚,以硬化边为界,骨皮质因膨胀而变薄,但仍保持完整,无骨膜反应,恶性肿瘤的影像不规则,边缘模糊不清,溶骨现象较明显,骨质破坏,变薄,断裂,缺失,原发性恶性肿瘤常出现骨膜反应,其形状可呈阳光放射状,葱皮样及Codman三角。

2.电子计算机断层扫描(CT)　CT扫描主要用于观察躯干和肢体横切面。对组织密度改变高度敏感,分辨率较高,迅速安全,可在数毫米范围区分骨、肌肉、脂肪、主要血管和神经。

3.磁共振成像(MRI)　MRI图像对骨肿瘤的血管及其供血动脉的显示非常清晰。能清晰显示邻近关节内及髓腔内的病变,有助于肿瘤的诊断、分期、手术方案的制定及术后的评价。

4.动脉造影　对骨盆肿瘤是十分重要的,特别是数字减影技术(DSA),不仅可以勾画出骨盆肿瘤的大小、位置以及其与周围组织的关系,而且可了解肿瘤的血供是否丰富。

(三)病理学检查

【活组织检查的方法】

1.术前穿刺活检术　穿刺活检方法简便,可以在局麻下进行,对组织损伤小,出血少,并发症也少,不影响早期的放疗和化疗。其适应证:①临床上不能确诊的骨或软组织肿块,特别是难以排除是否恶性肿瘤时,应及时活检,明确诊断。②诊断意见尚未统一,帮助选择手术方式。③因恶性肿瘤拟行截肢术者,虽然有完整的临床资料及X线片,仍需有病理检查证实无误,才能截肢。④脊柱部位的肿块位置深,解剖结构复杂,切开活检困难较大,可以采用穿刺活检,争取以小创伤来明确诊断。⑤侵犯骨髓的肿瘤,如淋巴瘤、骨髓瘤,可以通过骨髓穿刺明确诊断。

2.术前切开活检术　切开活检时术者能在直视下见到肿瘤,取材准确,正确诊断率可达98%。但对组织损伤大,在某些血运丰富的肿瘤,可引起肿瘤播散和感染的机会也相应增多。其适应证:①临床上考虑为良性肿瘤或瘤样病变。②肿瘤生长在可以一次性完整切除的部位,如腓骨、肩胛骨体部、锁骨、肋骨等处,可将诊断性活检和治疗性切除结合起来,一次手术解决问题。③穿刺活检失败,必须明确肿瘤的性质。④怀疑为淋巴瘤、恶性淋巴瘤。

3.术中冷冻切片活检　少数病损只需做明确的手术切除而不做活组织检查。这样做若诊断有误，可能手术进行的不合适；它的优点是方便快速，良、恶性的定性基本准确，一次手术就能解决病痛。可以克服活组织检查可能引起的污染和播散，如软组织内污染和植入。

4.术后切除活检　分2种情况：①肿瘤较小、边界清楚、能够一次切除不致病变的，术前估计为良性病变或者恶性程度较低者，可以切除后直接送检，不必术中冰冻检查，缩短手术时间，减轻患者负担。②已经术前活检，术后切除的肿瘤标本常规送病理检查以进一步证实诊断。

【活组织检查的并发症】

骨折、血肿、感染、诊断遗漏或错误、肿瘤细胞扩散。

（四）实验室检查

1.外周血象　良性肿瘤、早期恶性肿瘤患者血常规检查及血沉均在正常范围内；晚期恶性肿瘤血沉可增快。

2.骨髓象　骨髓细胞学检查能协助诊断骨髓瘤，主要特征为骨髓中异常浆细胞增生并浸润骨骼及软组织。

3.血液生化　血清总蛋白正常值为6～8g/dl，当≥8g/dl为高蛋白血症，常见于恶性淋巴瘤，多发性骨髓瘤；当≤6g/dl为低蛋白血症，常见于恶病质患者。

（五）治疗

1.手术　用于良性肿瘤的主要的术式：肿瘤刮除填充术、肿瘤切除术。用于恶性肿瘤的主要术式：肿瘤截除术、截肢术、异体骨关节移植术、瘤骨灭活再植入手术、人工假体与复合人工假体。骨盆肿瘤切除术：骶尾骨肿瘤切除术；髂骨、耻骨、坐骨肿瘤切除术；半骨盆切除。

2.化学疗法　分全身化疗、局部化疗，常用的药物有阿霉素及大剂量氨甲蝶呤及顺铂。①强调术前化疗的重要性。增加术前化疗次数，一般为6次或更多，术前化疗时间都在8周以上。②根据切除肿瘤坏死率的高低，决定术后化疗方案。坏死率在90%以上者，继续术前化疗方案，坏死率在90%以下者需更改术前化疗方案。

3.放射疗法　放疗适用对放疗敏感的肿瘤，如尤因肉瘤；恶性肿瘤行广泛性切除后，局部辅助性放疗；术前放疗，使肿瘤缩小，为保肢创造条件；肿瘤失去手术时机，采取姑息性治疗；转移性骨肿瘤。在治疗初期，可能出现放射性皮炎，手术伤口或皮肤边缘坏死，深部愈合延迟。

4.微波治疗　在肿瘤与正常组织之间置入特制的循环水降温袋，将病灶部位和正常的软组织分离，使正常组织不受影响，然后在肿瘤组织内插入微波阵列天线原位灭活，再刮除灭活的肿瘤组织，最后用骨水泥和异体骨粉按1∶1混合，加压填入骨缺损处，并选择适当的内固定，重建骨结构。

5.免疫治疗　包括非特异性免疫治疗、主动性免疫疗法、过继性免疫疗法、单克隆抗体及其偶联物的特异性导向疗法。

6.基因治疗　包括细胞因子基因疗法、造血干细胞介导的基因疗法、“自杀”基因疗法、抑癌基因疗法。

7.介入性治疗　分经血管性和非经血管性介入治疗。

二、常见骨肿瘤及一般护理

骨肿瘤一般可分为良性的和恶性的，恶性的又分为原发性的和继发性的两种，各种骨肿瘤都有一定的好发部位。一般来说，骨肿瘤好发于同类细胞生长最活跃的部位。如与软骨有关的肿瘤，多发在骨骺和干骺端，尤因肉瘤和骨髓瘤等，多发生于骨干或近骨干的干骺端，手部多见软骨瘤，扁骨多见骨髓瘤。脊柱多发生转移瘤，骶尾部以脊索瘤、畸胎瘤多见。任何年龄都可发生骨肿瘤，但在不同年龄期内往往有好发某类肿瘤的倾向。如：婴儿以急性白血病与神经母细胞瘤常见；少年以尤因肉瘤多见；青年好发成骨肉瘤；成年人多发生巨细胞瘤、软骨肉瘤、血管肉瘤及纤维肉瘤等。老年人多发生转移瘤及骨髓瘤。

骨肿瘤对患者的身心健康危害很大，尤其是恶性肿瘤，病情发展快，组织破坏力强、易转移、病死率高。此外，肿瘤治疗过程持续时间过长，对患者全身及局部的损伤较大，常常造成患者躯体外观上的改变和遗留残疾，肿瘤的发展或治疗本身可能造成生活自理能力下降。恶性肿瘤的晚期不仅疼痛、顽固，患者极度痛苦，还常常表现出全身衰竭和恶病质，恶性肿瘤转移早、病死率高，绝大多数患者在明确诊断后即表现出对死亡的恐惧、焦躁、焦虑不安、忧郁的心理。因此，对骨肿瘤患者的护理非常重要。

（一）心理护理

恶性骨肿瘤的手术多为截肢或广泛切除的肢体重建，这不仅影响肢体功能，且常常改变肢体的外观，加上化疗与放疗的不良反应，常给患者带来沉重的心理负担，甚至失去生活的信心。转移性骨肿瘤的患者晚期出现恶病质和全身衰竭，患者极度痛苦、恐惧。因此护士需具有深厚的同情心，充分理解患者恐惧、悲观的心理，多关心患者，给予足够的安慰、支持和鼓励，消除其消极的心理反应，保持情绪稳定，使之积极配合治疗，乐观地对待疾病和人生。

（二）肿瘤治疗阶段的护理

目前，恶性肿瘤的治疗方案主要有手术治疗、化学治疗、放射治疗、免疫治疗、中医治疗、对症治疗、支持疗法等。在任何阶段，患者无论选择何种治疗方案，护士都应与患者及其家属保持沟通，不断为他们提供有关信息，并且要让他们了解和知道有关治疗的不良反应、减轻或预防不良反应的方法等知识。通过这些方式来提高患者的自我控制和处理症状的能力。目前治疗肿瘤的方法很多，同时相伴的是大量潜在的不良反应，护士要协助医师合理选择适合个体的治疗方案，提供感情支持，让患者能顺利通过诊断、治疗，制定适合个体的整体护理计划，熟练掌握治疗骨肿瘤的新技术、各种仪器的使用方法、新药的临床应用。对患者及其家属进行健康教育，使之能对治疗中出现的不良反应，做出适当的处理。在工作中明确哪些是必须做的，及时解决患者接受治疗的需要。掌握疼痛护理的方法，提高患者的生活质量，根据每个患者的情况分别对待，随时对患者提供心理护理，缓解患者的不良情绪，帮助患者认识并熟记各种治疗的作用、不良反应以及减轻不良反应的方法。

以上护理措施说明，护士不是被动地执行医嘱，做一些重复的机械动作，而是全程治疗中的主导者。

（三）肿瘤康复阶段的护理

随着早期发展、早期诊断、早期治疗的进展，患者的康复护理被提到日程上来，但恶性肿瘤患者的康复较其他科系患者的康复，其心理因素和社会因素更复杂。一系列的康复项目等待护士耐心地有计划地、有步骤地一一实施，具体护理目标与措施如下表（表 8-1）。

表 8-1　骨肿瘤康复护理目标与措施

护理目标	护理措施
减轻焦虑和压抑的心理应激	采取保护性措施，并照顾好患者家属，减轻他们的心理反应
促进患者对生存环境的再适应	早期预计个体患者的生理改变，有针对地预防和处理
帮助患者达到最大程度的康复	让患者参加各种健康知识讲座，如咨询与治疗性小组、教育与讨论性小组等，有助于帮助患者及其家属减轻不良反应、情绪反应
恢复自我应付、自我控制、自我护理能力	调节患者与家庭成员之间的"平衡"
帮助患者最大限度地调整和适应因肿瘤或治疗所致的生理性改变，使患者恢复到正常生理状态	通过收集患者的生理改变的情况，与有关部门一起进行合理调节食欲缺乏，与营养师配合，进行调节等改变

（四）肿瘤晚期阶段的临终关怀与护理

临终关怀是在患者生命的最后几个月、几周或几天里接受的关怀与照料，临终关怀是随着人类文明发展的进程，科学地对待生命过程包括死亡过程而新兴的一门学科，也是肿瘤与护理研究的重大课题。随着生存时间的缩短，加上诊疗过程的不良反应与难以忍受的疼痛，患者变得焦虑不安，甚至导致自我控制能力差、生物节律紊乱、疲劳等，而对晚期肿瘤患者实施临终关怀的目的就是让患者在有生的日子里过得更有意义、更舒适，使他们能尊严地、安详地死去，同时，对患者家属进行关怀，帮助家属适应将要失去亲人这一事实，为患者及其家属提供全面的关怀与照顾，这种综合性、全方位的保健服务充分体现了现代生物、心理、社会医学模式的内涵和人类文明与社会道德的进展。具体措施：

【严密监护】

临终患者的病情随时都有可能恶化，护士要准确迅速的进行各项监测，即时做出正确判断和处理。监护内容有以下几项。

1.一般情况　生命体征、瞳孔、尿量、脏器功能、营养、大小便、皮肤、睡眠等。

2.性格行为　精神状态、心情烦闷、孤独少语、易怒、任性。

3.异常心理反应　悲观厌世、挑剔、敌意、抵触情绪、逆反心理、易情绪激动等。

4.实验室检查　肝功能、肾功能、尿常规、血常规、电解质、酸碱代谢、免疫变化等。

【控制疼痛，减轻症状】

根据有关文献报道，87％的晚期肿瘤患者主诉疼痛，疼痛不仅影响患者的饮食、睡眠、活动，还可以改变患者的情绪，加重患者的病情。因此当患者入院时，护士就应该告诉患者如何有效的缓解疼痛，必要时将方法介绍给患者，如运用逐步放松法、冷热敷法、按摩法等来缓解疼痛，然后再配合药物控制、手术、麻醉药的应用，以最终达到解除患者疼痛的目的。我们应该正确评估患者疼痛的程度，良好评估疼痛的基础是患者的主观感觉。目前无一种可靠的仪器能客观反映疼痛的程度，所以患者的疼痛报告是判断疼痛唯一可靠的参照。护士应仔细学习如何测量疼痛，使用疼痛测量法，并形成常规。当患者疼痛未缓解时，要像观察发热那样观察。对于疼痛明显的患者我们可以用药物治疗控制癌痛。

用药原则：WHO 制定的三阶梯药物治疗癌痛。即第 1 个阶段用阿司匹林 250mg，每日 2 次，口服，或 500mg，每晚 1 次；第 2 阶段用可待因和阿司匹林共服；第 3 阶段是用以吗啡为主的阿片类药物。目前的方法是先用非麻醉药，如非类固醇类抗炎药物，然后用弱效麻醉药，最后选用强效麻醉药与复合止痛药联合使用；常用药物及方法如下：布洛芬 60mg，与美沙酮(美散痛)2.5～5mg 联合口服给药；吗啡，可口服也可肌内注射、静脉用药等，任何给药途径，均代谢迅速完全而又经济，止痛效果好，所以常被选用。给药方法：选用立即释放吗啡制剂，4h 给药 1 次，每次 5～20mg 口服，可使患者尽快入睡。大剂量吗啡止痛，可较好地缓解严重的急慢性疼痛，应根据具体情况区别应用。此外还可使用中药止痛搽剂。

方剂组成：延胡索、丹参、乌药、蚤休、土鳖虫、血竭、冰片，用 75%乙醇浸泡过滤后将药物浓度调到每毫升含生药 1g。其止痛原理为延胡索、丹参、乌药可引气，丹参、土鳖虫、血竭可治血，蚤休能消肿且能息风定惊；冰片可开窍醒神，丹参有养血安神、镇静、抗焦虑的作用，可增强止痛效果。延胡索、丹参、冰片、血竭均为归心经药，可保护神经系统，减轻癌痛的不良刺激。护理要求为：洗净患者的疼痛部位，用棉签蘸取中药涂于疼痛皮肤处，用药面积要大于疼痛周边 2～3cm，每日涂药 3 或 4 次，见效后可连续使用，若连用 2d 无效后可停止使用，一般无疗程限制，注意涂药时间用力要轻，以免擦伤皮肤或致肿瘤破溃出血。此方法简便、安全、有效、作用发挥快，易被患者接受。

另外可以利用行为疗法治疗癌痛，包括：

1.*生物反馈*　通过机器让患者本人感觉到自主神经系统的反射，包括体温、脉搏、血压、心电图等，通过附加自发反应条件，用意志来控制功能。

2.*催眠疗法*　相信肿瘤以从体内消失，可以减轻患者疼痛的反应、感觉。

3.*按摩疗法*　用双手按摩患者的全身，从上到下，一般每次按摩 20～30min，每日 1 次，使患者注意力分散，达到缓解疼痛的目的。

4.*改变姿势*　每 2h 变换一下体位，减少局部受机会，减轻疼痛。

5.*热敷疗法*　可使局部血管扩张，有助于减轻疼痛。

6.*图像疗法*　通过交谈设计成图像，以提供给患者控制疼痛的感觉，也可减少止痛药物的用量。疼痛是患者个人主观上的反应，每个患者对疼痛的耐受能力也各有差异，并且情绪的变化、心理障碍和社会因素也可诱发疼痛。对此，医护人员不但要掌握控制疼痛的技术，同时还要准确掌握疼痛的程度和原因，还应尊重每位疼痛患者的个性、特性，在不同的方法治疗疼痛的同时，有效地做好心理护理也是非常重要的，并且护士应与患者、家属共同对解除疼痛的方案进行定期评估和确定，以达到肿瘤患者无疼痛。

7.*心理护理*　不同的患者面临死亡时往往有着不同的需求，护理人员要尽可能地满足患者的要求要最大限度地减轻其精神和身体的痛苦，使其平静安详地离开人间，这其中重要的一环就是做好心理护理。详细、耐心地观察患者在临终前的各种需要，及时给予心理护理与支持。

(1)求生欲望:耐心听取患者的倾诉,赞扬、鼓励患者,安慰患者,允许家属陪伴和专人守护患者,同时采取各种措施来满足患者的治疗需求,如:药物、按摩、音乐、文娱活动等,使患者有安全感,感到自己仍被关注。

(2)心事未了:了解患者的心事,尽力协助他们合理解决,并动员其单位家庭尽一切力量解决患者的实际困难,使患者心情舒畅。

(3)恐惧死亡:患者与生命垂危的患者隔离,尽量减少恶性刺激,提供一个安静的环境。

(4)精神寄托:尽量尊重患者的临终要求,若有不妥要求,不要批评、埋怨,应当表示同情与理解,并向其家属说明。

(5)建立良好的护患关系:调整患者的心理状态。当死亡不可避免地要来临时,患者所承受的心理压力、孤独、痛苦更加沉重,也更加希望与人亲近。护理人员应深知这一点,要允许最亲密的人日夜陪伴着患者,允许探视,尽力为患者创造出他喜欢的环境,使他感到人间的温暖和情谊,给患者坚强的心理支持。

(6)生活护理:护理人员对临终患者的一切生活护理都应一丝不苟。我们首先要创造一个舒适的休息环境,增加患者的生活内容和乐趣,以转移患者对疾病和死亡的注意力和减轻其恐惧感。做好预防和症状的控制,加强口腔护理、皮肤护理,及时处理恶心、呕吐、便秘、腹泻、压疮等症状,增加营养,做好给氧、活动、睡眠等的护理。指导其家属掌握有关的皮肤护理知识,给患者创造一个良好的离别气氛。按照患者的饮食习惯调节膳食的花样,鼓励患者自食,给予助消化药、止吐药,必要时用人工方法补充患者的营养需求。进食前后做好口腔护理。

(7)音乐疗法:主要是为缓解晚期癌痛的辅助疗法,音乐疗法不仅使人身体放松、疼痛缓解,还可使患者心情平静和得到安慰,促进与周围人的要求。此疗法可分为 3 个阶段:第 1 阶段了解患者的音乐爱好,选择患者喜欢的音乐来欣赏;第 2 阶段放下室内窗帘,调暗灯光,让患者闭上双眼,身心放松,然后让其陶醉其中;第 3 阶段听完音乐后,护士和患者共同评价音乐疗法的效果。

8.护士的作用　临终关怀病房的护士,为了满足患者的需要,要按具体情况制定护理计划,以满足患者生理、心理的需要。

护士必备的条件:临终关怀病房的护士要具备临床工作者、多方协调者、教育者及倾听者等多种角色。要经过严格的专业训练,内容有:临终患者的心理与行为、临终死亡过程、疼痛控制与止痛、悲痛过程与缓解、心理支持与伦理道德、宗教法律、家庭问题的处理等。护士还要具有高尚的职业道德,极富同情心和敬业精神,熟练掌握专业知识和专业技能,有较强的独立分析和处理问题的能力,有较强的社会技能,对生命和人的价值有着较深层的认识。

三、骨肿瘤的护理

骨肿瘤的围手术期护理依据治疗方法:术前化疗、截肢、保肢手术等展开。

(一)化学治疗的护理

分全身化疗、局部化疗,常用的药物有阿霉素及大剂量氨甲蝶呤,但药物的作用选择性不强,肿瘤细胞在分裂周期中不同步,都影响化疗的效果。免疫疗法:目前仍停留在非特异性免疫治疗阶段，因肿瘤抗原是一个复杂的问题，还没有理想的特异性免疫疗法。干扰素也在不断扩大应用范围，但其来源有限，还不能广为应用。放疗方法对骨肿瘤的治疗只能作为一种辅助治疗，目前也有一些改进(如快中子、射频等的作用)。化疗：20世纪70年代初应用大剂量甲氨蝶呤及甲酰四氢叶酸解救治疗骨肉瘤的化疗方案，使生存率增加，能控制病灶转移及疾病发展。术前化疗可实施大剂量甲氨蝶呤(MTX)加甲酰四氢叶酸(CF)，并重复3次的化疗方案。

化疗护理：由于手术前后需采用大计量MTX及CF解救化疗，常出现严重骨髓抑制、消化道黏膜出血及肝肾功能障碍等不良反应。

1.*化疗前相关检查*　包括心、肺、肝、肾、血等检查，适当给予营养支持疗法，保证化疗方案实施。大剂量化疗期间应注意水肿和使尿液碱化。每日饮水及输液量在3000ml左右，每日尿量大于3000ml，若少于600ml.即有肾衰竭可能。在水化的同时必须使尿液碱化，每日口服碱性药如苏打和别嘌醇，随时监测尿pH值，一般保持pH值在6.5以上，如pH值小于6，必要时补充苏打或静滴5%碳酸氢钠250ml。化疗期间遵医嘱按时给患者注入解毒药，注意剂量准确，严格交接班。

2.*放疗护理病情观察*　一般患者，每日测体温、脉搏、呼吸各一次。体温超过37.5℃时，每日测体温4次至体温正常3日止。每日测体温1次，以了解患者的全身情况及药物反应。同时根据体重计算化疗药物的剂量。

3.*口腔护理*　由于化疗药物的不良反应，影响口腔黏膜的改变，细菌趁机在口腔内繁殖，导致口腔感染。化疗期间嘱患者勤饮水，早晚各刷牙1次。根据病情可用2%～4%硼酸水或1%过氧化氢溶液漱口，每日4次；如有溃疡用1%甲紫涂患处；真菌感染者，用3%碳酸氢钠溶液漱口或使用制霉素粉涂患处，每日2～3次。

4.*皮肤护理*　经常保持床铺整洁、干燥，保持皮肤清洁，经常按摩皮肤受压部位，防止压疮发生。

5.*发热护理*　遵医嘱用药，如有感染，使用抗生素，发热39℃以上者物理降温，同时鼓励患者多饮水。

6.*静脉保护*　长期化疗患者需要长期反复地从静脉给药，故护理人员在对患者进行治疗时，应有计划地选择穿刺部位，从患者的远端至近端；由小静脉至大静脉，每次变换注射部位，以免阻塞造成以后穿刺困难。静脉注射有刺激性药物时，避免将药液带到皮下，静脉注射时不移动针头，以免刺破血管壁导致药液外渗，拔出针头后应在局部按压3～5min，不要揉局部，以免血液从针眼漏出形成瘀斑而影响以后穿刺。

7.*饮食疗法*　为了预防呕吐、恶心，止吐必须连用72h，即使没有症状出现也如此，在化疗前24h及化疗后72h避免食用香浓、辛辣、油腻性食物。少食多餐，恶心时不要勉强进食，尽量避免食用有使患者不愉快的味道，饭前、饭后及睡前均应刷牙。嘱患者最好在用化疗药的当日早晨7:00之前进高质量的早餐，化疗后4h内最好不进食。肿瘤患者身体消耗大，需要足够的营养来补充，加之化疗期间药物反应而引起恶心、呕吐、食欲缺乏，应选择高热量、高蛋白质、高维生素、低脂肪为佳，如新鲜鱼、肉、蛋、豆制品及富含维生素的水果、蔬菜等。经常变换食谱，同时还必须给患者创造一个良好的进食环境及条件。少食多餐，忌辛辣及烟酒。

8.*化疗反应*　化疗药物常引起消化道反应，护理人员视情况给予心理护理、中药止吐、音乐止吐、西药止吐等方法。此外，还可在用药期间出现独特的不良反应：脱发、出血性膀胱炎、周围神经炎、发热、寒战、肺炎、肺纤维化、心肌损害等。如症状轻微可做好心理护理。使患者坚持治疗；如不良反应较重，要立即报告医师及时处理。

9.其他护理　患者因治疗需要必须卧床，护士应主动实施床旁护理，包括协助进食、饮水、排便、清洁等，以满足患者的基本需要，消除其无助感。另外患者存在极大的心理压力和悲观失望的心理，担心术后肢体功能不能恢复，情绪低落甚至失去治疗信心。护理人员应关心、安慰、鼓励患者，执行一切护理治疗操作以减轻患者痛苦为前提，动作轻柔，保持患肢功能位置。并注意讲话方式，绝不在患者面前对预后作不良判断。稳定其情绪，减轻痛苦，以良好的心理状态配合治疗。

（二）人工肱骨头置换术护理

【术前护理】

1.心理护理　患者在获悉自己患恶性肿瘤后，都感到非常震惊和悲哀。虽然恶性肿瘤保肢术的发展给患者带来了福音，但对手术、介入治疗的恐惧及预后的担忧，仍使患者烦躁不安。针对患者的心理问题，我们采取支持诱导性护理措施，以信任、尊重的语言方式与患者交谈，使其感到自己被重视。在患者入院后，详细向其介绍手术、介入治疗的目的、方法，治疗期间如何配合及可能出现的问题和缓解方法，使患者了解有关疾病的治疗、护理及保健等知识。介绍以往成功治愈病例的情况，增强患者战胜疾病的信心，同时还做好家属工作，劝其勿在患者面前流露不安情绪，并要关心、体贴和安慰患者，减轻患者的心理负担，使患者积极配合治疗及护理。

2.肌力训练　患者因肿瘤引起慢性疼痛，患肢长期处于相对制动状态，肌肉代谢活动减退，导致肌肉轻度萎缩。为提高患肢肌力，减轻肌肉萎缩，为术后康复做准备，我们术前指导和督促患者做患肢握拳、腕关节、肘关节的屈伸、旋前、旋后及肩关节内收、外展等运动，每日 5 次，每次 3～5min。由于患肢有肿瘤病灶存在，切勿对肿瘤部位拍打、按摩，患侧肩关节活动也不可过剧，以免促进肿瘤的扩散。

3.术前准备　由于患者术后早期未能下床活动，指导患者做深呼吸和有效的咳嗽、咳痰，训练床上大小便。为预防术后感染，术前 3d 应用抗生素，术前 1d 将术侧上肢、躯干、腋下毛发剃洗干净，备皮时注意防止损伤皮肤。

【术后护理】

1.病情观察　因该手术术野范围广，手术过程有可能损伤神经、血管，加上肱骨头的置换手术时间长，失血多，容易引起术后缺血、缺氧、术肢麻木和血运障碍、甚至低血容量性休克等并发症，因此术后必须严密观察患者神志、生命体征和非创伤性血氧饱和度以及术肢皮温、颜色、感觉、运动的变化，同时观察切口是否有活动性出血和负压引流管引流液的颜色、量的变化，一般伤口引流量 24h＜200ml。以上观察若发现异常应及时报告医师处理。

2.预防肩关节脱位　由于早期置换的肱骨头周围的软组织尚未修复，以致关节未稳定，如患者体位不正确，肢体活动不当均可造成术侧肩关节脱位术后以平卧位、半卧位或健侧卧位为宜，保持术肩中立位，术肢屈肘 90°，予三角巾悬吊于胸前，上臂垫软枕，使患者感到舒适，绝对禁止术侧卧位，因为术侧卧位会造成置换的肩关节局部受压，引发杠杆作用，导致肩关节前脱位。嘱咐患者术肢始终禁止激烈活动及大幅度投掷、挥动手臂，以免引起术侧肩关节脱位、假体松动甚至折断。

3.预防感染　感染是保肢手术后最凶险的并发症，一旦发生常需截肢。其原因可能与化疗降低患者的抵抗力、肿瘤局部切除后的大段骨缺损、植入物的异物反应、局部的软组织包盖欠佳、血肿以及操作过程的污染等有关。因此，预防感染的关键除术前做好预防措施和术中严格止血、无菌外，术后还必须做好以下工作：

(1)各项操作严格无菌，保持负压引流管的通畅，倒引流液或更换负压瓶时防止液体逆流。

(2)保持伤口敷料的干燥、清洁，密切观察伤口周围局部是否隆起，发现异常及时报告医师处理，防止伤口积液。

(3)术后遵医嘱应用抗生素，并根据抗生素的半衰期合理安排静脉输入。

(4)加强营养，增强体质，鼓励患者进食高蛋白、高维生素等营养丰富食物，食欲欠佳时从静脉输入人体白蛋白、氮基酸等以提高患者的抗病能力。另外做好皮肤护理和鼓励患者定时做深呼吸和有效咳嗽、咳痰，预防压疮和坠积性肺炎。

4.功能锻炼　首先向患者说明功能锻炼的重要性及讲解术后功能锻炼的程序，以取得患者的配合。

(1)手术当日麻醉清醒后即指导患者在胸前固定位做握拳、松拳及腕关节屈伸主动练习1～2次，每次2～3min，以后逐渐增加活动次数和活动量，直至每日5～6次，每次10min。

(2)1周后进行钟摆式运动，开始时健肢协助做术肢外展、内收、向前往后摆动被动练习，然后逐渐过度主动活动。

(3)第3周起除加强钟摆式主动活动外，还做肩内旋、外旋练习，并逐渐增加肩外展、后伸和外旋的抗阻力主动练习。

(4)第6周后去除上肢三角带，弯腰90°，术肢自然下垂，作耸肩活动，并增加肩前屈、外展、后伸、内旋和外旋的抗阻力主动练习。功能锻炼原则以主动活动为主，循序渐进，活动范围以不引起术肩疼痛或术肩略感疼痛为宜。

(三)截肢术后护理

【生命体征的观察】

术后15～30min实行监测生命体征1次，平稳后改为每2～4h 1次，观察有无残端出血，为防止股动脉出血，床旁备野战止血带。

【伤口疼痛及局部的观察】

疼痛一直被认为是术后影响舒适的主要原因。采取术后留置硬膜外镇痛泵止痛，根据疼痛程度调节药量，以确保患者达到有效镇痛作用，术后48h拔除镇痛泵，并告诉患者轻微疼痛属正常现象，指导其分散注意力技巧：听音乐、看电视等，以减轻疼痛。术后常规残端伤口留负压球引流并保持负压球有效负压状态，避免折叠、扭曲，注意伤口敷料渗血，引流量的色、质、量并详细记录，术后1～2h内出血量一般在200ml，如术后10～12h内持续出血量超过1000ml要及时报告医师及时处理。

【正确的体位护理】

术后去枕平卧6h、动脉造影患侧直腿制动12h，穿刺口用2kg沙袋压迫止血4h，同时严密观察患侧血运、感觉、活动、穿刺口局部渗血情况。术后抬高残肢 20～30cm 不超过 2d，并保持残肢在伸展位或功能位，两腿之间忌放枕，更不要把残端放在拐杖的手柄上，因为截肢后肌肉力量的不平衡，下肢截断部位以上的关节，常易发生屈曲外展畸形，可严重影响以后安装假肢。因此，术后固定或包扎患肢时，应维持截肢残端于伸展位，保持残端于功能位，即使为防止出血或肿胀而垫高患肢，2 日后要尽快放平。

【截肢术后残端训练】

残端伤口无发热、无出血或渗液、无局部红肿、无剧烈疼痛时，即可进行功能锻炼。内容包括：①取平卧位，残端肌肉自然放松，用弹性绷带每日包扎 4 次，每次 15～20min。并对残端给予均匀的压迫，以促进残端软组织收缩。②对残端进行按摩、拍打，每次 50 下，每日 3 次。③每日俯卧 2 次以上，每次 30min 以上，俯卧时腹部及大腿下放一软枕，嘱患者用力下压软枕，以增强伸肌肌力。在两腿间放一枕，残肢可向内挤压，以增强内收肌肌力，防止外展挛缩。

【出院指导】

1.嘱患者对残端给予经常和均匀的压迫，促使残端软组织收缩，另外可对残端进行按摩、拍打。用残端踩蹬，由软到硬，并逐渐增加残端负重，通常残肢于 2～3 个月缩至原来肢体的大小以适合穿戴假肢。

2.指导患者每日用中性肥皂清洗残端，但不能浸泡或在残端上涂擦冷霜或油，以免软化残端的皮肤，也不可擦酒精，以免皮肤干裂。

3.如伤口裂开嘱患者忌在残端上贴胶布，以免撕掉时和刺激皮肤时造成糜烂。

第七节　四肢骨折患者的康复护理

一、骨外固定器治疗骨折的康复护理

【概述】

骨外固定是治疗骨折的一种方法，它是指在骨折的远、近端经皮穿放高强度钢针，再将体外稳定系统与裸露于皮外的针端连接起来，以达到固定骨折的目的。此固定体系称为骨外固定器或外固定架，此法既非一种内固定，也不同于外固定。使用骨外固定器治疗骨折已有 160 余年历史，但直到第二次世界大战后才真正受到重视和发展，近 20 年来，由于材料力学、骨生物力学和骨折愈合基础理论等相关学科的发展，以及高能量外力所致的严重开放性粉碎性骨折的技术日臻完善，骨外固定器现已成为治疗骨折的标准方法之一，并扩大应用于截骨矫形和一些骨病的治疗。

促进骨外固定器治疗骨折成为一种公认的标准方法的人当属苏联著名学者 Ilizarov，他发明的多孔性全环式外固定器，使得骨外固定稳定性和针道感染两个最主要问题得到较满意的解决。Ilizarov 早在 20 世纪 50 年代即广泛开展骨外固定治疗严重开放性骨折、骨不连和骨缺损，并发表了一系列的文章，但未引起西方国家的注意，直到 20 世纪 70 年代以后，才由 Monticell介绍到欧洲，10年后掀起了Ilizarov技术热，成立了Ilizarov方法应用和研究协会。与此同时，半环槽式外固定器研制成功，并广泛用于临床，用于数百例开放性骨折和骨不连、骨缺损伴肢体短缩者的治疗，几乎全部愈合，取得了显著疗效，目前国内使用最为广泛的骨外固定器有李氏半环槽式外固定器和仿De Bastiani的单边式外固定器。

（一）设计要求

任何骨外固定器都包括固定针、固定针握持夹和体外连接杆三种基本部件。最理想的骨外固定器，应该是固定的稳定性好、易于多方向穿针、钢针的生物相容性好与强度高、固定后可留有足够的空间、材料可供选择以适应不同部位治疗需要，上述因素是设计新型骨外固定器时所必须考虑的因素。

（二）分类

骨外固定器在不断改进与发展，其形式很多，通常按功能、构型与力学结构来分类。

1.功能分类法

（1）单纯用于固定的骨外固定器：固定前先要整复骨折，骨折整复对位后再行安装。

（2）兼备整复和固定的骨外固定器：李氏半环槽式外固定器属于此类。固定后能进行复位和必要的再调整，以纠正轴线偏差。但是，这类外固定器均还不够理想，主要是灵巧性差。

2.构型分类法　按骨外固定器的几何学构型，现代的各种骨外固定器可归结为以下六型。

（1）单边式（亦称半针或钳式）：这是最简单的构型，其特点是螺钉仅穿出对侧骨皮质，在肢体一侧用连接杆将裸露于皮外的钉端连接固定。

（2）双边式（亦称权针或框架式）：螺钉贯穿骨与对侧软组织和皮肤，在肢体两侧各用1根连接杆将螺钉端连接固定，如Charnley、Anderson与AO双边式外固定器均属这种类型。

（3）四边式（亦称四边框架式）：这是Hoffmann外固定器复杂的组合，其特点是肢体两侧各有两根伸缩滑动的连接杆，每侧的两杆之间也有连接结构。Vidal-Adrey外固定器为其代表。这种骨外固定器的稳定性更好，但体积庞大，调整的灵活性也最差。

（4）半环式：这类骨外固定器有牢固的稳定性，特别适用于严重开放性骨折和各种骨不连及肢体延长者，以国内李氏半环槽式骨外固定器为代表。

（5）全环式：这种类型的骨外固定器将全环套放于肢体上，可实施多向性穿针固定，但不及半环式简便。

（6）三角式（亦称三边式）：可供2或3个方向穿针，多采用全针与半针相结合的形式实现多向性固定。以AO三角式管道系统为代表。Vidal在其设计的四边形框架基础上于矢状面加放第5根连接杆与半针固定，形成Vidal三角式外固定器，从而加强了抗前后弯曲力。

3.力学结构分类法　骨外固定器的几何构型是其力学性能的主要因素，基本反映了固定的牢固程度，即固定刚度。但就其力学结构的稳定性而言，目前使用的骨外固定器，可简单分为单平面半针固定型、单平面全针固定型、多平面固定型三类。

（三）优点与缺点

1.优点　骨外固定之所以被公认为治疗骨折的方法之一，是由于它具有以下几个优点。

（1）能为骨折提供良好的固定而无需手术：经皮穿针外固定创伤小，失血量极少，可迅速将骨折端固定，这在有紧急的胸、腹或颅内伤等多发伤时尤为重要。采用骨外固定器稳定地固定骨折端，亦有利于减少失血和便于搬动患者、做必要的检查或立即手术，以减少威胁生命的有关损伤。

(2)便于处理伤口的创面而不干扰骨折复位固定：对于需要保持开放的伤口，便于再清创、更换敷料及观察损伤的组织，也不妨碍带血管蒂的复合组织瓣的应用。骨外固定器应留有足够的空间，以便于逐步准备创面，供施行修复手术。

(3)可根据治疗需要对骨折断端施加挤压力、牵伸力或中和力，固定后尚可进行必要的再调整，以矫正力线偏差。

(4)可提供固定性：固定强度主要取决于骨外固定器和骨组织的几何构型与材料性能，骨外固定器和骨组织相连后其固定性可以调整。例如，增加或减少连接杆和钢针数目，即可改变固定性。在骨折初期用高刚度固定，这对软组织愈合十分有益。骨折后期改用弹性固定，以利于骨折愈合与重建。固定强度的可调整是骨外固定器突出的优点。

(5)允许早期活动骨折上下的关节：稳定地固定后，疼痛可逐渐消失。无痛性早期活动有利于改善血液循环、减轻肿胀与防止肌肉萎缩。早期功能锻炼，有促进骨折愈合和患肢功能恢复的效果。

(6)适用于治疗感染性骨折与感染性骨不连：局部软组织菲薄或瘢痕广泛的骨不连，骨外固定器也常是首选的治疗方法，有避免分期手术治疗的优点。

(7)便于抬高患肢以利于血液循环，可避免压迫肢体后侧组织，这在骨折合并肢体烧伤或皮肤广泛剥脱伤时尤为重要。

(8)易于卸除，无需再次手术摘除固定物。

2.缺点

(1)与石膏和小夹板相比，用骨外固定器治疗需要经皮穿放钢针或螺钉，而穿钉不仅要求技术，也要求对皮肤与针道进行护理，针孔处将遗留难看的瘢痕。

(2)占用一定的空间，不便穿脱衣裤，患者可能因美学原因不接受骨外固定器。某些患者，甚至对骨外固定器有恐惧感。

(3)针道需要穿越肌肉时，将影响肌肉收缩，使钢针平面下的关节活动受到一定程度的限制。

(4)不像金属内固定能长期放在骨上，使用骨外固定器时，钢针松动与针道感染有一定的发生率，针道一旦发生感染，则难以及时采用切开复位和内固定。

【治疗进展】

骨外固定器曾经被认为是治疗开放性骨折的最佳选择，而经过一段时间的实践，人们发现在许多情况下，对开放性骨折早期行内固定治疗是安全的。近年来，随着BO理念的发展，微创、保护损伤部位血液循环的有效固定原则越来越深入人心，骨外固定器已经不是内固定无法使用时的替代治疗，而是与内固定并驾齐驱，它不仅可以维持骨折部位的稳定、便于软组织的观察和护理、可早期进行术后锻炼、减少开放手术相关的软组织损伤、不需要第二次手术取出置入的金属异物，而且缩短了手术时间，为肢体创伤的治疗提供了更广阔的空间。

(一)适用范围

1.伴有广泛软组织损伤的严重开放性骨折，如污染严重的胫腓骨骨干骨折。

2.伴有软组织损伤严重的近关节部位的骨折，尤其是胫骨的近、远端的骨折，以及桡骨远端的骨折。

3.多发伤(如合并严重的脑外伤、颅内压增高或肺挫伤、呼吸困难)时，患者全身情况尚不稳定，而全身出现多处肢体骨折。在休克复苏成功后，应早期固定不稳定的骨折和复位脱位的关节。

4.它是治疗儿童长骨骨折的一种选择。

5.非创伤性疾病，创伤后骨折畸形或不愈合的情况。

(二)常用的骨外固定器

1.Hoffmann外固定器　它不仅是临时性急救治疗方法，而且还满足了微创手术的全部要求，主要用于治疗开放性骨折和假关节感染。

2.Ilizarov外固定器　具有多向、多平面，可牵伸、可加压的多种功能的全环式外固定器，适用于治疗肢体不等长、骨折对线不良或骨折延迟愈合。

3.半环槽外固定器　用克氏针做多平面固定的骨外固定器。

4.Bastiani外固定器　单边单平面式，可行骨折复位、固定、延伸和加压。

5.AO外固定器　典型的简单针外固定器，轻巧牢固，可在任何平面对骨折进行复位或加压，有良好的可调性。

6.沟槽式外固定器　可随骨折复位和固定的需要进行各个方向和各种角度的调节，可矫正骨折缩短、分离、成角和侧方移位。

7.组合式外固定器　目前创伤骨科较为理想的外固定器，在我国已广泛使用，治疗骨折以固定功能为主，还有牵伸和加压作用，用于延长肢体。

8.无针外固定器　固定钳代替固定针，使用方便，可迅速固定患肢，主要用于复杂的小腿骨折的临时固定，为后期进一步手术提供方便。

(三)骨外固定器的并发症

1.针道感染　针道感染是最常见的并发症，感染的固定针可能会发生松动，失去固定功能，并可能带来慢性骨髓炎。

(1)无菌性炎症反应：主要表现为针道口肿胀，有渗液，但细菌培养呈阴性，往往不涉及深部软组织，也不影响整个治疗过程。

(2)针道细菌性感染：主要表现为针道分泌物增多，呈脓性，细菌培养呈阳性，针道口周围皮肤和软组织红肿，局部疼痛。进一步发展至深部，可造成骨髓炎和关节感染。

2.骨外固定器松动　这是骨外固定器治疗中常见的问题，它影响骨外固定系统的稳定性，导致骨折愈合不良和继发感染。其原因如下。

(1)固定针被周围皮质骨破坏，可逐渐由正常的骨改建所代偿。

(2)螺钉与胫骨骨干不垂直、不平行，导致受力不均匀引起松动。

(3)多数为过早下地，骨折断端移位以及跌倒、碰撞也可使骨外固定器松动。

3.骨折延迟愈合与骨不连　骨折延迟愈合与骨不连是骨外固定器治疗的另一个主要并发症，发生率较高，主要因素如下。

(1)骨外固定器类型不适合。

(2)适应证的选择和使用技术不当。

(3)患者的全身状况较差和损伤严重。

4.神经和血管损伤 这类并发症少见,操作者要有良好的局部解剖知识,这类并发症是完全可以避免的。固定针直接对着神经或血管时虽常将其推到侧方,但直接贯穿神经或血管也是有可能的。如固定针紧贴血管或神经,可因慢性蚀损而造成神经或血管损伤。因此,预防方法是注意避开血管或神经,另外针道可能经过神经、血管,穿针时要准确缓慢,避开高速电钻。发生神经和血管损伤的主要原因如下。

(1)在穿针过程中直接刺伤血管。

(2)钻入时热损伤。

(3)进针部位缠绕。

5.关节挛缩及活动受限甚至脱位 主要原因如下。

(1)关节挛缩多见于肢体延长的患者,发生率为1%～7%,由于延长牵伸时,影响跨越双关节的肌肉,导致肌力不平衡。

(2)关节活动受限,特别是股骨干骨折时,往往产生膝关节受损,其主要原因可能是固定针影响了髂胫束的活动。

(3)关节脱位:发生于骨延长过程中,尤其是关节发育不良,关节处于不稳定状态下,出现不对称的肌张力改变时,发生关节脱位及半脱位。

【康复护理】

骨外固定的成功,像其他任何手术一样需要做好充分的术前准备,术中严格执行操作规程,术后进行良好的护理和康复治疗。骨外固定器操作简便、安全,能使患者术后早期下地活动及进行功能锻炼,减少患者因长期卧床及超关节固定而产生多种并发症。正确的护理与康复训练,可帮助患者树立战胜疾病的信心,加深对骨外固定器的认识,有效减小并发症,并获得最佳疗效。

(一)术前护理

1.心理护理 大多数患者对骨外固定器的结构和性质不了解,从而对其治疗效果持怀疑态度。针对患者这种心理,可把骨外固定器拿至患者床边,介绍其结构、固定原理及其优越性,说明应用该固定器后能早期进行患肢功能锻炼,减少并发症,缩短骨折愈合时间,而且可以避免常规内固定手术痊愈后取内固定物的痛苦。将手术成功的病例介绍给患者及其家属,以此解除患者及家属的疑虑心理,使其能积极配合。

2.术前准备 首先做好患者全身情况的检查及准备,鼓励患者加强营养支持。术前进行严格的备皮操作,减少伤口感染的机会,目前主张手术当日备皮,择期手术者提前1天洗澡更衣,对于开放性骨折应立即做好术前的准备。

(二)术后护理

1.密切观察患者血压、脉搏、呼吸 对于有高血压、心脏病的患者最好进行心电监护。

2.预防和消除肢体肿胀 术后将患肢置于功能位,抬高30°,以利于静脉回流、减轻肿胀。术后要注意观察患肢末梢的颜色、甲床充盈的情况、皮温感觉变化,发现问题及时向医生汇报,及时处理。

3.预防针眼处感染 用骨外固定器治疗骨折,不论是开放性或闭合性,针眼处皮肤护理极为重要。护理措施如下。

(1)针道周围用敷料轻轻遮挡,以防污物流入,若填塞过紧,分泌物排泄不畅,可反复感染。

(2)针道后期护理:一般可用敷料轻轻遮挡针道,亦可单纯用75%酒精润湿针孔,2~3次/天,同时密切观察针孔有无红、肿、分泌物及发热等,如发现上述情况,应加强局部换药。

(3)遇有针道严重感染的患者,要立即报告医生,加强局部护理,保持引流通畅,加强全身支持治疗及抗感染治疗。

(4)注意观察骨外固定器是否有松动的情况,术后患者需要进行功能锻炼,由于部分患者运动量过大或者骨质疏松容易造成钢针松动,故应定时检查螺丝情况,及时拧紧螺母,以保证骨外固定器对骨折端的牢固固定。在进针处的皮肤与骨外固定器间填塞纱布,防止皮肤滑动,发现问题应随时向医生汇报。

(5)骨折患者恢复功能锻炼很关键,整复和固定只是治疗的基础,功能锻炼才是治疗的开始。运用骨外固定器治疗骨折最大的优点是可以早期进行功能锻炼。尽早开始受伤部位上下关节的活动:如全身情况允许和固定有足够的稳定性,则应鼓励患者早日扶拐下地练习患肢部分负重行走。功能锻炼的强度以不应引起疼痛为宜,关节活动幅度要大,但频率要小。

①术后第1天,可要求其活动足趾、手指等。

②术后第3天可指导患者在床上进行肌肉收缩、舒张等锻炼,以后每天逐渐加大运动量,患者主动或被动活动关节,可有效促进静脉血液、淋巴液等回流,减少手术区组织液的渗出,有利于肢体血液循环,促进肿胀消退,防止关节僵硬、肌肉萎缩,有利于骨折愈合和肢体功能恢复。

③术后2周可扶拐杖下床活动,早期宜不负重行走。

④术后4周X线片与术后第一次X线片进行比较,若骨痂生长,固定可靠,同时能够耐受疼痛,可逐渐负重行走。若出现患肢肿胀、青紫等属于正常现象,应及时向患者解释清楚。

⑤术后12周,当所有关节内的骨折线及植骨均愈合牢固后才可以完全负重,一旦X线片显示骨折已经愈合牢固,可去除骨外固定器。下肢骨外固定器可配合戴铰链式膝部支具,辅助进行康复锻炼。

⑥可给予电脑骨折治疗仪(EDIT)和CPM机治疗。EDIT可促进骨折愈合,通过电磁波刺激,有利于成骨细胞的生长,加快愈合,促进肢体肿胀消退,有很好的辅助治疗作用,下肢骨折患者可进行CPM机锻炼1次/天,每次30~60min,循序渐进,每日增加5°~10°,以不引起疼痛为宜。

(三)健康指导

1.嘱患者保持针孔周围皮肤干燥,每日用75%酒精润湿2次,隔天更换敷料1次。

2.每日坚持功能锻炼,由于固定针与软组织摩擦,针道周围皮肤可能出现红肿、微痛及少量浆液渗出,特别是固定针穿过肌肉丰富的上臂、大腿时更易发生,一旦发生,应减少或停止锻炼,加强针孔护理,分泌物较多时应及时就诊。

3.定期门诊复查,通常是在4~6周时,对患肢进行X线检查,评价骨折愈合与负重的进展程度。

4.加强营养,摄入高蛋白质、高热量、高维生素饮食,增强机体抵抗力,促进骨折愈合。

二、负压封闭引流技术在开放性骨折中的应用与康复护理

【概述】

负压封闭引流(VSD)技术是一种处理各种复杂创面和用于深部引流的全新方法,相对于现有各种外科引流技术而言VSD技术是一种革命性的进展。该技术于1992年由德国乌尔姆大学创伤外科Fleischmann博士所首创,最先用于骨科领域治疗软组织缺损和感染性创面。1994年,某学者在国内率先引进这一新型引流技术。近十余年来国内外诸多学者将其应用于各种急慢性复杂创面的治疗或促进移植皮肤的成活方面,并取得了良好的效果。经过近年来的临床应用和积极发展,VSD技术已成为处理骨科和外科多种创面的标准治疗模式。

(一)适应证

1.急性创面。

2.感染创面或伤口。

3.各种慢性创面及难愈性创面。

4.各种位于体表的窦道和瘘管。

5.外科术后需要引流的伤口。

6.大面积皮肤缺损。

7.陈旧性烧伤创面、新鲜性烧伤创面、糖尿病性溃疡。

(二)禁忌证

活动性出血、癌症溃疡伴出血伤口。

(三)操作注意事项

1.操作时禁止拖拽引流管,以免造成漏气或将引流管拽出医用贴膜。

2.更换负压罐时,先关夹子,再拔掉导管,防止渗液回流。

3.本产品禁止用于创面负压引流以外的临床操作。

4.一次性使用,用后销毁。

5.打开包装,立即使用。

6.主要的配件已灭菌,如包装破损,则禁止使用。

7.包装内发现异物禁止使用。

8.只能用于临床创面负压引流。

9.各配件要连接紧密,形成密闭系统。

(四)医用海绵或吸水敷料使用说明

1.开启密封包装袋取用。

2.吸引连接管长管连接梯形接头(或Y形连接器)与负压罐盖的侧面出口。

3.吸引连接管短管连接负压罐盖的上方出口与阻水过滤器。

4.另一吸引连接管短管连接阻水过滤器与微电脑创面负压治疗机(或其他适合创面负压治疗的负压源)。

5.将医用海绵或吸水敷料裁剪成合适大小,覆盖或填塞至患处,最后用医用贴膜将整个伤

口密封好(密闭伤口时可以采用固定胶进行辅助固定)。

6.根据需要调节微电脑创面负压治疗机。

7.如果需要冲洗伤口可以用三通阀连接。

(五)注意事项

1.早期合理应用:对有明显适应证的患者早期使用可起到事半功倍的疗效,而对创面小、无明显感染或无严重感染威胁的且经济状况差的患者,可酌情使用。

2.彻底清创,不留死腔,注意血液循环情况:引流不能代替清创,适度地清创仍是必要的,良好的血运是肉芽组织生长的基础,必要时需重建血液循环通道。

3.配合抗感染治疗:尽管 VSD 技术使创面处于负压、相对隔离和清洁状态,但抗厌氧菌治疗也不应忽视。

4.每天吸出的渗出物中含大量蛋白质、液体、电解质等,应防止发生负氮平衡和水、电解质及酸碱紊乱,加强患者全身营养,增强抗病能力。

5.选择床头中心负压吸引较理想,若无条件可用电动吸引,但噪声较大。吸引压力维持在－450～－125mmHg。引流物不多时使用负压引流瓶较方便,每日小于 20mL 时可以拆管。

6.若吸引连接管连续负压吸引瓶后发生塌陷,敷料干硬、引流管堵塞或漏气、出血,应及时处理,如经管注射生理盐水、冲管、更新管道或重新封闭、查看出血原因等。

7.一般敷料 5～7 天后拆除,有时也可 2～3 天后拆除,最长不超过 10 天,视创面需要,必要时可使用敷料 2～3 次,甚至 4～5 次。

8.尽管 VSD 技术有着与传统疗法难以达到的优势,但只是一个过渡手段,最终还需二期手术——植皮。VSD 技术以医用泡沫作为中介,利用高负压,能够彻底去除腔隙或创面分泌物和坏死组织,促进创面愈合。VSD 技术是外科引流技术的革新,临床实践证明,该技术疗效显著可靠、安全、应用简便,对治疗各种复杂创面是一种简单而有效的治疗方法,疗效远优于常规治疗。VSD 技术也使医疗费用得以降低,明显减轻了患者的痛苦,值得在临床上广泛推广和应用。

【治疗进展】

VSD 技术是我国开展的一种创伤新治疗法。该方法是利用生物半透膜阻止外界细菌入侵,持续的负压状态可改变细菌生长的环境,刺激组织新生良好的肉芽创面,减少毒素的吸收.减轻组织的水肿,促进局部血液循环;创伤早期使用生物半透膜将开放伤口闭合,使组织渗出液经生物半透膜滤过,将无营养的坏死组织废物经硅管引流,保持伤口清洁。有些医院采用 VSD 技术治疗四肢皮肤软组织缺损合并肌腱、骨骼外露,创口污染严重,有可能截肢的患者,效果显著。其优点是能够彻底去除腔隙、创面的分泌物或坏死组织,促进愈合,粘贴生物半透膜,可阻止外界细菌的入侵,使之处于封闭状态。VSD 技术是处理体表创面及进行深部体腔引流的一种新方法,创面修复是一个复杂的生物学过程,受许多因素影响。临床上有多种方法和手段可促进创面愈合,VSD 技术是其中之一。

负压封闭引流的创面淋巴细胞浸润消退较快,增生期胶原合成出现较早,修复期可见到收缩性纤维合成增强。其治疗方法如下。

1.彻底清除创面的坏死失活组织或容易坏死的组织、异常分泌物和异物等,开放所有腔隙，确保软组织和骨组织的血供，清洗创周皮肤。

2.按创面大小和形状设计、修剪带有多侧孔的引流管的VSD敷料，使引流管的端孔及所有侧孔完全为VSD敷料包裹。每1根引流管周围的VSD敷料不宜超过2cm，即4～5cm宽的VSD敷料块中必须有一根引流管。遇大面积创口时将引流管串联合并，降低引流管数量，引流管出管的方向以方便引流管密封为原则。覆盖填充敷料，将设计好的VSD敷料加以缝合固定，使敷料完全覆盖创面，如创面较深，须将VSD敷料填充底部，不留死腔。

3.擦干净创面周围皮肤，用生物半透膜封闭VSD敷料覆盖着的整个创面。良好的密封是保证引流效果的关键，耐心、细致、灵活地完成密封工作可以用“叠瓦法”粘贴敷料。用“系膜法”封闭引流管超出创面边缘的部分，即用薄膜将引流管包绕，多余的薄膜对贴成系膜状，可以有效地防止松动和漏气，或用“戳孔法”密封引流管，遇到特殊部位如手足部就用包饺子法粘贴，生物半透膜的覆盖范围应包括创周健康皮肤2cm的范围。

4.根据需要用三通管将所有引流管合并为一个出口，引流管接负压装置，开放负压。

5.将负压调节在－450～－125mmHg的范围，负压有效的标志是填入的VSD敷料明显瘪陷，薄膜下无液体积聚。

6.确保负压封闭引流正常后，一般5～7天拆除VSD敷料，有时最短2～3天，最长不超过10天。检查创面，如果肉芽组织生长饱满、鲜红嫩活，随即植皮闭合创面，否则可重新填入VSD敷料继续引流，有时要更换敷料2～3次，甚至4～5次，直至创面新鲜再行植皮手术，修复创面。

【康复护理】

VSD技术是近年来发展起来的用于治疗创面的一项新技术，它利用生物半透膜使开放创面封闭，使用专用负压机产生一定的负压，通过引流管和敷料作用于清创后的创面。目前的研究证明，该疗法能够快速增加创面血管内的血流，显著促进新生血管进入创面，刺激肉芽组织的生长、充分引流、减轻水肿、减少污染、抑制细菌生长，能够直接加快创面愈合，或为手术修复创造条件，是一种高效、简单、经济、促进创面愈合的纯物理疗法。

（一）术前护理

1.心理护理　一般这种患者都是经历了突发外伤打击，常表现为极度的悲伤、抑郁、悲观甚至恐惧。患者的情绪波动大、变化快，容易发脾气、不配合家人和医疗人员的工作。所以在日常的护理工作中，每一位责任护士都应当积极做好心理护理工作，要以微笑面对患者，主动热情地和患者进行情感上的交流，如倾听患者的受伤经历，让患者通过倾诉释放内心的压力和抑郁。同时护士对患者表示同情和关心，通过日常巡视和查房的机会，多鼓励患者和对患者进行健康教育，介绍必要的相关知识，如手术具体过程、手术前和手术后需要注意的事项。对患者疾病相关的疑问给予全面、细致的解答，解除患者的顾虑。也可以组织患者间相互沟通、交流，使其相互传递经验，增强认同感和给予心理安慰，以此来减轻患者的心理负担，以更好的心态、更积极的态度来配合医院的治疗和护理。同时护士还应该注重患者的个体差异，根据这些差异特点，给予个性化的心理护理，使其更好地适应各种治疗。

2.备皮　多毛部位需要备皮，以利于手术后生物半透膜的紧密粘贴，防止皮肤毛孔内的细菌繁殖而引起感染。

3.用物准备　应在患者回病房前备好负压装置，防止血液凝固堵塞引流管。

（二）VSD技术术后护理

1.术后观察和处理　注意观察体温、脉搏、呼吸、血压、创面边缘皮肤情况。引流1周左右揭除生物半透膜，肉芽新鲜组织行Ⅱ期缝合或植皮。VSD后，将引流部位抬高10°～20°，同时确保引流管出口处于低位。

2.封闭持续负压的观察和护理　在治疗过程中必须时时保持密封有效的负压状态，这是VSD技术成功的关键。有效的封闭持续负压吸引使渗出的组织液能有效地经过VSD敷料过滤，将吸附在组织上的组织细胞保留下来，过多的组织液通过引流吸引管被及时循环利用，这样才能加速新鲜肉芽组织的生长，在植皮后成活率才能提高。负压维持的时间应注意以下几点。

（1）一次性负压封闭引流可维持有效引流5～7天，一般在7天后拔除或更换引流管。

（2）对于大面积股骨外露、肌腱外露等，考虑到周围肉芽组织生长速度，一般行VSD 3～4次，时间达15～30天。

（3）对污染比较严重的创面，如碾挫伤、散弹枪击伤、爆破伤等一般行VSD 2～3次，时间可能长达15～20天。

（4）植皮后采用VSD加压打包，负压状态需要维持12～15天。

（5）负压引流的压力范围调节在－450～－125mmHg。有研究报道，在－125mmHg压力下能较快消除慢性水肿，增加局部血流，促进肉芽组织生长。负压有效的标志是填入的VSD敷料明显瘪陷，薄膜下无液体积聚。如在负压下瘪陷的医用泡沫恢复原状，生物半透膜下出现积液或负压瓶上的压力指示器伸展，是负压失效的标志，应立即给予处理。负压失效最常见的原因是漏气，听到漏气声应查找漏气位置，最常见的漏气位置为引流管或固定钉的系膜处，以及三通接头的连接处和边缘有液体渗出、皮肤褶皱处，甚至是无序贴膜导致膜与膜之间有“漏贴空白”处，这时需要用生物半透膜密封漏气处。

（6）对于裸露的肌腱和骨骼周围在1周内就能生长出新鲜的肉芽组织，从孔道中长出新鲜的肉芽组织会逐渐生长和周围肉芽组织汇合，逐渐覆盖创面。

3.引流管的护理　密切观察引流管的通畅情况，检查各引流管接头连接良好，引流管无受压、扭曲，引流管内有液体柱流动，在无引流液引出的情况下看不到液体流动，此时通过负压值判断负压泵的运转情况；引流管的管形存在，VSD敷料密封严密无塌陷，若医用泡沫由瘪陷转入鼓胀，生物半透膜下出现积液而负压瓶上的压力指示器仍显示正常负压，是引流管被堵塞的标志，应立即通知医生，可逆行缓慢注入生理盐水浸泡，堵塞的引流物变软后，重新接通负压源，如仍被堵塞，需要多次操作，甚至更换VSD敷料，确保负压引流管的通畅。

4.疼痛的观察与护理　护士应了解疼痛的性质、程度，正确评估疼痛的程度，了解其影响因素，可安慰患者，借助看书、看电视、听音乐分散其注意力，减轻疼痛，必要时遵医嘱给予镇痛剂。

5.营养的观察与护理　鼓励患者进食高热量、高维生素、易消化饮食，以促进创面内肉芽组织的生长，防止并发症的发生。

6.心理活动的观察与护理　向患者详细介绍VSD治疗创面的相关知识，消除患者的紧张心情，鼓励患者积极配合、坚持治疗和护理，有利于早日康复。

（三）术后患肢护理

术后患肢护理需要注意以下几点。

1.易压迫的部位，如背部、骶尾部等处，应经常更换患者的体位，用垫圈、被子等将其垫高、悬空，防止 VSD 的引流管被压迫或折叠，因而阻断负压源。

2.应选择透明的吸引瓶，并经常更换，在更换吸引瓶时，为防止吸引瓶内的液体逆流，可先夹住引流管，再关闭负压源，最后才能更换吸引瓶。

3.注意观察 VSD 敷料是否塌陷，引流管管形是否存在，有无大量新鲜血液吸出。当发现有新鲜血液大量吸出时，应立即通知医生，仔细检查创面内是否有活动性出血，并作出相应的正确处理。

4.VSD 敷料内有少许坏死组织和渗液残留，有时会透过生物半透膜散发出臭味，甚至出现黄绿色，应特殊处理。

5.指导功能锻炼：为了防止关节僵硬、肌肉萎缩，应行局部的肌肉收缩运动，并进行远端关节的功能锻炼。

（1）早期：

1）主动运动：消除水肿最有效、最可行和花费最少的方法。主动运动有利于静脉和淋巴回流。远端未被固定的关节，需要各个方向的全范围运动，一天数次。以保持各关节活动度，防止其挛缩。尽可能进行主动运动和抗阻力运动，以防止肌肉萎缩及拇指外展。有困难时，可进行助力运动或被动运动。在上肢应特别注意肩外展及外旋、掌指关节屈曲及拇指外展，在下肢则注意踝背伸运动。中老年人发生关节挛缩的可能性很大，更应该特别注意。

2）局部肌肉等长收缩练习：有节奏的肌肉等长收缩练习可防止失用性肌萎缩，无痛时可逐渐增加用力程度，每次收缩持续 5s，每次练习收缩 20 次，每天进行 3～4 次。开始时可在健侧肢体试行练习，以检验肌肉收缩情况。

3）对健侧肢体和躯干应尽可能维持其正常活动，尽可能尽早起床。必须卧床的患者，尤其是年老体弱者，应每日做床上保健操，以改善全身情况，防止压疮、呼吸系统疾病等并发症。

（2）后期：主要是通过运动疗法，促进肢体运动功能的恢复。若基本运动功能恢复不全，影响日常生活自理能力时需要进行日常生活活动能力（ADL）训练和步行功能训练。以适当的器械治疗为辅助，装配矫形器、拐杖、手杖、轮椅等作为必要的功能替代工具。

1）主动运动恢复关节活动度：受累关节进行各种运动轴向的主动运动，轻柔牵伸挛缩、粘连的组织。运动时应遵守循序渐进的原则，运动幅度逐渐增大。每个动作重复多遍，每日数次。

2）助力运动和被动运动：可先采用主动助力运动，以后随着关节活动范围的增加而相应减少助力。对组织挛缩、粘连严重者，可使用被动运动，但被动运动的方向与范围应符合解剖及生理功能。动作应平稳、缓和、有节奏，以不引起疼痛为宜。

3）关节松动技术：对僵硬的关节可配合热疗进行手法松动。治疗师一手固定关节近端，另一手握住关节远端，在轻度牵引下，按其远端最需要的方向做前/后、内/外、外展/内旋松动，使组成关节的骨端能在关节囊和韧带等软组织的弹性范围内发生移动。

4)关节功能牵引:轻度的关节活动障碍经过主动运动、助力运动及被动运动练习,可以逐步消除。存在较顽固的关节挛缩、粘连时,可进行关节功能牵引,特别是加热牵引,这是一种较好的治疗方法。

(3)恢复肌力:逐步增加肌肉训练强度,引起肌肉的适度疲劳。若患处肌力在3级以上,则肌力练习应以抗阻力练习为主,可以按渐进抗阻力练习的原则做等长、等张或等速练习。等张、等速练习的运动幅度随关节活动度的恢复而加大。肌力练习应在无痛的运动范围内进行,若关节内有损伤或其他原因致运动达一定幅度时有疼痛,则应减小运动幅度。受累的肌肉应按关节运动方向依次进行练习,并直至肌力与健侧相等或相差小于10%为止。肌力的恢复为运动功能的恢复准备了必要条件,同时亦可恢复关节的稳定性,防止关节继发退行性变,这对双下肢负重关节尤为重要。

(4)物理治疗:局部紫外线照射,可促进钙质沉积与镇痛;红外线治疗、蜡疗可作为手法治疗前的辅助治疗,具有促进血液循环、软化纤维瘢痕组织的作用;超声波可软化瘢痕、松解粘连;局部按摩对促进血液循环、松解粘连有较好的作用。

(5)恢复ADL及工作能力:改善动作技能与技巧,增强体能,从而恢复至患者伤前ADL及工作能力。

(6)平衡及协调功能练习:应逐步增加动作的复杂性和精确性,并进行速度的练习与恢复静态、动态平衡及防止倾倒的练习。下肢肌力及平衡协调功能恢复不佳,是引起跌倒或其他损伤的重要原因,尤其是对老年人威胁最大,需要特别注意。

参考文献

1.强万敏,姜永亲.肿瘤护理学.天津:天津科技翻译出版社,2016.
2.燕铁斌,尹安春.康复护理学.北京:人民卫生出版社,2017.
3.兰华,陈炼红,刘玲贞.护理学基础.北京:科学出版社,2017.
4.白凤霞.基础护理操作技术.兰州:兰州大学出版社,2017.
5.王欣,徐蕊凤,郑群怡.骨科护士规范操作指南.北京:中国医药科技出版社,2016.
6.王建荣,周玉虹.外科疾病护理指南.北京:人民军医出版社,2012.
7.李乐之.外科护理学.北京:人民卫生出版社,2012.
8.王兴华,李平.外科护理学(第2版).上海:同济大学出版社,2013.
9.倪洪波,王新祥.外科护理.上海:复旦大学出版社,2011.
10.王萌,张继新.外科护理.北京:科学出版社,2016.
11.唐少兰,杨建芬.外科护理(第3版).北京:科学出版社,2016.
12.李卡,许瑞华,龚姝.普外科护理手册(第2版).北京:科学出版社,2015.
13.冯志仙.外科护理常规.杭州:浙江大学出版社,2013.
14.熊云新,叶国英.外科护理学(第3版).北京:人民卫生出版社,2014.
15.张红,黄伦芳.外科护理查房手册.北京:化学工业出版社,2014.
16.杨玉南,杨建芬.外科护理学笔记(第3版).北京:科学出版社,2016.
17.钱火红,朱建英.外科护理教学查房(第2版).北京:人民军医出版社,2014.
18.石兰萍.临床外科护理基础与实践.北京:军事医学科学出版社,2013.
19.伍淑文,廖培娇.外科护理与风险防范.北京:人民军医出版社,2013.
20.周文娟,刘义兰,胡德英.新编骨科康复护理指南.武汉:华中科技大学出版社,2013.
21.陈燕,李卫国.外科护理学.长沙:湖南科学技术出版社,2013.
22.王晓军,许翠萍.临床急危重症护理.北京:中国医药科技出版社,2011.
23.刘晓东,刘绪荣.外科护理技术.南京:东南大学出版社,2011.
24.柳淑芳.护理管理.武汉:湖北科学技术出版社,2014.
25.姜小鹰,吴欣娟.护理管理案例精粹.北京:人民卫生出版社,2015.
26.李继平.护理管理学.北京:人民卫生出版社,2012.
27.邢燕.实用护理管理心理学.上海:上海交通大学出版社,2014.
28.黄行芝,刘庆,杨春.医院护理管理手册.北京:人民军医出版社,2011.
29.皮红英,王建荣,郭俊艳.临床护理管理手册.北京:科学出版社,2015.
30.施雁,朱晓萍.现代医院护理管理制度与执行流程.上海:同济大学出版社,2016.